中医名家临证验案

李培旭肾病临证验方验案

李培旭◎著

河南科学技术出版社
·郑州·

内容提要

本书介绍"国家第五批名老中医"、2014年"国家名老中医药专家传承工作室导师"李培旭主任医师从医40余年的肾病临证经验。选编了20种肾脏疾病,每一种病的内容主要分为概要、诊断要点、辨治要点、验案选编和验方集锦。全书突出以法统方,主张活用"通、利、疏"与"补、涩、固"等法;突出中西医病与证的结合、脉症与实验室检验指标结合;突出中药性味功能与中药药理研究结合。本书适用对象为从事中医、中西医结合临床工作的各级医师、科研人员,可作为中医药院校师生的临床参考书及肾病患者及其家属的参考读物。

图书在版编目(CIP)数据

李培旭肾病临证验方验案/李培旭著.—郑州:河南科学技术出版社,2016.4

ISBN 978-7-5349-5174-9

Ⅰ.①李… Ⅱ.①李… Ⅲ.①肾病(中医)-临床医学-经验-中国-现代 Ⅳ.①R256.5

中国版本图书馆CIP数据核字(2016)第047212号

出版发行:河南科学技术出版社
地址:郑州市经五路66号　　邮编:450002
电话:(0371)65737028　65788629
网址:www.hnstp.cn
责任编辑:邓　为
责任校对:柯　姣
封面设计:张　伟
版式设计:中文天地
责任印制:朱　飞
印　　刷:郑州瑞光印务有限公司
经　　销:全国新华书店
幅面尺寸:170mm×240mm　　印张:19.25　　字数:230千字
版　　次:2016年4月第1版　　2016年4月第1次印刷
定　　价:39.80元

作者简介

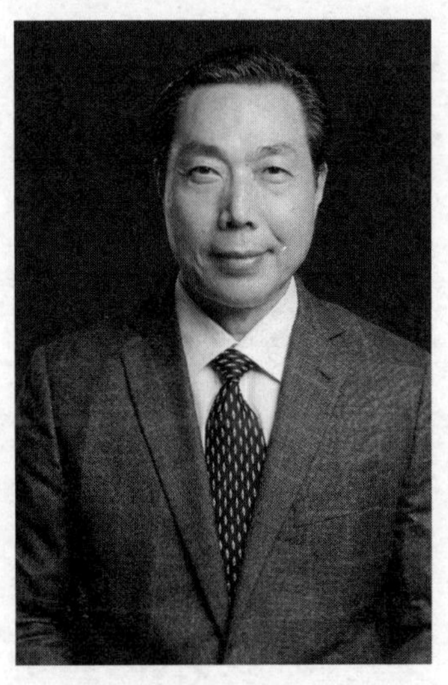

李培旭，男，医学硕士，主任医师，硕士研究生导师，河南省中医管理局 1996 年“112 人才学术带头人”。国家中医药管理局 2004 年“第一批全国优秀中医临床人才”，2013 年“国家第五批名老中医”，2014 年“国家名老中医药专家传承工作室导师”。历任河南省中医药研究院院长助理、医政科长、心肾病区主任、肾病研究室主任，兼任河南省中西医结合学会肾病专业委员会主任委员。曾兼任中华中医药学会肾病分会委员、中华中医药学会河南分会理事、河南省中医学会肾病专业委员会副主任委员等职。1984 年考入陕西中医学院攻读硕士学位研究生，师从伤寒大家和肾病学家杜雨茂教授。毕业后先后到上海中医药大学、成都中医药大学、南京中医药大学进修。跟随肾病大家叶传蕙教授和国医大师

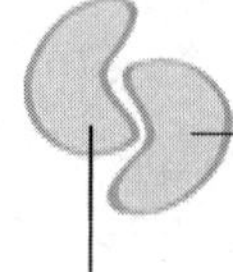

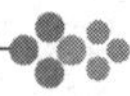

周仲瑛教授学习。从事中医医疗、中医药研究工作40余年。擅长诊治慢性肾衰竭、急慢性肾炎、IgA肾病、肾病综合征、糖尿病肾病、高血压肾病、痛风性肾病、狼疮性肾炎、过敏性紫癜性肾炎、泌尿系结石、前列腺炎及增生症、少弱精症、阳痿,以及一些内科疑难杂病。近些年,发表学术论文41篇,编写著作6部。其中肾病著作有《中医肾脏病学》《肾脏病诊疗全书》。获河南省科技进步三等奖1项(第一名)、河南省中医药科学进步一等奖1项(第一名)、河南省中医药科学进步二等奖1项(第三名)、河南省轻工总会科技成果二等奖2项(第一名)。

序 一

培旭师兄，从医40余载，博览群书，遍访名家，早年先于余投师于全国名老中医杜雨茂先生门下，最受先生赏识；后又拜全国中西医结合肾病大家叶传蕙教授、国医大师周仲瑛教授为师，得二位高师指导，术业更加精进。正所谓"三折肱，为良医"，从而成就师兄在学术上的高深造诣。1996年被河南省中医管理局授予"112人才工程学术带头人"；2004年被国家中医药管理局确定为"第一批全国优秀中医临床人才"，2013年获"国家第五批名老中医"称号。师兄从医期间，日间诊病治疾，夜晚挑灯著述，乐此不疲，从不懈怠。已有《中医肾脏病学》等多部著作问世，仍笔耕不辍，近又著述《李培旭肾病临证验方验案》一书，书稿方成，有幸先览，爱不释手，乐为作序。

是书以西医病名为本书所涉及的病种名称，围绕肾病多个病种，阐述中医病因病机、辨证论治方法等，其论述皆出自师兄多年临床之真知灼见，每病之下汇集有多个诊疑治难的临床验方和案例。每则案例之下附有按语，对案中诊治方法进行条分缕析，逐步展开其诊断及治疗思路，意在让人举案知病，得治疗之方法。每首验方均按组成、用法、功效、主治、方解书写。方解部分详细介绍了方名的含义、适应病证和病因病机、组方意义及现代中药药理研究。

全书案例生动鲜活，理、法、方、药一线贯穿，读者如能悉心研读，得我师兄肾病之诊治精巧，临证时则能启发思路，化难为易，惠及患者。

北京中医药大学东直门医院肾病专科学术主任
中华中医药学会肾病分会副主任委员
中国中西医结合学会肾脏疾病专业委员会常委
刘玉宁
2015 年仲夏

序 二

肾病多起病隐匿，病因复杂，病程较长，疗效及预后不尽如人意，多年来一直是中西医结合研究的热点之一。

河南省中医药研究院国家级名老中医李培旭主任医师是我的师兄，长期从事中医肾病临床、科研工作。师兄数十年如一日，勤求古训，博采众长，学贯中西。在繁忙的临床、带教工作之余，撷40余年中医临证之精华，集百余肾病验案于一帙，病证结合，中西合璧。每案立法严谨，遣药精当，不尚空谈，务求实效。用事实彰中医理、法、方、药之妙，以疗效显中医治肾病之长，案中有法，法中有论，发煌古义，融会新知，引人入胜，回味无穷。

“人之所病，病疾多；医之所病，病道少。”“实践是检验真理的唯一标准。”近些年，中医、中西医结合肾病专著不少，本书以验方验案为著述，以事实来说话，以疗效为实凭，开中医肾病临证务实风气之先，为当代中医肾病医案不可多得的点金之作！师兄不愧是当今中医肾病“国家级”临床之大腕！

师兄虽学养深厚，医术精湛，已臻炉火纯青之境，但向来为人低调，务实真干，不事张扬，谦光照人，潜心于中医事

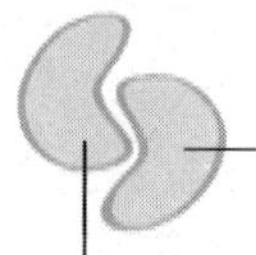

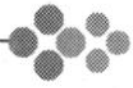

业！其医德人品，家风祖传，山高水长！

余何其幸也，今生有缘与师兄同出于伤寒大家杜雨茂、肾病学家叶传蕙、国医大师周仲瑛诸教授之门下。每遇过从，切磋医技，如沐春风，受益匪浅，惠我良多，自愧难及。欣闻师兄大作问世，喜不自禁，不揣浅陋，略述感言，不胜向往之至！

南京中医药大学急难症研究所所长、教授、博士生导师
国家中医药管理局重点研究室（中医瘀热病机）行政主任
国医大师周仲瑛名医工作室主任

郭立中

乙未夏敬书于金陵香光斋

前言

肾病中西医结合是当今中医学和西医学发展的客观规律,也是科学研究走向交叉、综合的必然趋势。新中国成立以来,随着西医学的迅速发展,对肾病的认识不断深化、治疗手段不断丰富,也推进了肾病的中西医结合。近些年,肾病中西医结合的内容比较多,有诊断结合、治疗结合、诊断与治疗结合等。在诊断方面,如西医肾病与中医证候结合、西医肾脏病理类型与中医证候结合、西医肾脏疾病化验指标与中医证候结合,等等。在治疗方面,如中西药联合应用结合;透析、移植与中医药联合治疗结合。在诊断与治疗方面,如西医诊断与中医治疗结合;中药治疗与现代药理研究结合,等等。肾病的这些中西医结合成果,对中医进一步认识西医肾病和指导中医治疗西医肾病均起到了一定的作用,同时也提高了中医治疗肾病的疗效。但是,肾病中西医结合还存在诸多问题,如肾病的病理、检测指标等方面,中医对其发生、发展、变化的中医理论的认识还不够确切;肾病中医辨证分型还比较混乱;肾病中医辨治方法还不够精确;肾病中医治疗的效果还有待提高;以及对中药肾毒性的认识还不够具体,等等。这些问题都制约了肾病中西医结合的发展,也成为肾病中西医结合学术走出国门的障碍。

本书以突出肾病中西医结合诊治要点和笔者的临证经验为特点;以弘扬中医学术,面向临床,注重实用,力求从临床实际和诊治肾病的需要出发为宗旨。笔者在临床之余,凡临证中一则成功的案例,一种有效的治法,一个显效的处方,每有所得,辄以记录,共搜集和整理案例 78 例、验方 71 首,辑成此册。期望能抛砖引玉,启发后学,为逐步实现中西医肾病学术取长补短;逐渐创建中医理论明确、辨证统一、方法标准、疗效显著、毒副作用更小的肾病中西医结合诊疗体系做出微薄的贡献。

一些疾病治疗无效是未得其法。近些年笔者一直在努力做好两件事:一是不断地应用和弘扬中医药的有效方法;二是不断地寻找和挖掘中医药的有效方法。本书的编写虽不是字字珠玑,但确实记录了一些有效方法。由于中医药学博大精深,笔者编写水平有限,虽尽心尽力,反复校阅,亦难免有谬误不周之处,敬请读者不吝赐教。

李培旭

2015 年 6 月

目 录

CONTENTS

一、急性肾小球肾炎 / 001
概要 / 001
诊断要点 / 001
辨治要点 / 001
验案选编 / 002
风热案 / 002
风水案 / 004
伤络案 / 006
湿毒案 / 007
验方集锦 / 009
急肾宣解汤 / 009
急肾汗利汤 / 010
急肾解毒汤 / 011
急肾止血汤 / 012

二、慢性肾小球肾炎 / 014
概要 / 014
诊断要点 / 014
辨治要点 / 014
验案选编 / 015

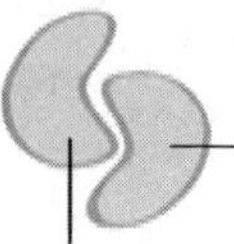

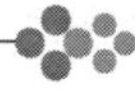

阴虚湿热毒瘀案 / 015
气虚络阻水湿案 1 / 017
气虚络阻水湿案 2 / 019
肾虚风水案 / 021
阴虚阳亢络阻案 / 023
验方集锦 / 026
慢肾燥清汤 / 026
慢肾化利汤 / 027
慢肾补固汤 / 028

三、无症状性血尿和/或蛋白尿 / 030
概要 / 030
诊断要点 / 030
辨治要点 / 030
验案选编 / 031
肾虚风热案 / 031
肾虚湿毒案 / 032
验方集锦 / 034
隐匿益肾利湿解毒汤 / 034
隐匿滋肾清热解毒汤 / 035

四、肾病综合征 / 037
概要 / 037
诊断要点 / 037
辨治要点 / 037
验案选编 / 038
湿热毒瘀案 / 038
阳虚水泛案 / 041
气阴虚湿瘀案 / 044
风水阳气虚案 / 046

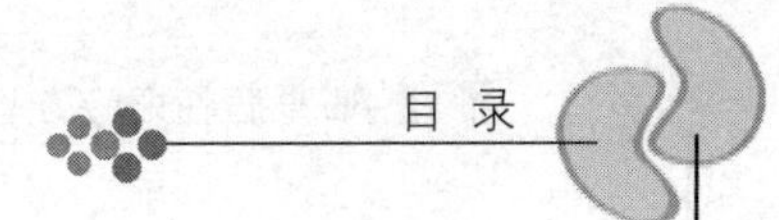

验方集锦 / 049

肾综消肿汤 / 049

肾综激冲汤 / 050

肾综激减汤 / 051

肾综激维汤 / 052

肾综激耐汤 / 053

五、微小病变型肾病 / 055

概要 / 055

诊断要点 / 055

辨治要点 / 055

验案选编 / 056

阴虚水湿热毒案 / 056

气虚水泛案 / 058

风水气阴虚弱案 / 060

验方集锦 / 062

微小补气消肿汤 / 062

微小补气固摄汤 / 063

六、膜性肾病 / 065

概要 / 065

诊断要点 / 065

辨治要点 / 065

验案选编 / 066

气虚水湿瘀血案 / 066

阳虚水湿瘀血案 1 / 068

阳虚水湿瘀血案 2 / 071

验方集锦 / 073

膜性补气化瘀汤 / 073

膜性温肾利水汤 / 075

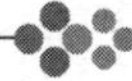

七、系膜增生性肾小球肾炎 / 077
概要 / 077
诊断要点 / 077
辨治要点 / 077
验案选编 / 078
湿热毒蕴案 1 / 078
湿热毒蕴案 2 / 080
验方集锦 / 082
系膜清化解毒汤 / 082

八、局灶节段性肾小球硬化 / 084
概要 / 084
诊断要点 / 084
辨治要点 / 084
验案选编 / 085
水湿热瘀案 1 / 085
水湿热瘀案 2 / 087
水湿热瘀案 3 / 088
验方集锦 / 091
局灶益气活血清利汤 / 091

九、IgA 肾病 / 093
概要 / 093
诊断要点 / 093
辨治要点 / 093
验案选编 / 094
阴虚热伤血络案 / 094
肺肾虚热毒伤络案 / 095
脾肾虚湿热瘀血案 / 097
瘀血阴虚热伤血络案 / 099

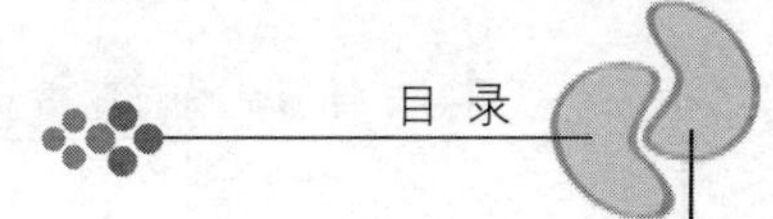

水湿热虚案 / 101

验方集锦 / 102

凉血宁络汤 / 102

散瘀宁络汤 / 104

补肾宁络汤 / 105

十、狼疮性肾炎 / 107

概要 / 107

诊断要点 / 107

辨治要点 / 108

验案选编 / 108

气阴虚毒热瘀血案 / 108

阴虚毒热瘀血案 / 110

阳虚水湿瘀血案 / 112

验方集锦 / 114

狼疮清解通络汤 / 114

狼疮滋降解毒汤 / 115

狼疮温补通利汤 / 117

十一、过敏性紫癜性肾炎 / 119

概要 / 119

诊断要点 / 119

辨治要点 / 119

验案选编 / 120

气阴虚湿热毒伤络案 / 120

阴虚毒热伤络案 / 123

脾虚毒热伤络案 / 124

气阴虚风毒热伤络案 / 126

验方集锦 / 128

癜期透热汤 / 128

瘢退养阴通络汤 / 129

十二、糖尿病肾病 / 131
概要 / 131
诊断要点 / 132
辨治要点 / 132
验案选编 / 133
阴虚燥热瘀血案 / 133
肾虚水湿瘀血案 / 135
阳虚水湿案 / 136
脾肾虚湿浊毒蕴案 / 139
验方集锦 / 142
糖肾滋降通络汤 / 142
糖肾补利通络汤 / 143
糖肾温化固肾汤 / 145

十三、尿酸性肾病 / 147
概要 / 147
诊断要点 / 147
辨治要点 / 147
验案选编 / 148
湿热痰瘀案 / 148
瘀毒水湿案 / 150
湿浊热瘀毒案 / 152
验方集锦 / 155
痛风通络止痛汤 / 155
痛风清化解通汤 / 156
痛风活血通络汤 / 158
痛风补健化通汤 / 159

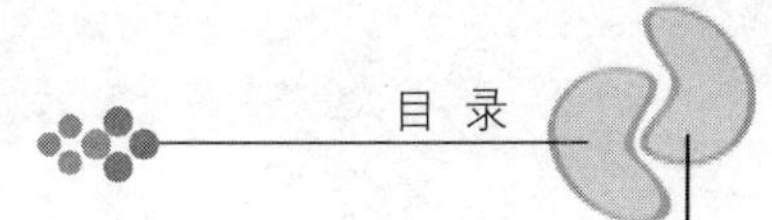

十四、高血压性肾损害 / 161

概要 / 161

诊断要点 / 161

辨治要点 / 162

验案选编 / 162

肝火上炎案 / 162

肝阳上亢案 / 165

气虚血瘀案 1 / 167

气虚血瘀案 2 / 169

痰湿内盛案 / 171

验方集锦 / 173

高肾平肝固肾汤 / 173

高肾降火封髓汤 / 174

高肾滋阴通络汤 / 176

高肾祛痰化瘀汤 / 177

高肾补气化瘀汤 / 178

十五、乙型肝炎相关性肾炎 / 181

概要 / 181

诊断要点 / 181

辨治要点 / 181

验案选编 / 182

水湿毒瘀案 / 182

湿热毒蕴案 1 / 184

湿热毒蕴案 2 / 186

湿热毒瘀案 / 189

验方集锦 / 191

乙肾化湿解毒汤 / 191

乙肾清热解毒汤 / 192

乙肾化瘀解毒汤 / 194

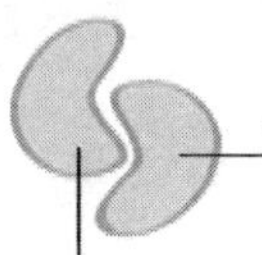

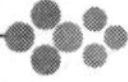

十六、尿路感染 / 196
概要 / 196
诊断要点 / 196
辨治要点 / 197
验案选编 / 197
热淋案 / 197
热淋血淋案 1 / 199
气淋案 / 201
热淋血淋案 2 / 203
劳淋案 / 205
验方集锦 / 206
尿感急性通淋汤 / 206
尿感理气通淋汤 / 208
尿感理血通淋汤 / 209
尿感气阴双补通淋汤 / 210
尿感阴阳双补通淋汤 / 211

十七、间质性肾炎 / 213
概要 / 213
诊断要点 / 213
辨治要点 / 214
验案选编 / 214
药毒伤肾案 / 214
药毒瘀血案 / 216
浊毒络阻案 / 218
验方集锦 / 220
急间解毒益肾汤 / 220
急间脱敏益肾汤 / 221
慢间补肾双通解毒汤 / 223

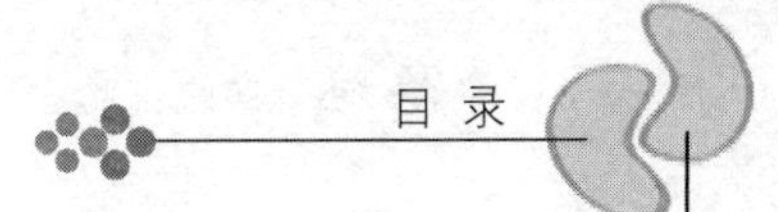

十八、泌尿系结石 / 225
概要 / 225
诊断要点 / 225
辨治要点 / 226
验案选编 / 226
热结砂石案 / 226
湿热砂石案 1 / 228
湿热砂石案 2 / 230
湿热砂石案 3 / 231
验方集锦 / 233
化石排石散 / 233
排石清利汤 / 234
排石清泻汤 / 235
排石健补汤 / 237

十九、囊肿性肾脏病 / 239
概要 / 239
诊断要点 / 240
辨治要点 / 240
验案选编 / 241
阳气虚痰湿囊肿案 / 241
气虚瘀滞囊肿案 / 243
气虚痰瘀互结囊肿案 / 244
验方集锦 / 247
囊肿温肾消结散 / 247
囊肿补气化痰渗湿汤 / 248
囊肿补气祛瘀散结汤 / 249
囊肿补气散结保肾汤 / 250

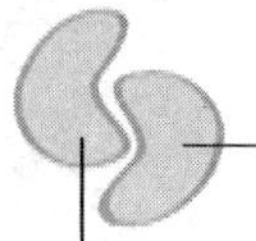

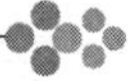

二十、慢性肾衰竭 / 253

概要 / 253

诊断要点 / 253

辨治要点 / 254

验案选编 / 255

阳亢湿毒案 / 255

阳虚湿毒案 / 257

气血虚弱湿毒案 / 259

阴虚热毒瘀血案 / 261

气虚水湿瘀毒案 / 263

气虚水停浊毒案 / 265

血虚瘀血风毒案 / 267

气虚湿毒呕吐案 / 269

脾肾虚衰湿毒呕吐案 / 271

验方集锦 / 273

肾衰温肾汤 / 273

肾衰补气汤 / 275

肾衰补血汤 / 276

肾衰滋阴汤 / 277

肾衰利水解毒汤 / 278

肾衰化湿排毒汤 / 279

肾衰清热解毒汤 / 281

肾衰化瘀排毒汤 / 282

肾衰通腑排毒汤 / 283

肾衰止痒汤 / 284

肾衰止吐汤 / 285

肾衰保肾散 / 287

一、急性肾小球肾炎

【概要】急性肾小球肾炎(AGN)简称急性肾炎,多因链球菌感染后引发免疫改变,所以又叫急性链球菌感染后肾小球肾炎(APSGN)。而其他细菌、病毒及寄生虫感染亦可引起,但相对较少。急性肾小球肾炎从感染开始到发病,一般需要1~3周的免疫系统激活时间。本病以儿童较为多见,也可发生于各个年龄段。临床表现为急性起病,以血尿、蛋白尿、少尿、水肿、高血压及肾小球滤过率下降为特点,本病也常称为急性肾炎综合征。

【诊断要点】急性肾小球肾炎的诊断:病前有明显链球菌感染史,于链球菌感染后1~3周出现血尿、蛋白尿、水肿和高血压,甚至少尿及肾功能不全等急性肾炎综合征表现,伴血清C_3下降,病情在发病8周内逐渐减轻至完全恢复正常者,即可诊断为急性肾小球肾炎。

【辨治要点】急性肾小球肾炎一般分两期论治,即急性期和恢复期。急性期以水肿较重、按之皮肤紧绷无明显凹陷、尿色如浓茶或如洗肉水样、小便量少等为主症。证候表现以邪实为主。治疗以祛邪为主,常用疏风解表、清热解毒、利水消肿、凉血止血等法。其中包括“开鬼门”“洁净府”的治疗方法。恢复期以水肿较轻、按之皮肤有凹陷、尿色淡红、肢体乏力、腰膝酸困等虚证为突出,治疗以扶正为主或扶正祛邪并举,常用补益气阴、培元补肾、益气健脾等法。

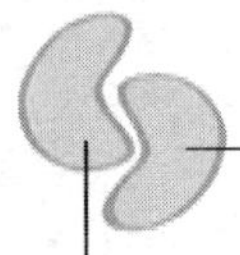

【验案选编】

风热案

王某某,男,13岁。2011年6月7日初诊。

主诉:眼睑浮肿3天。

患者18天前发热、咽痛、咳嗽。在当地医院就诊,诊断为上呼吸道感染,给予头孢氨苄胶囊、急支糖浆等药物治疗,病情缓解。2周后突发眼睑浮肿,继而全身浮肿。来诊时,全身水肿,口干,咽痛,小便短赤,舌尖红,苔薄黄,脉浮数。查血压:146/82 mmHg。实验室检查:血清抗链球菌溶血素"O":+。尿常规检查:潜血++,蛋白++,红细胞35个/HP。补体C_3:0.62 g/L,C_4:0.12 g/L。西医诊断:急性肾小球肾炎。中医诊断:水肿。中医辨证:风热袭肺,水湿泛滥。中医病机:风热袭肺,波及于肾,肺失宣降,肾失主水、封藏,水道不畅,水液停聚。治法:轻清宣上,解毒利水。方用自拟急肾宣解汤加减。

处方:桑叶10 g　杏仁6 g　桔梗6 g　牛蒡子10 g
金银花10 g　连翘10 g　鱼腥草20 g(后下)　芦根10 g
冬瓜皮20 g　玉米须20 g

用法:凉水浸泡1小时,连续煎煮2次,每次煮沸后小火煎20分钟,第一煎煎至15分钟加后下药,合并2次滤液300~400毫升,分2次温服(早晚饭后1~2小时服用),每日1剂。

医嘱:1. 低盐饮食。

2. 忌食发物类食物。如辣椒、韭菜、洋葱、生葱、生蒜、生姜、鸡肉、羊肉、牛肉、狗肉,以及海鲜类食物等。

2011 年 6 月 14 日复诊：上方服用 7 剂，水肿明显好转，咽痛减轻，小便转清。尿常规检查：蛋白 +，红细胞 10 个/HP。继以透热解毒合调补气阴法治之。

处方：蝉蜕 6 g　桑叶 10 g　金银花 10 g　连翘 10 g
鱼腥草 20 g（后下）　太子参 10 g　麦冬 6 g　生地黄 6 g
怀山药 15 g　炙甘草 5 g

用法：凉水浸泡 1 小时，连续煎煮 2 次，每次煮沸后小火煎 30 分钟，第一煎煎至 25 分钟加后下药，合并 2 次滤液 300 ~ 400 毫升，分 2 次温服（早晚饭后 1 ~ 2 小时服用），每日 1 剂。

2011 年 6 月 28 日复诊：上方随证加减服用 2 周，身体无明显不适。查血压：126/70 mmHg。实验室检查：尿常规，血常规，补体 C_3、C_4 均未见异常。

按语：急性肾小球肾炎依据其临床表现属于中医“风水”“水肿”“肾风”“尿血”等范畴。本病多因六淫之邪外袭，湿毒浸淫，内舍于肺，伤及于肾，不能通调水道，失其主水之职，风水相搏，泛溢肌肤所致。足少阴肾经之支脉，从肾上行，通过肝和横膈，进入肺中，沿着喉咙，挟于舌根部。由于肾与肺、咽喉有经络贯通，所以肺系感邪后，会从上至下，伤及于肾。本案肺系感邪后 2 周，邪气自肺系循经下舍于肾、伤及于肾，以致肺失宣降，不能通调水道，肾失主水、封藏之职。从而出现水肿、尿少、蛋白尿、红细胞尿等症状。肺系感邪所以下传于肾，与肾虚有关，正所谓“正气存内，邪不可干”“邪之所凑，其气必虚”。本案为本虚邪实之证，本虚为肺肾气阴虚弱，邪实为风热毒邪外侵，水湿之邪泛滥。本着“急则治其标，缓则治其本”的原则。先以轻清宣上，解毒利水治其标。继以透热解毒合调补气阴，扶正祛邪并举以标本同治。共调治 3 周，水肿等症状消退，尿常规等实验室检查均未见异常。另外，忌口是中医临床治病传统特色。如《素问·热论》：“病热当何禁之？岐伯曰：病热少愈，食肉则复，多食则遗，此其禁也。”肾病患者在治疗过程中忌口尤为重要，这不仅关系到治疗效果，也关系到疾

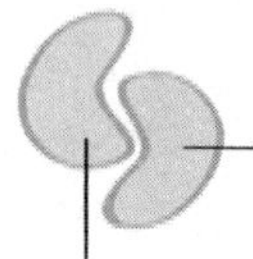

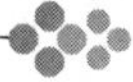

病的发作情况和临床治愈后病情是否复发。

风 水 案

霍某某,男,3岁。2012年2月21日初诊。

主诉:头面浮肿2天。

患儿2012年2月2日发热、咳嗽,经河南省某医院诊断为上呼吸道感染,给予头孢呋辛等治疗4天,呼吸道感染等症状控制。于2月19日晨起,发现颜面浮肿,渐渐遍及全身。来诊时,全身水肿,皮肤光亮,时有咳嗽,小便黄,舌淡红,苔薄白,脉浮数。尿常规检查:潜血+,蛋白+++,颗粒管型++。西医诊断:急性肾小球肾炎。中医诊断:水肿。中医辨证:风水泛滥。中医病机:外感风寒化热,内舍于肺,波及于肾,肺失通调,肾失开阖,水湿泛滥。治法:发汗清热,宣肺利水。方用麻黄连翘赤小豆汤加减。

处方:炙麻黄5 g　苏叶6 g　杏仁6 g　连翘6 g

　　桑白皮6 g　赤小豆15 g　生姜5片

用法:同上风热案初诊用法。

医嘱:1. 低盐饮食。

　　2. 上午9时左右,中药温热服,服后覆被取汗,晚8时左右中药温热服。连续3天。

2012年2月24日复诊:上方服用3剂,连续3个上午服药后发汗,小便渐利,水肿渐消。方改用自拟急肾汗利汤加减。

处方:炙麻黄5 g　苏叶6 g　连翘6 g　桑白皮10 g

　　赤小豆15 g　猪苓6 g　泽泻6 g　云茯苓10 g

　　玉米须15 g　炙甘草3 g

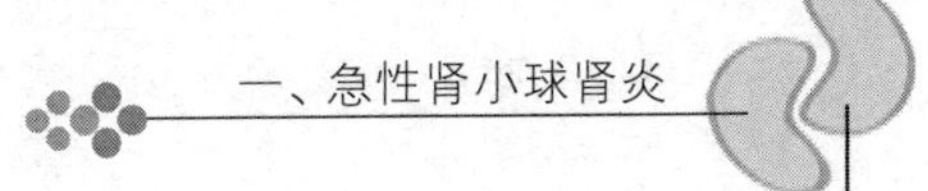

用法:同上风热案初诊用法。

2012 年 3 月 2 日复诊:上方服用 7 剂,水肿完全消退。尿常规检查:蛋白 +。继以宣肺清热合调补气阴法治之。

处方:炙麻黄 5 g 连翘 6 g 桑白皮 10 g 赤小豆 15 g
玉米须 15 g 太子参 6 g 麦冬 5 g 生地黄 5 g
山萸肉 5 g 怀山药 10 g 炙甘草 3 g

用法:凉水浸泡 1 小时,连续煎煮 2 次,第一煎大火煮沸后小火煎 30 分钟,第二煎煮沸后小火煎 25 分钟,合并 2 次滤液 300 ~ 400 毫升,分 2 次温服(早晚饭后 1 ~ 2 小时服用),每日 1 剂。

2012 年 3 月 12 日复诊:上方服用 10 剂,尿常规检查未见异常。随访 3 个月一切正常。

按语:临床上急性肾小球肾炎水肿往往消退较快,而蛋白尿、红细胞尿消退相对较慢。麻黄连翘赤小豆汤对外感风寒后引发的急性肾小球肾炎有较好的疗效。麻黄连翘赤小豆汤是张仲景的经方,在《伤寒论》中治“伤寒,瘀热在里,身必发黄”证。近些年应用已不限于此,凡过敏性紫癜性肾炎、过敏性皮炎、湿疹、急性痛风性关节炎、荨麻疹,以及急性肾小球肾炎等疾病,只要证系外有表证,内有湿热者;或表证已罢,内有湿热者,皆可用本方化裁治之。急性肾小球肾炎往往是先表后里证,或表里同病。本病病从表来,当从表解,表解宜汗。本案外感风寒,化热入里,循肺系下舍于肾,以致肺失宣降,不能通调水道,肾失主水、封藏之职,风水相搏所致。由于肺失宣降,不能通调水道,肾失主水之职,则水湿停留,发为水肿、尿少。肾失封藏,则精微漏出,表现为蛋白尿、红细胞尿。故治疗先以发汗清热,宣肺利水为主法治其标。当水肿消退,继以补肾、调补气阴合以宣肺清热,标本同治。经 2 周辨证调治,诸症消退,尿常规检查未见异常。

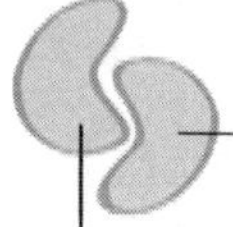

伤络案

王某某,女,8岁。2012年5月8日初诊。

主诉:小便颜色发红1月余。

患儿一个半月前患上呼吸道感染,用头孢呋辛、板蓝根冲剂,病情被控制。1个月前家长发现孩子小便颜色如浓茶水,到当地儿童医院就诊,诊断为急性肾小球肾炎,住院治疗3周,病情时轻时重,出院。来诊时,小便红赤,晨起眼睑浮肿,尿少,口干,形体偏瘦,舌淡红,苔薄黄,脉细数。尿常规检查:潜血+++,蛋白+。西医诊断:急性肾小球肾炎。中医诊断:血证(尿血)。中医辨证:热伤肾络。中医病机:素体肾阴虚弱,热毒之邪,由表及里,灼伤肾与膀胱血络,肾失开阖,水湿停留。治法:清热止血,滋阴利水。方用自拟急肾止血汤加减。

处方:小蓟20 g　仙鹤草10 g　藕节6 g　生地黄10 g
焦栀子6 g　淡竹叶6 g　蒲公英10 g　当归6 g
滑石10 g　甘草5 g

用法:同上风水案复诊用法。

2012年5月15日复诊:小便颜色转清,晨起眼睑浮肿好转,舌淡红,苔薄白,脉细数,继以滋补肾阴,清热止血为法。

处方:生地黄10 g　山萸肉6 g　怀山药10 g　牡丹皮6 g
女贞子6 g　旱莲草10 g　蒲公英10 g　焦栀子6 g
小蓟15 g　仙鹤草10 g　甘草5 g

用法:同上风水案复诊用法。

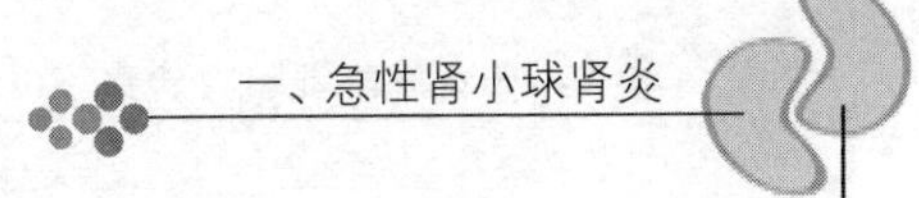

2012 年 6 月 5 日复诊:上方随证加减服用 3 周,尿色正常;尿常规检查无异常。随访半年一切正常。

按语:本案急性肾小球肾炎临床表现以血尿为主症,证属热毒内犯。因素体肾阴虚弱,热毒之邪,由表及里,灼伤肾与膀胱血络,肾失开阖,水湿停留所致。依据中医"急则治其标"的原则,先以清热凉血止血之法以治标为主;一周后小便转清,尿血好转,水肿消退,病情已缓,此乃毒热清解,水肿消退,继以滋补肾阴,清热止血以标本同治。经 3 周的辨证调治,诸症消退,尿常规检查未见异常。

湿毒案

田某某,男,28 岁。2013 年 8 月 8 日初诊。

主诉:肢体浮肿 3 天。

患者 1 个月前下肢皮肤被蚊虫叮咬瘙痒,抓破后溃烂。3 天前突然眼睑浮肿,继而波及全身。来诊时,头面、四肢浮肿,水肿皮肤明亮,口干,小便短少,心烦急躁,大便黏滞不畅,舌质红,苔黄腻,脉滑数。查血压:150/96 mmHg。尿常规检查:蛋白 + + +,红细胞 15 个/HP。西医诊断:急性肾小球肾炎。中医诊断:水肿。中医辨证:湿毒浸淫。中医病机:肌肤疮痍,湿热毒邪,由表及里,内归脾肺(肺主皮毛,脾主肌肉),累及于肾,肾失开阖,水道不畅,水液停聚。治法:清热解毒,燥湿利水。方用自拟急肾解毒汤加减。

处方:鱼腥草 50 g(后下)　蒲公英 30 g　白花蛇舌草 30 g　黄柏 15 g
炒苍术 15 g　炒薏苡仁 30 g　怀牛膝 15 g　金银花 20 g
紫花地丁 20 g　苦参 10 g　滑石 20 g　玉米须 20 g

用法:同上风热案复诊用法。

2013 年 8 月 29 日复诊：上方随证加减服用 3 周，小便逐渐增加，水肿好转。但自感腰膝酸痛，头晕眼花，盗汗，舌质红，苔薄黄，脉细滑数。尿常规检查：蛋白 +，红细胞 9 个/HP。继以滋养肾阴，清热燥湿为法。

处方：生地黄 12 g　山萸肉 10 g　怀山药 20 g　牡丹皮 10 g
云茯苓 10 g　泽泻 10 g　黄柏 15 g　炒苍术 15 g
炒薏苡仁 30 g　怀牛膝 15 g　苦参 10 g　马鞭草 15 g
六月雪 15 g　玉米须 30 g

用法：同上风水案复诊用法。

2013 年 11 月 28 日复诊：上方随证加减服用 3 个月，水肿等症消退，尿常规检查未见异常。

按语：急性肾小球肾炎的发生是由表入里、由上及下、由气伤营血、由寒化热的动态病理变化过程。随着个体差异、感邪不同，急性肾小球肾炎有不同的证候类型，临床常见的有风热证、风水证、伤络证，以及湿毒证等。风热证是感受风热之邪，循肺系下舍于肾，以致肺失宣降，不能通调水道，肾失主水、封藏之职所致；风水证是素有肾虚，外感风邪或外感风寒，化热入里，循肺系下舍于肾，以致肺失宣降，不能通调水道，肾失主水、封藏之职，风水相搏所致；伤络证是素体肾阴虚弱，感受外邪后，邪热入里，循肺系伤及于肾，热伤肾络，由气及血，出现血尿等症所致；湿毒证是肌肤痈疡疫毒内侵，伤及于肾，肾失主水、封藏之职所致。本案为湿毒证，因夏日下肢被蚊虫叮咬，抓破溃烂，肌肤疮痍，湿热毒邪内归脾肺，三焦气化不利，累及于肾，以致肾失开阖，气化不利，主水失常，封藏失司，出现水肿、小便黄赤、蛋白尿、血尿等变化。治疗先以清热解毒，燥湿利水为法。3 周后水肿好转，邪去正虚，此乃水肿、毒热减轻，肾阴虚弱显露。继以滋养肾阴，清热燥湿治之。经 3 个月的辨证调治，诸症消退，尿常规检查未见异常。

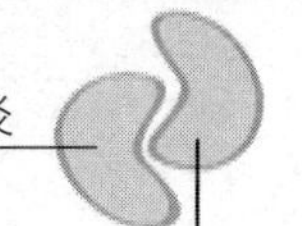

【验方集锦】

急肾宣解汤

组成:桑叶15 g　杏仁10 g　桔梗10 g　牛蒡子15 g　金银花10 g　连翘10 g　鱼腥草30 g(后下)　冬瓜皮30 g　玉米须30 g(注:"验方集锦"中处方用量为成人量,儿童酌减)

用法:同本节风热案初诊处方用法。

功效:轻清宣上,解毒利水。

主治:急性肾小球肾炎。证系风热袭肺,水湿泛滥。临床表现为眼睑浮肿,继而全身浮肿,口干,鼻塞咳嗽,咽喉肿痛,小便短赤,尿常规检查有蛋白尿、血尿,舌尖红,苔薄黄,脉浮数。

方解:"急肾宣解汤"是通过轻清宣上,解毒利水作用,治疗急性肾小球肾炎风热证的方剂。急性肾小球肾炎简称急性肾炎,一般起病较急,以血尿、蛋白尿、高血压、水肿、少尿及氮质血症为常见临床表现,是一种临床综合征,又称之为急性肾炎综合征。本方证为风热袭肺,水湿泛滥。由于风热袭肺,肺失宣降,水气不得宣散,水湿泛滥,故眼睑浮肿,全身浮肿;风热袭肺,热灼阴津,则口干;肺失宣降则鼻塞咳嗽;热毒壅遏咽喉则咽喉肿痛;热毒循肺系下舍于肾及膀胱,气化失司,则小便短赤;热毒伤肾,肾失封藏,则尿常规检查有蛋白尿、血尿;舌尖红,苔薄黄,脉浮数均为风热袭肺之象。治疗宜轻清宣上,解毒利水。方中桑叶味甘苦性寒,轻清宣散风热,透邪外出;杏仁苦辛温润,宣利肺气,润肺止咳,共为君药。中药药理研究:桑叶具有解热、抗菌、抗病毒、镇痛、祛痰、镇咳等作用;杏仁有祛痰、镇咳、平喘、抗炎、促进免疫功能、镇痛等作用。用牛蒡子疏散风热,解毒散肿;桔梗宣肺利咽,祛痰,协助君药轻清宣上,疏散风热,共为臣药。中药药理研究:

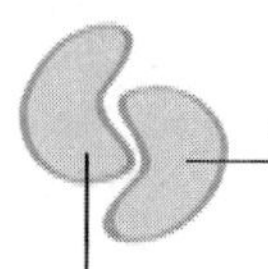

牛蒡子有抗菌、解热、利尿、抗肾病变、抑制蛋白尿排泄、改善血清生化指标等作用；桔梗有祛痰、镇咳、抗炎、增强免疫、镇痛、镇静、解热等作用。用金银花、连翘、鱼腥草清热解毒；冬瓜皮、玉米须利水消肿，共为佐药。中药药理研究：金银花有抗病原体、抗病毒、抑菌、抗炎、解热、调节免疫功能等作用；连翘有抑菌、抗病原体、抗炎、解热、调节免疫功能、利尿、降压等作用；鱼腥草有抗菌、抗炎、提高机体免疫力、利尿、镇痛、止血等作用；冬瓜皮有利尿、降血脂等作用；玉米须有利尿、降血压、抗病原体、降血脂、缓解肾炎蛋白尿等作用。诸药配伍，共奏轻清宣上，解毒利水之功效。

急肾汗利汤

组成：炙麻黄 10 g　紫苏叶 15 g　玉米须 30 g　连翘 15 g　桑白皮 20 g　泽泻 10 g　云茯苓 20 g

用法：同本节风水案复诊处方用法。

功效：发汗解表，利水消肿。

主治：急性肾小球肾炎，或慢性肾小球肾炎急性发作者。证系邪伤肺肾，水湿泛滥。临床表现为尿少短赤，面目浮肿，或全身浮肿，肢体酸重，腰膝酸困，或有胸腹胀满，尿常规检查有蛋白尿、血尿，舌淡红，苔薄白或薄黄，脉细数。

方解：“急肾汗利汤”是通过发汗解表，利水消肿作用，治疗急性肾小球肾炎风水证或慢性肾小球肾炎急性发作，属于治疗风水证的方剂。风水证最常见于急性肾小球肾炎和慢性肾小球肾炎急性发作者。《素问·水热穴论》曰：“勇而劳甚则肾汗出，肾汗出逢于风，内不得入于脏腑，外不得越于皮肤，客于玄府，行于皮里，传为胕肿，本之于肾，名曰风水。”明确指出风水的病因、病位、病机和症状。说明风水多因肾虚劳累，汗出当风，外邪入里，以致肾的气化失司，失其主水之职，水湿泛滥所致。方中炙麻黄为君药，以发汗解表，利水消肿。病从表来，当从表解，表解宜汗。因风水之外感是正虚邪侵、本虚标实，所以用炙麻黄以减麻黄发汗之峻。中药药理研究：麻黄水煎剂、麻黄挥发油、麻黄碱等均有发汗、利尿作用。麻黄挥发油对甲型及乙型溶血性链球菌、金黄色葡萄球菌等均有不同程度的抑制作用。所以对链球菌感染后引发的急性肾小球肾炎，表现出水肿为主症者更为适宜。用紫苏叶、玉米须为臣药。二药发表散寒，理气宽中，利尿退肿，协助君药发汗解表，利水消肿。中药药理研究：紫苏叶有抗肾小球膜细胞增殖等作用，玉米须有缓解肾炎蛋白尿等作用。用连翘、桑白皮、云茯苓、泽泻为佐药。其中连翘清热解毒，消痈散结；桑白皮泻肺消肿，疏利上焦；云茯苓健脾消肿，疏利中焦；泽泻利尿泄热，疏利下焦。中药药理研究：连翘对溶血性链球菌等有抑制作用，有抗病原体、抗炎、解热、调节免疫功能等作用；桑白皮、云茯苓、泽泻都有利尿作用，桑白皮还有降压作用，茯苓还有增强机体免疫力功能，泽泻还有抑制尿蛋白排泄等作用。诸药配伍，汗利合法，表里宣通，三焦疏利，共奏发汗解表，利水消肿之功效。

急肾解毒汤

组成：鱼腥草 50 g（后下）　蒲公英 30 g　白花蛇舌草 30 g　黄柏 15 g　炒苍术 10 g　生薏苡仁 30 g　玉米须 30 g

用法：同本节风热案复诊处方用法。

功效：清热解毒，祛湿消肿。

主治：急性肾小球肾炎。证系毒热伤肾，水湿泛滥。临床表现为头面、四肢浮肿，皮肤绷紧明亮，口干口苦，尿少色黄，心烦急躁，大便黏滞不畅，尿常规检查有蛋白尿、血尿，舌质红，苔黄或黄腻，脉数或滑数。

方解："急肾解毒汤"是通过清热解毒，祛湿消肿作用，治疗急性肾小球肾炎热毒证的方剂。《素问·气厥论》曰："胞移热于膀胱，则癃、溺血。"皮肤疮疡，疮毒浸淫；或体内湿热，郁久化毒，内归于肾，肾失主水、封藏之职，而发水肿病。本方证主要病机为毒热伤肾，水湿泛滥。由于毒热、湿热

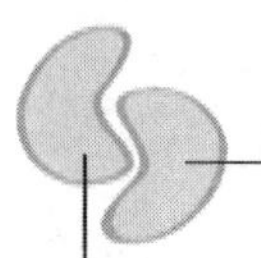

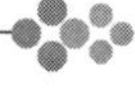

伤肾，肾失主水之职，水湿泛滥，则头面、四肢浮肿，皮肤绷紧明亮；毒热内蕴，火热上炎，扰及肝胆则口干口苦，扰及心肝则心烦急躁；毒热、湿热内蕴，影响膀胱之气化则尿少色黄，影响肠道泌别清浊、传化糟粕则大便黏滞不畅；毒热、湿热伤肾，热伤肾络，肾失封藏之职，则尿常规检查有蛋白尿、血尿；舌脉均为毒热或湿热之象。治疗宜清热解毒，祛湿消肿。方中重用鱼腥草清热解毒，利尿消肿为君药。中药药理研究：鱼腥草有抗菌、抗炎、提高机体免疫力、利尿、镇痛、止血等作用。用蒲公英、白花蛇舌草，协助君药清热解毒，祛湿消肿，共为臣药。中药药理研究：蒲公英有抗菌、抗病毒、利尿等作用；白花蛇舌草有抗菌、消炎、镇静、镇痛等作用。用黄柏、炒苍术、生薏苡仁、玉米须为佐药，以燥湿解毒，利水消肿。其中黄柏清热燥湿，泻火解毒，善清下焦之湿热；炒苍术燥湿健脾；生薏苡仁利水渗湿，健脾清热；玉米须利尿消肿，止血。中药药理研究：黄柏有抗病原体、抗病毒、抗炎、解热、降血压等作用；苍术有调整肠胃运动功能、抑菌、抗缺氧等作用；薏苡仁有解热、镇痛、镇静、抗病毒、抗炎、免疫调节、降血压、降血脂、促进尿酸排泄等作用；玉米须有利尿、降血压、利胆、抗病原体、降血脂、缓解肾炎蛋白尿等作用。诸药配伍，共奏清热解毒，祛湿消肿之功效。

急肾止血汤

组成：小蓟 20 g　仙鹤草 20 g　藕节 20 g　生地黄 10 g　焦栀子 10 g　蒲公英 30 g　当归 10 g　滑石 15 g　甘草 6 g

用法：同本节风水案复诊处方用法。

功效：清热止血，滋阴利水。

主治：急性肾小球肾炎。证系阴虚毒热，热伤肾络。临床表现为小便鲜红，晨起眼睑浮肿，尿少尿热，心烦口干，形体偏瘦，腰膝酸困，头晕目眩，耳鸣如蝉，尿常规检查有血尿，舌质红，苔薄黄或少苔，脉细数。

方解：“急肾止血汤”是通过清热止血，滋阴利水作用，治疗急性肾小球肾炎热伤肾络证的方剂。尿血是小便中混有血液或夹杂血块而排尿不痛的一种病症。由火热伤及肾与膀胱脉络,血溢脉外,随尿排出;或因瘀血阻于肾与膀胱脉络,血不循经,血溢脉外;或脾肾亏虚,统摄、封藏失职,血溢脉外所致。本方证为肾阴素虚,热毒之邪,由表及里,伤及肾与膀胱脉络,血溢脉外,随尿排出,故见小便鲜红,尿常规检查有血尿;肾阴虚弱,热毒伤肾,失其主水之职则晨起眼睑浮肿;毒热伤及肾与膀胱,气化失司则尿少尿热;火热上炎,扰心、伤津则心烦口干;肾阴虚弱,形体、腰膝、头目、耳窍失养,故形体偏瘦,腰膝酸困,头晕目眩,耳鸣如蝉;舌脉均为阴虚毒热之象。治疗宜清热止血,滋阴利水。方中小蓟清热凉血,止血利尿。小蓟因能利尿,故善治尿血,为君药。中药药理研究:小蓟有收缩局部血管、促凝血、抗纤溶、降血脂、利尿等作用。用仙鹤草、藕节收敛止血、散瘀,协助君药止血,使血止而不留瘀,共为臣药。中药药理研究:仙鹤草有促凝血、增加血小板、收缩血管、抗菌等作用;藕节有缩短出凝血时间等作用。用生地黄、焦栀子、蒲公英、当归、滑石,共为佐药,以清热凉血,滋阴利水。其中生地黄清热凉血,养阴生津;焦栀子凉血止血,清热解毒,清泻三焦之火,导热从下而出;蒲公英清热解毒,利尿通淋;当归养血活血,引血归经,以防止血留瘀;滑石性寒而滑,主归膀胱经,善于清泻膀胱之热结而通利水道。中药药理研究:生地黄有抑制皮肤真菌、利尿、降低血糖、止血等作用;焦栀子有抗病原体、抗炎、解热、镇静催眠、镇痛等作用;蒲公英有抗病原体、抗毒素、抗溃疡等作用;当归有促进造血功能、抗血栓形成、降血脂、增强免疫功能,以及抗辐射、抗损伤等作用;滑石有抗菌、阻止毒物在胃肠道吸收等作用。用甘草清热解毒,泻火而直达茎中,调和药性为使药。中药药理研究:甘草有肾上腺皮质激素样作用,能调节机体免疫功能、抗菌、抗病毒、抗炎、抗变态反应、镇咳、祛痰、抗组织纤维化等。诸药配伍,共奏清热止血、滋阴利水之功效。

二、慢性肾小球肾炎

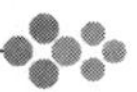

【概要】慢性肾小球肾炎（CGN）简称慢性肾炎，是指各种病因引起的双侧肾小球弥漫性改变，或局灶性炎症改变，或非炎症性改变为病理特征的原发性肾小球疾病。临床表现为起病隐匿、病程冗长、发展缓慢，以水肿、高血压、蛋白尿、血尿、管型尿，以及肾功能损害为特点，所以也常称为慢性肾炎综合征。根据其临床特点，慢性肾小球肾炎可分为普通型、肾病型、高血压型和急性发作型四种类型。

【诊断要点】慢性肾小球肾炎的诊断：凡尿常规检查异常，有不同程度的蛋白尿、血尿及管型尿，伴有或不伴有水肿及高血压病史达 3 个月以上，无论有无肾功能损害，排除急性肾小球肾炎、急进型肾小球肾炎、继发性肾小球肾炎、遗传性肾小球肾炎、慢性间质性肾炎后，均可考虑诊断为慢性肾小球肾炎。确诊靠肾活检。

【辨治要点】慢性肾小球肾炎病情复杂，往往是本虚标实，虚实错杂，反复发作，日久难愈。临床以水肿、蛋白尿、血尿为特征。治疗宜扶正祛邪并举。祛邪常用疏风宣肺，清热利湿，利水消肿，清热解毒，化瘀通络等法；扶正常用滋补肾阴，益气养阴，补益脾肾，补肾固精等法。

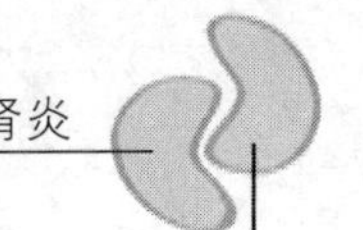

【验案选编】

阴虚湿热毒瘀案

朱某,男,52岁。2010年4月23日初诊。

主诉:腰痛1年余。

患者1年前腰痛、下肢轻度指陷性水肿,到当地医院就诊,尿常规检查:蛋白+,潜血++,红细胞+。诊断为慢性肾小球肾炎,经中西药治疗未见明显好转。于2010年1月到河南省某医院做肾穿刺。病理诊断为系膜增生性肾小球肾炎。来诊时,腰痛不舒,口干而黏,小便黄赤有热感,下肢轻度指陷性水肿,肢体困重,大便溏而黏滞,舌质红,苔黄腻,舌底络脉瘀暗,脉滑。查血压:130/86 mmHg。尿常规检查:蛋白++,潜血+++,红细胞++。西医诊断:慢性肾小球肾炎(普通型)。中医诊断:①腰痛;②水肿。中医辨证:湿热毒蕴,阴虚络阻。中医病机:水湿之邪,郁而化热,湿热伤阴,久病入络,经络阻滞,水湿停留。治法:燥湿清热,解毒利水,活血化瘀。方用自拟慢肾燥清汤加减。

处方:黄柏15 g　炒苍术15 g　苦参10 g　土茯苓30 g
石韦20 g　鱼腥草30 g　玉米须30 g　紫苏叶15 g
六月雪15 g　益母草30 g　甘草6 g

用法:凉水浸泡1小时,连续煎煮2次,第一煎大火煮沸后小火煎30分钟,第二煎煮沸后小火煎25分钟,合并2次滤液300~400毫升,分2次温服(早晚饭后1~2小时服用),每日1剂。

注:1.为避免书中汤剂用法过多重复,凡下述病例处方用法与此用法

完全相同,每周6剂者,参此用法,不再赘述。

2. 笔者对慢性肾病的调治一般主张每周服药6剂,休息1天,一则使病体在不受药物干预下进行短暂的自身休整,自我调节;二则可缓解患者长期服药的心理负担。

2010年5月21日复诊:上方随证加减服用4周。腰痛等症好转,舌质偏红,苔薄黄腻,脉滑。尿常规检查:蛋白+,潜血++,红细胞+。继以燥湿清热,解毒化瘀,养阴止血为法。

处方:黄柏15 g　炒苍术15 g　苦参10 g　金钱草30 g
　　土茯苓30 g　鱼腥草30 g　六月雪15 g　鹿衔草15 g
　　益母草30 g　小蓟30 g　当归10 g　炒白芍15 g
　　女贞子10 g　旱莲草20 g
用法:同本案初诊处方用法。

2010年10月29日复诊:上方随证加减服用5个月,水肿等症消退,舌底络脉瘀暗消退,但时有口干,腰膝酸软。尿常规检查:蛋白+,潜血+,红细胞12个/HP。改用滋补肾阴,固肾涩精之法。

处方:生地黄12 g　山萸肉10 g　怀山药20 g　牡丹皮10 g
　　云茯苓10 g　泽泻10 g　芡实20 g　金樱子15 g
　　女贞子10 g　旱莲草20 g　桑螵蛸10 g　甘草6 g
用法:同本案初诊处方用法。

2011年3月25日复诊:上方随证加减服用5个月,多次尿常规检查未见异常。自觉无明显不适。

按语:本案慢性肾小球肾炎(普通型)属中医腰痛、水肿病范畴,辨证为湿热毒蕴,阴虚络阻,治疗先以祛邪为主,用燥湿清热,解毒利水,活血化瘀为法。经辨证调治4周,腰痛等症好转,尿常规检查好转。此乃湿热减

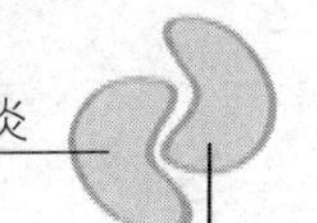

轻,经络渐通,阴虚渐露,继以燥湿清热,解毒化瘀,养阴止血为法。共服药5个月,水肿等症消退,但时有口干、腰膝酸软等,此乃湿热毒已祛,瘀血已化,邪去后正虚凸显,表现出肾阴虚弱,封藏失司之症状,故改用滋补肾阴,固肾涩精之法。经辨证治疗5个月,多次尿常规检查无异常,自感身体无明显不适。

气虚络阻水湿案1

李某某,女,40岁。2013年5月3日初诊。

主诉:下肢浮肿5年余,时轻时重。

患者于2008年因肢体浮肿在当地县医院就诊,诊断为慢性肾小球肾炎,经用中医药治疗,病情时轻时重。于2012年4月到河南省某医院做肾穿刺,病理诊断为系膜增生性肾小球肾炎。来诊时,双下肢指陷性水肿,腰部酸困,时有腰痛,肢体困乏,食欲不振,舌淡红、体胖,苔薄白腻,舌底络脉瘀暗,脉细。尿常规检查:潜血+++,蛋白++,红细胞+。西医诊断:慢性肾小球肾炎(普通型)。中医诊断:①水肿;②腰痛。中医辨证:气虚络阻,水湿停留。中医病机:脾肾气虚,运化水湿、主水功能失司,水湿停留,气虚血瘀,血瘀水阻。治法:补益脾肾,利水化湿。

处方:党参15 g　怀山药30 g　菟丝子20 g　炒白术15 g
云茯苓20 g　陈皮10 g　砂仁10 g(后下)　芡实30 g
玉米须30 g　六月雪20 g　鹿衔草20 g　炙甘草6 g

用法:凉水浸泡1小时,连续煎煮2次,第一煎大火煮沸后小火煎30分钟,煎至25分钟加后下药,第二煎大火煮沸后小火煎25分钟,合并2次滤液300~400毫升,分2次温服(早晚饭后1~2小时服用),每日1剂。

2013 年 5 月 31 复诊：上方随证加减服用 4 周，水肿明显减轻，肢体困乏、饮食等好转。尿常规检查：潜血 + + +，蛋白 + +，红细胞 12 个/HP。继以疏肝健脾，调和气血为法，以使三焦通调，气血疏利。

处方：柴胡 10 g　当归 10 g　炒白芍 20 g　云茯苓 20 g
炒白术 15 g　陈皮 10 g　砂仁 10 g（后下）　芡实 30 g
益母草 20 g　地龙 20 g　泽兰 10 g　泽泻 10 g
六月雪 20 g　马鞭草 20 g　仙鹤草 20 g　炙甘草 6 g
用法：同本案初诊处方用法。

2013 年 8 月 13 日复诊：上方随证加减服用 3 个多月。水肿消退，腰酸、腰痛、乳房胀痛不舒等症状基本消失。尿常规检查：潜血 +，蛋白 +，红细胞 2 个/HP。治以补益脾肾，固肾封藏为法。方用自拟慢肾补固汤加减。

处方：生晒参 12 g　炒白术 15 g　怀山药 20 g　菟丝子 20 g
山萸肉 10 g　芡实 30 g　金樱子 20 g　覆盆子 20 g
沙苑子 20 g　黄柏 10 g　砂仁 10 g（后下）　炙甘草 6 g
用法：同本案初诊处方用法。

2014 年 1 月 21 日复诊：上方随证加减服用 5 个多月，诸症消退。尿常规检查未见异常。

按语：慢性肾炎临床以水肿、蛋白尿等为特点。中医认为其发病与肺脾肾三脏关系密切，而以脾肾气虚、功能失调最为重要。肾主水，肾气虚则蒸腾气化失常，不能正常输布和排泄机体水液，则发生尿少、水肿等症。肾主蛰，封藏之本，受五脏六腑之精而藏之，肾气充则精气内守；反之，肾气虚则精关不固，蛋白等精微物质失守而漏出。脾主运化，具有调节机体水液吸收、转输和布散的作用。脾气虚则运化水液功能减退，水液不能正常转

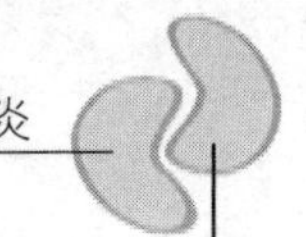

输和布散,水湿停聚也会导致水肿。脾主升清,脾气虚则不能升清,精微物质下陷而漏出,也可出现蛋白尿。本案慢性肾小球肾炎属中医的水肿、腰痛范围。证系气虚络阻,水湿停留。治疗先以补益脾肾,利水化湿为法。调治4周后,患者水肿明显减轻,肢体困乏、饮食等好转。此乃水湿得化,气虚好转。继以疏肝健脾,调和气血为法。调治3个多月,患者水肿消退,腰酸、腰痛、乳房胀痛不舒等症状基本消失,尿常规检查各项指标明显好转。此乃邪去正虚,肾失封藏,继以补益脾肾,固肾封藏为法治之。经辨证调治5个多月,患者诸症消退。尿常规检查未见异常。取得了显著的治疗效果。笔者体会:临床上,对慢性肾小球肾炎后期,脾肾虚弱,固摄失司,蛋白流失者,不宜单纯补益脾肾,应加用固涩之品,如菟丝子、芡实、金樱子、覆盆子、沙苑子等,有降低蛋白尿和红细胞尿的作用。

气虚络阻水湿案2

王某某,女,32岁。2010年1月8日初诊。

主诉:下肢浮肿10个月。

患者于2009年3月因腰酸困痛,下肢浮肿,到河南省某医院就诊,诊断为慢性肾小球肾炎,给予雷公藤多苷片等药治疗,无明显效果。于2009年12月在河南省某医院做肾穿刺,病理诊断为系膜增生性肾小球肾炎。来诊时,下肢指陷性水肿,腰酸困痛,肢体乏困,面色萎黄,食欲缺乏,小便泡沫多,舌暗红,苔薄白,舌底络脉瘀暗,脉细。尿常规检查:蛋白 + + +,潜血 + +。查血脂:总胆固醇7.2 mmol/L,三酰甘油2.8 mmol/L。肝肾功能正常。西医诊断:慢性肾小球肾炎(肾病型)。中医诊断:①水肿;②腰痛。中医辨证:气虚络阻,水湿停留。中医病机:素体脾肾虚弱,失其运化水湿、主水之职,水湿停留,气虚血瘀,血瘀水阻。治法:补气化瘀,利水消肿。方用自拟慢肾化利汤加减。

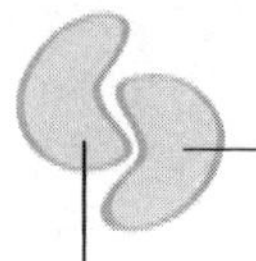

处方：黄芪 30 g　当归 12 g　川芎 10 g　地龙 20 g
　　泽兰 10 g　益母草 20 g　穿山龙 20 g　玉米须 30 g
　　冬瓜皮 30 g　石韦 20 g　仙鹤草 20 g　甘草 6 g

用法：同慢性肾小球肾炎阴虚湿热毒瘀案初诊处方用法。

2010 年 5 月 21 日复诊：上方随证加减服用 4 个月，水肿明显好转，舌底络脉瘀暗减轻，肢体乏困等症好转。尿常规检查：蛋白 + +，潜血 +。继以补益脾肾，疏肝健脾，调和气血为法。

处方：黄芪 30 g　生晒参 12 g　生地黄 12 g　山萸肉 10 g
　　怀山药 20 g　牡丹皮 10 g　云茯苓 20 g　泽泻 10 g
　　柴胡 10 g　当归 10 g　炒白芍 15 g　炒白术 12 g
　　玉米须 30 g　炙甘草 6 g

用法：同慢性肾小球肾炎阴虚湿热毒瘀案初诊处方用法。

2011 年 1 月 14 日复诊：上方随证加减服用 8 个月，腰酸困痛，肢体乏困等症缓解。尿常规检查：蛋白 +，潜血 -。治以补肾益精，固肾封藏为法。方用自拟慢肾补固汤加减。

处方：生晒参 12 g　麦冬 10 g　怀山药 20 g　菟丝子 20 g
　　山萸肉 10 g　芡实 30 g　金樱子 20 g　沙苑子 20 g
　　黄柏 10 g　砂仁 10 g（后下）　炙甘草 6 g

用法：凉水浸泡 1 小时，连续煎煮 2 次，第一煎大火煮沸后小火煎 30 分钟，煎至 25 分钟加后下药，第二煎煮沸后小火煎 25 分钟，合并 2 次滤液 300 ~ 400 毫升，分 2 次温服（早晚饭后 1 ~ 2 小时服用），每日 1 剂。

2011 年 4 月 22 日复诊：上方随证加减服用 3 个月，自觉无明显不适，

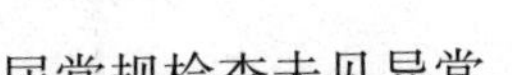

尿常规检查未见异常。

按语:慢性肾小球肾炎病情较为复杂,常常是本虚标实,虚实错杂,反复发作,迁延不愈。其本虚多为脾肾虚弱,而邪实则表现多种多样。如水、湿、痰、热、毒、瘀等邪都会长期蕴结机体,久留不去,致使病情缠绵,日久难愈。本案病属中医的水肿、腰痛。证系气虚络阻,水湿停留。因脾肾虚弱,失其运化水湿、主水之职,水湿停留,气虚血瘀,血瘀水阻所致,属虚实错杂。虚以脾肾气虚为主;实为水湿停留,瘀血阻络。治疗先补气化瘀,利水消肿,以疏通经络,消除水湿。经辨证调治4个月,水肿、瘀血明显好转,气虚血瘀水停减轻后,以补益脾肾,疏肝健脾,调和气血为法治疗。经8个月的辨证调治,腰酸困痛、肢体乏困等症缓解,但仍有蛋白尿。此乃邪气已去,正气渐复,但肾虚不藏仍存在。故治以补肾益精,固肾封藏为法。又经过3个月的加减调治,患者自觉无明显不适,尿常规检查未见异常。

肾虚风水案

张某某,女,52岁。2014年6月6日初诊。

主诉:肢体浮肿2周。

患者10年前体检时发现蛋白尿(PRO +),未引起重视。于2014年5月感冒、发热后,出现水肿,小便泡沫明显增多,故来求诊。来诊时,眼睑浮肿,下肢指陷性水肿,口干咽痛,心烦失眠,偶尔咳嗽,舌淡红,苔薄黄,脉浮细。尿常规检查:潜血 + + +,蛋白 + + +,红细胞46个/HP。西医诊断:慢性肾小球肾炎(急性发作型)。中医诊断:水肿。中医辨证:风水泛滥,气阴虚弱。中医病机:病久正虚,复感风热,袭肺伤肾,肺失宣降,肾失主水、封藏之职,水道失畅,水液停聚。治法:疏散风热,清热解毒,宣肺利水。

处方:炙麻黄 10 g　杏仁 10 g　金银花 15 g　连翘 15 g
　　桑白皮 6 g　荆芥 10 g　牛蒡子 10 g　桔梗 10 g

芦根 20 g　鱼腥草 30 g(后下)　赤小豆 30 g

用法:凉水浸泡 1 小时,连续煎煮 2 次,第一煎大火煮沸后小火煎 25 分钟,煎至 20 分钟加后下药,第二煎煮沸后小火煎 20 分钟,合并 2 次滤液 300 ~400 毫升,分 2 次温服(早晚饭后 1 ~2 小时服用),每日 1 剂。

医嘱:1. 低盐饮食。

2. 忌食热性蔬菜和肉类。

3. 第 1 天服药后,喝热稀粥,然后覆被取微汗。

2014 年 6 月 13 日复诊:上方服用 1 周,咳嗽控制,水肿等症明显好转。尿常规检查:潜血 + +,蛋白 + +,红细胞 12 个/HP。治以疏利三焦,清热利水为法。

处方:柴胡 10 g　黄芩 10 g　生晒参 10 g　法半夏 10 g

陈皮 10 g　云茯苓 20 g　砂仁 10 g(后下)　猪苓 12 g

泽泻 10 g　滑石 20 g　蒲公英 20 g　炙甘草 6 g

用法:凉水浸泡 1 小时,连续煎煮 2 次,第一煎大火煮沸后小火煎 30 分钟,煎至 25 分钟加后下药,第二煎煮沸后小火煎 25 分钟,合并 2 次滤液 300 ~400 毫升,分 2 次温服(早晚饭后 1 ~2 小时服用),每日 1 剂。

2014 年 9 月 19 日复诊:上方随证加减服用 3 月余,水肿等症消退。尿常规检查:潜血 +,蛋白 +,红细胞 6 个/HP。治以补益气阴,益肾固摄。方用自拟慢肾补固汤加减。

处方:黄芪 30 g　生晒参 10 g　沙苑子 20 g　山萸肉 10 g

炒山药 20 g　牡丹皮 10 g　云茯苓 15 g　覆盆子 20 g

芡实 30 g　金樱子 20 g　黄柏 12 g　砂仁 10 g(后下)

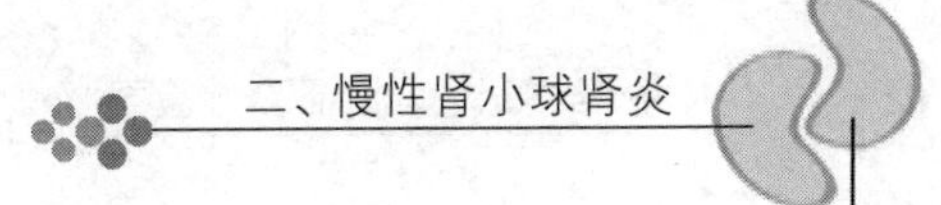

菟丝子20 g　炙甘草6 g

用法:同本案复诊处方用法。

2015年1月20日复诊:上方随证加减服用4个月。多次尿常规检查均未见异常;自觉未有不适。

按语:慢性肾炎急性发作时,易与急性肾炎混淆,区别在于:慢性肾炎既往有肾病病史,多以感染为诱因,1~2日出现急性肾炎综合征的临床表现;而急性肾炎既往无肾病病史,常于链球菌感染后1~3周出现急性肾炎综合征的临床表现,伴血清补体C_3下降。本案10年前体检时发现蛋白尿(PRO+),近期由感染诱发,因此西医诊断为慢性肾小球肾炎(急性发作型)。病属中医水肿。证系风水泛滥,气阴虚弱。因病久伤及气阴,复感风热,袭肺伤肾,肺失宣降,肾失主水、封藏之职,水道失畅,水液停聚所致。治疗本着"先表后里"的原则,先以疏散风热,清热解毒,宣肺利水治其标之表证。1周后表证消退,水肿好转,此乃肺气宣降,水道渐通。继以疏利三焦,清热利水治其里证。经随证调治3个多月,水肿等症消退,尿常规检查明显好转,但仍有蛋白尿。此乃邪去正虚,肾虚不藏。故以补益气阴,益肾固摄治其本。经辨证调治4个月,多次尿常规检查均未见异常。患者自觉未有不适。

阴虚阳亢络阻案

李某某,女,43岁。2014年7月15日初诊。

主诉:下肢水肿2年,眩晕耳鸣1年余。

患者于2012年偶然发现下肢浮肿,到当地医院就诊,尿常规检查:蛋白++,潜血++,红细胞23个/HP。患者否认有高血压病史,经用雷公藤多苷片及中药汤剂治疗,未见明显好转。于2014年4月到河南省某医院做肾穿刺。病理诊断为系膜增生性肾小球肾炎。来诊时,下肢指陷性水肿，眩晕耳鸣，排尿不利，口干尿黄，腰膝酸软，面部烘热，失眠多梦，舌淡红，苔薄黄腻，舌底络脉瘀暗迂曲，脉弦尺弱。查血压：160/96 mmHg。尿常规检查：蛋白++，潜血+++，红细胞++。西医诊断：慢性肾小球肾炎（高血压型）。中医诊断：①眩晕；②水肿。中医辨证：阴虚阳亢，络阻水停。中医病机：肾阴素虚，水不涵木，阴虚阳亢，久病入络，经络阻滞，水湿停留。治法：平肝潜阳，利水消肿。

处方：天麻 10 g　钩藤 20 g　石决明 30 g　焦栀子 10 g
川牛膝 15 g　炒杜仲 12 g　桑寄生 15 g　猪苓 15 g
云茯苓 20 g　泽泻 10 g　生地黄 15 g　炒白芍 20 g
用法：同慢性肾小球肾炎阴虚湿热毒瘀案初诊处方用法。

2014 年 8 月 29 日复诊：上方随证加减服用 6 周，配合西药贝那普利、苯磺酸氨氯地平降压。查血压：135/84 mmHg。眩晕控制，耳鸣、水肿等症好转。尿常规检查：蛋白++，潜血++，红细胞+。治以滋补肾阴，化瘀通络，利水消肿为法。

处方：当归 10 g　炒白芍 20 g　生地黄 15 g　山萸肉 10 g
怀山药 15 g　牡丹皮 10 g　云茯苓 20 g　泽泻 10 g
泽兰 10 g　地龙 20 g　益母草 30 g　穿山龙 30 g
仙鹤草 20 g　炙甘草 10 g
用法：同慢性肾小球肾炎阴虚湿热毒瘀案初诊处方用法。

2015 年 3 月 10 日复诊：上方随证加减服用 6 个多月，血压正常，耳鸣控制，水肿等症消退。尿常规检查：蛋白±，潜血-，红细胞-。

按语：慢性肾炎高血压型与高血压性肾损害临床表现极其相似，都有高血压、蛋白尿或肾功能不全等表现。临床鉴别主要依赖病史、年龄、尿蛋白含量、肾脏大小，以及肾活检。慢性肾炎的高血压，其病史发生肾损害早于高血压，眼底表现为肾病眼底变化，多发于青壮年人群，尿蛋白含量可 >1.5 g/d，肾脏大小一般正常；而高血压肾损害，其病史高血压发病早于肾脏改变，眼底表现为高血压眼底改变，年龄多见于中老年，尿蛋白含量多 <1.5 g/d，肾脏早期可正常或增大，肾功能减退后则缩小。肾活检可以明确区分慢性肾炎高血压型与高血压性肾损害。本案系慢性肾炎高血压型，证系阴虚阳亢，络阻水停。开始经中西药结合降压，经 6 周随证调治，血压逐渐正常稳定，眩晕控制，耳鸣、水肿等症好转。此乃肝阳平复，水湿渐去。治疗改以滋补肾阴，化瘀通络，利水消肿为法，经 6 个月的辨证调治，血压正常稳定，蛋白尿明显减少，水肿等症消退。

【验方集锦】

慢肾燥清汤

组成：炒苍术 15 g　黄柏 12 g　苦参 10 g　紫苏叶 15 g　土茯苓 30 g　石韦 20 g　玉米须 30 g　甘草 6 g

用法：凉水浸泡 1 小时，连续煎煮 2 次，第一煎大火煮沸后小火煎 30 分钟，第二煎煮沸后小火煎 25 分钟，合并 2 次滤液 300～400 毫升，分 2 次温服（早晚饭后 1～2 小时服用），每日 1 剂。

功效：燥湿清热，解毒利水。

主治：慢性肾小球肾炎。证系湿热内蕴，肾失封藏。临床表现为小便短少，下肢水肿，腰膝酸困，身体困重，皮肤疮疡，纳呆胸闷，尿常规检查有蛋白尿、血尿，舌质红，苔白腻或黄腻，脉濡数。

方解："慢肾燥清汤"是通过燥湿清热，解毒利水作用，治疗慢性肾小球肾炎湿热证的方剂。慢性肾小球肾炎湿热证的发生，大多是感受外邪，伤及于肾，导致肾主水功能失常，以致水湿停留。水湿之邪久留机体，郁而化热、化毒，致使湿热毒壅滞于三焦。湿滞中焦，困阻脾土，脾运失常，又会加重水湿停留，形成恶性循环。肾受湿热毒邪熏灼，失其封藏之职，则出现蛋白尿。治疗宜燥湿清热，解毒利水，使邪祛则正安。方用炒苍术为君药，以燥湿健脾，祛风利尿。中药药理研究：苍术有调整肠胃运动功能、抑菌、降血糖、抗缺氧、促进骨骼钙化等作用。用黄柏、苦参为臣药，以清热燥湿，解毒利尿。中药药理研究：黄柏、苦参有抗菌、抗毒、抗炎、抗过敏、降血压、降血糖，以及利尿、抗痛风等作用。用紫苏叶、土茯苓、石韦、玉米须为佐药。其中紫苏叶辛温发散，行气宽中；土茯苓、石韦、玉米须清化下焦水湿，解毒利水。中药药理研究：紫苏叶有解热、抑菌、促进肠蠕动，以及抗肾小

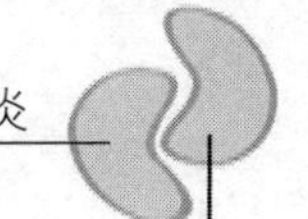

球膜细胞增殖等作用;土茯苓有利尿、细胞免疫抑制、解毒、抗血栓,以及保护心血管等作用;石韦有抗菌、抗病毒、降血压、降血糖、抗泌尿系感染、抗泌尿系结石等作用;玉米须有利尿、降血压、利胆、降血糖、降血脂、缓解肾炎蛋白尿等作用。用甘草为使,益气补中,清热解毒,调和药性。中药药理研究:甘草有肾上腺皮质激素样作用,能调节机体免疫功能、抗菌、抗病毒、抗炎、抗变态反应、镇咳、祛痰、抗组织纤维化等。诸药配伍,集燥湿、化湿、利湿于一体,共奏燥湿清热,解毒利水之功效。

慢肾化利汤

组成:益母草 30 g　泽兰 10 g　地龙 20 g　当归 10 g　穿山龙 30 g　仙鹤草 20 g　炙甘草 10 g

用法:同“慢肾燥清汤”。

功效:活血化瘀,利水消肿。

主治:慢性肾小球肾炎。证系瘀血阻络,血瘀水停。临床表现为蛋白尿日久,肢体浮肿,下肢明显,皮肤瘀斑,或肌肤甲错,皮肤瘙痒,手足发麻,尿常规检查有蛋白尿、血尿,舌暗红或有瘀点瘀斑,舌底络脉瘀暗,舌苔白,脉沉弦细。

方解:“慢肾化利汤”是通过活血化瘀,利水消肿作用,治疗慢性肾小球肾炎瘀血证的方剂。慢性肾小球肾炎瘀血证的临床特点是病程长,多为缓慢进行性。由于血水同源,久病入络、水病及血、血瘀水停。瘀血阻络是慢性肾小球肾炎常见的病理因素之一,活血化瘀是慢性肾小球肾炎常用的治法之一。本方重用益母草为君药,以活血化瘀,利尿解毒。中药药理研究:益母草有改善血液流变学、抗血栓形成、利尿、防治急性肾小管坏死,以及改善肾功能等作用。用地龙、泽兰为臣药,以助益母草活血通络,利尿消肿。中药药理研究:地龙有抗血栓、降血压、增强免疫功能等作用;泽兰有改善微循环障碍、改善血液流变、降低血液黏度、降低纤维蛋白原含量、利

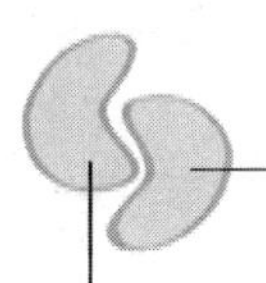

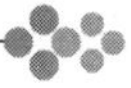

尿等作用。用当归、穿山龙、仙鹤草为佐药。其中当归补血活血，润肠通便；穿山龙活血通络，祛风除湿；为防止活血化瘀药使用较多，化瘀太过，可能引起出血的副作用，故佐以仙鹤草收敛止血。中药药理研究：当归有促进造血功能、抗血栓形成、降血脂、增强免疫功能等作用；穿山龙有抗凝、利尿、降低血清胆固醇、降尿酸、抑菌等作用；仙鹤草有止血、降血压、降血糖、增强免疫功能，以及抑菌抗炎、抗病毒等作用。用炙甘草为使，益气和中，调和诸药，甘草的中药药理研究参见“慢肾燥清汤”。诸药配伍，活中有止，通中有补，共奏活血化瘀，利水消肿之功效。

慢肾补固汤

组成：菟丝子 20 g　金樱子 20 g　山萸肉 10 g　芡实 30 g　覆盆子 20 g　沙苑子 20 g　生晒参 12 g　怀山药 20 g　黄柏 10 g　炙甘草 6 g

用法：同“慢肾燥清汤”。

功效：补肾益精，固肾封藏。

主治：慢性肾小球肾炎。证系肾虚不固。临床表现为尿蛋白持续不消，下肢轻度指陷性水肿，腰膝酸困，眩晕耳鸣，肢体乏力，或见遗精、夜尿多，排尿无力，尿后余沥。尿常规检查有蛋白尿、血尿，舌淡嫩、体胖、边有齿痕，苔白润，脉细弱或沉细。

方解：“慢肾补固汤”是通过补肾益精，固肾封藏，治疗慢性肾小球肾炎肾虚证的方剂。慢性肾小球肾炎肾虚证，肾虚为本，本虚标实。肾主水，肾虚则蒸腾气化失常，不能正常输布和排泄机体水液，则发生尿少，水肿，夜尿多，排尿无力，尿后余沥。肾又主蛰，封藏之本，受五脏六腑之精而藏之，肾气充则精气内守；反之，肾气虚则失于固摄，封藏失司，精微外漏，蛋白、红细胞等精微物质失守而漏出，则见蛋白尿、血尿。治疗宜补肾固摄。方用菟丝子补肾益精；金樱子固肾涩精，共为君药。中药药理研究：菟丝子有增强机体免疫功能、促进造血功能、降低胆固醇、软化血管、延缓衰老等

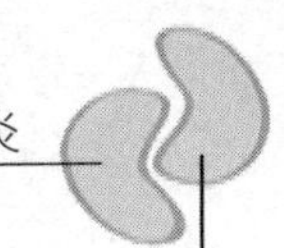

作用;金樱子有收敛、抗菌、抗衰老、抗病毒、降血脂、降血糖、抗炎、抗氧化等作用。用山萸肉、芡实、覆盆子、沙苑子共为臣药,以协助君药补肾益精,固肾涩精。中药药理研究:山萸肉有降血糖、抗衰老、抗炎、调节免疫功能、抑制血小板聚集等作用;芡实有抗氧化、抗衰老、抗疲劳等作用;覆盆子有抗衰老、益智等作用;沙苑子有提高机体免疫功能、降血脂、改善血液流变学指标、抑制血小板凝集、抗炎等作用。用生晒参、怀山药、黄柏为佐药。其中生晒参、怀山药补肾气,恢复肾气功能;黄柏清热燥湿,坚固肾精。中药药理研究:生晒参有升高白细胞、增强机体免疫功能、健脑益智、降血糖、降血脂、降血压、增强造血功能等作用;山药有增强机体免疫功能、抗衰老、抗氧化、降血糖、降血脂、消除蛋白尿等作用;黄柏有抗病原体、抗毒素、抗炎、解热、降血压等作用。用炙甘草益气和中,调和诸药为使药。甘草的中药药理研究参见“慢肾燥清汤”。诸药配伍,补中有固,温中有清,共奏补肾益精,固肾封藏之功效。

三、无症状性血尿和/或蛋白尿

【概要】无症状性血尿和/或蛋白尿又称隐匿性肾小球肾炎，系指无水肿、高血压及肾功能损害，而仅表现为肾小球源性血尿和/或蛋白尿的一组肾小球疾病。其起病隐匿，临床表现仅有尿常规检查异常，以有轻度蛋白尿为主，或以间断性镜下血尿为主，或兼有蛋白尿及镜下血尿。由于几乎无症状，所以被称为隐匿性。由于有蛋白尿和/或血尿，所以称为肾小球肾炎。本病多因健康体检或因其他原因就医被发现。常可长期迁延，大多数患者的肾功能可以长期维持正常，少数患者可表现为自动痊愈或尿蛋白渐多，出现高血压和肾功能减退，从而转成慢性肾小球肾炎。

【诊断要点】无症状性血尿和/或蛋白尿的诊断：无急、慢性肾小球肾炎病史和其他肾脏病病史；无水肿、高血压及肾功能损害，仅表现为肾小球源性血尿和/或蛋白尿。对单纯性血尿，需做红细胞形态检查和/或尿红细胞容积分布曲线测定，以鉴别血尿来源；对无症状蛋白尿，需做尿蛋白定量和尿蛋白电泳以区分蛋白尿性质，只有确定为肾小球性蛋白尿，且患者无水肿、高血压及肾功能减退时，才能考虑本病诊断。若病程中出现水肿或高血压，应归属慢性肾小球肾炎，必要时可做肾活检明确诊断。

【辨治要点】无症状性血尿和/或蛋白尿起病隐匿，临床症状较少，一般无水肿、高血压等表现，辨证时主要依据体质、舌象、脉象等进行分析。由于本病隐匿，病程也往往绵长，所以病证也多是虚实交错，虚中挟实。临

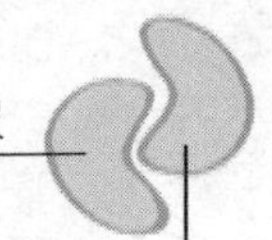

床应分析虚、实孰轻孰重，选择恰当的治疗方法。若病情以邪实为主，治疗以祛邪为主，兼以扶正。祛邪常用清利湿热、分清泄浊、清热解毒、化瘀通络、凉血止血等法；若病情以正虚为主，治疗当以扶正为主，兼以祛邪。扶正常用益气健脾、升发清阳、益气养阴、凉血止血、补益脾肾、固肾涩精等法。

【验案选编】

肾虚风热案

孙某某，男，30岁。2011年8月11日初诊。

主诉：反复感冒1年余。

患者5年前体检时发现蛋白尿。到河南省某医院就诊，诊断为隐匿性肾小球肾炎，经用肾炎四味片等药治疗，病情时好时差。来诊时，鼻塞流黄涕，咳嗽痰少，口干，咽喉隐痛不舒，肢体乏力，腰部酸痛，舌淡红，苔薄黄，脉浮细。查肝、肾功能未见异常。尿常规检查：蛋白+。西医诊断：①上呼吸道感染；②隐匿性肾小球肾炎。中医诊断：①感冒；②腰痛。中医辨证：肾虚风热。中医病机：素体肺肾虚弱，卫表不固，复感风热，肺气不宣，毒热内蕴，腰失所养。治法：疏风清热，宣肺止咳。

处方：桑叶 15 g　杏仁 10 g　浙贝母 10 g　淡豆豉 10 g
　　　金银花 12 g　连翘 12 g　牛蒡子 15 g　荆芥 10 g
　　　薄荷 6 g　芦根 15 g　桔梗 10 g　甘草 6 g

用法：同慢性肾小球肾炎阴虚湿热毒瘀案初诊处方用法。

2011年8月18日复诊:上方服用6剂,鼻塞、咳嗽、咽痛等症状基本消失,尚有肢体乏力、咳嗽。尿常规检查:蛋白+。治以益气固表,补益气阴,清热解毒为法。方用自拟隐匿益肾利湿解毒汤加减。

处方:黄芪30 g　炒白术10 g　防风10 g　熟地黄15 g
山萸肉10 g　怀山药15 g　泽泻6 g　玉米须30 g
牡丹皮10 g　云茯苓10 g　金银花12 g　连翘12 g
土茯苓30 g　甘草6 g

用法:同慢性肾小球肾炎阴虚湿热毒瘀案初诊处方用法。

2012年3月23日复诊:上方随证加减服用7个多月,近3个月未再感冒,自觉体质增强,精力充沛,无任何不适。尿常规检查未见异常。

按语:隐匿性肾炎多见于青少年,发病年龄大多在10~30岁。其病程长,可迁延数十年,肾功能可长期不受损害。中医认为:隐匿性肾炎的发生,多由于禀赋薄弱,正气亏虚,因外感、劳累,以及情志所伤而诱发。本案虚实夹杂,表里同病。因素体肺肾虚弱,卫表不固,复感风热,肺气不宣,毒热内蕴,腰失所养所致。先以疏风清热,宣肺止咳治其表,治其实。经调治一周,患者鼻塞、咳嗽、咽痛等症状基本消除,尚有肢体乏力,咳嗽。此乃卫表邪退,正气虚弱,继以益气固表,补益气阴治其里,治其虚,兼以清热解毒治其里,治其实。经过7个多月的辨证调治,患者正气恢复,体质增强,毒热清解,尿蛋白转阴,收到了较好的疗效。

肾虚湿毒案

黄某某,女,42岁。2014年6月24日初诊。

主诉:心悸不舒1月余。

患者7年前体检时发现蛋白尿,自感身体无明显不适,未予重视。近段因心悸不舒来诊。来诊时,心悸,气短,肢体乏力,容易感冒,口干,偶有头晕,小便黄混,舌淡红,苔薄黄腻,脉弦滑尺弱。心电图检查未见异常。尿常规检查:潜血+,蛋白+,红细胞13个/HP。西医诊断:隐匿性肾小球肾炎。中医诊断:①心悸;②尿浊。中医辨证:肾虚湿毒。中医病机:素体心肾虚弱,心神失养,过食辛辣厚味,湿热内生,日久化毒,湿毒下注膀胱,清浊不分。治法:清利湿热,解毒凉血,滋养心肾。方用自拟隐匿滋肾清热解毒汤加减。

处方:生地黄10 g　玄参15 g　麦冬10 g　女贞子10 g
旱莲草20 g　萆薢15 g　车前草20 g　黄柏10 g
焦栀子10 g　金银花12 g　连翘15 g　蒲公英20 g
荷叶15 g　牡丹皮10 g　土茯苓30 g　甘草10 g

用法:同慢性肾小球肾炎阴虚湿热毒瘀案初诊处方用法。

2014年8月19日复诊:上方随证加减服用7周,口干、小便黄浊等症明显好转,舌淡红,苔薄白,脉细。尿常规检查:潜血+,红细胞7个/HP。但还时常感冒。治以补益气血,养阴固表,祛风除湿为法。方用薯蓣丸加减。

处方:怀山药30 g　人参10 g　炒白术10 g　云茯苓15 g
当归10 g　炒白芍15 g　川芎10 g　熟地15 g
麦冬10 g　柴胡10 g　桔梗10 g　防风10 g
女贞子10 g　旱莲草20 g　炙甘草6 g

用法:同慢性肾小球肾炎阴虚湿热毒瘀案初诊处方用法。

2014年12月30日复诊:上方随证加减服用4个多月,心悸、气短等症消失,自觉抵抗力增强,感冒次数明显减少。尿常规检查未见异常。

按语:本案证系肾虚湿毒。因素体心肾虚弱,心神失养,过食辛辣厚味，湿热内生，日久化毒，湿毒下注膀胱，清浊不分所致。其病理特点为虚实错杂，虚中挟实。虚是心肾虚弱，气血不足；实是湿热毒蕴。治疗用清利湿热，解毒凉血法以祛邪为主，兼用滋养心肾法以扶正。经随证调治 7 周，口干、小便黄浊等症明显好转，但仍时常感冒。此乃湿热毒邪已去，正气虚弱尚存。治疗改用补益气血、养阴固表法以扶正为主，兼用祛风除湿法以祛邪为次。经过 4 个多月的辨证调治，正气渐渐恢复，尿常规检查也逐渐正常。

【验方集锦】

隐匿益肾利湿解毒汤

组成：黄芪 30 g　熟地黄 15 g　山萸肉 10 g　怀山药 20 g　泽泻 10 g　玉米须 30 g　土茯苓 30 g　甘草 6 g

用法：同"慢肾燥清汤"。

功效：补益气阴，益肾固摄，利湿解毒。

主治：隐匿性肾小球肾炎。证系肾虚不固，湿毒内蕴。临床表现为肢体乏力，容易感冒，腰膝酸困，咽干而痛，口干尿黄，尿常规检查有蛋白尿、血尿，舌淡红，苔薄白腻或薄黄腻，脉细尺弱。

方解："隐匿益肾利湿解毒汤"是通过补益气阴，益肾固摄，利湿解毒作用，治疗隐匿性肾小球肾炎的方剂。隐匿性肾小球肾炎多数无水肿等肾炎的典型症状，发现本病多是健康体检，或因容易感冒、反复咽喉感染等就医时检查发现。但究其原因，隐匿性肾小球肾炎多因体质素弱，正气不足，又外感、劳累，以及情志所伤而诱发。因此证候多为虚实夹杂，且正虚不甚，邪实亦轻。临床治疗多以扶正为主，兼以祛邪。方用黄芪补气，熟地黄

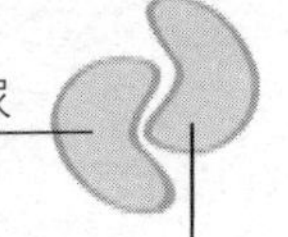

养阴,二药以补益气阴,为君药。中药药理研究:黄芪有升高低血糖、降低高血糖、消除实验性肾炎蛋白尿、增强机体免疫功能、清除自由基、强心、降血压、降低血脂、降低血小板黏附力、减少血栓形成、增强造血功能、延缓衰老等作用;熟地黄有对抗连续服用激素后血浆皮质酮浓度的下降,促进肾上腺皮质激素合成,并防止肾上腺皮质萎缩、强心、利尿、降血糖等作用。用山萸肉补益肝肾,收敛固涩;炒山药补脾胃,益肺肾。二药协助君药补益气阴,兼以补肾固摄,为臣药。中药药理研究:山萸肉有降血糖、抗衰老、抗炎、调节免疫、抑制血小板聚集等作用;山药有增强机体免疫功能、抗衰老、抗氧化、降血糖、降血脂、消除蛋白尿等作用。用泽泻利水渗湿,玉米须利湿消肿,土茯苓解毒祛湿,以治疗湿毒内蕴邪实之证,共为佐药。中药药理研究:泽泻有利尿、抗肾结石、抗炎、降血脂、抗动脉粥样硬化、抗脂肪肝、抗血小板聚集、抗血栓、降血压等作用;玉米须有利尿、降血压、降血糖、降血脂、缓解肾炎蛋白尿等作用;土茯苓有利尿、细胞免疫抑制、解毒、抗血栓等作用。用甘草益气补中,清热解毒,调和药性为使药。甘草的中药药理研究参见"慢肾燥清汤"。诸药配伍,补中有固,补中有泻,共奏补益气阴,补肾固摄,利湿解毒之功。

隐匿滋肾清热解毒汤

组成:生地黄 15 g　女贞子 10 g　旱莲草 20 g　萆薢 15 g　黄柏 12 g　土茯苓 30 g　蒲公英 30 g　甘草 6 g

用法:同"慢肾燥清汤"。

功效:滋养肾阴,清热利湿,清热解毒。

主治:隐匿性肾小球肾炎。证系肾阴虚弱,湿热毒蕴。临床表现为腰部酸困,眩晕耳鸣,五心烦热,小便短赤,尿有热感,或小便混浊,口干口黏,尿常规检查有血尿、蛋白尿,舌红,苔薄黄腻,脉细数。

方解:"隐匿滋肾清热解毒汤"是通过滋养肾阴,清热利湿,清热解毒

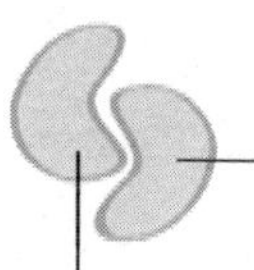

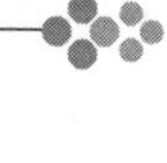

作用,治疗隐匿性肾小球肾炎的方剂。隐匿性肾小球肾炎是我国肾病中常见的一组肾小球疾病,又称无症状性血尿和/或蛋白尿,因症状隐匿,进展缓慢,多数患者的肾功能可长期不受损害。本方证的成因多为素体肾阴虚弱,湿热内生,或日久化毒所致,所以治疗宜滋养肾阴,清热利湿,清热解毒。方用生地黄清热凉血,养阴生津为君药。中药药理研究:生地黄有利尿、降低血糖、止血等作用。用女贞子、旱莲草滋养肾阴,凉血止血,为臣药。中药药理研究:女贞子有升高白细胞、增强机体免疫功能、降血糖、增强造血功能、利尿等作用;旱莲草有抑菌、增强机体免疫功能、抗炎、止血、抗氧化、抗衰老等作用。本着"阳虚宜升,阴虚宜降"的治疗原则,遴选作用偏于下焦的萆薢、黄柏、土茯苓、蒲公英,以清利湿热,清热解毒,为佐药。中药药理研究:萆薢有抗动脉粥样硬化、扩张末梢血管、降低血压、抗菌消炎、提高免疫、降尿酸、抗痛风等作用;黄柏有抗病原体、抗病毒、抗炎、解热、降压、抗溃疡等作用;土茯苓有利尿、细胞免疫抑制、解毒、抗血栓等作用;蒲公英有抗病原体、抗病毒、抗溃疡等作用。用甘草益气补中,清热解毒,调和药性为使药。甘草的中药药理研究参见"慢肾燥清汤"。诸药配伍,共奏滋养肾阴,清热利湿,清热解毒之功效。

四、肾病综合征

【概要】肾病综合征(NS)是一组由多种原因引起的临床症候群,可分为原发性肾病综合征和继发性肾病综合征两大类。原发性肾病综合征是指由原发性肾小球疾病所引起者,其主要病理类型有微小病变型肾病、局灶阶段性肾小球硬化、膜性肾病、系膜增生性肾小球肾炎及系膜毛细血管性肾小球肾炎;继发性肾病综合征是指继发于全身疾病引起的肾小球疾病,其原因较多,常见如系统性红斑狼疮肾炎、过敏性紫癜肾炎、乙型肝炎病毒相关性肾炎、糖尿病肾病、骨髓瘤性肾病、肾淀粉样变性、淋巴瘤或实体肿瘤性肾病等,均可引起继发性肾病综合征。

【诊断要点】肾病综合征的临床诊断:①尿蛋白大于3.5 g/d;②血浆白蛋白低于30 g/L;③水肿;④血脂升高。其中①、②项为诊断所必需的。肾病综合征的临床诊断不困难,依据其典型的临床症状和体征,结合实验室有关检测,即可明确诊断。但是,肾病综合征不是一个独立的疾病,而是一组由多种原因引起的临床症候群,所以要做肾病综合征的病因诊断。肾病综合征的病因分原发性和继发性两类,确诊是原发性的,还是继发性的,最好能进行肾活检,做出病理诊断。

【辨治要点】肾病综合征的中医辨治:未用激素治疗和联合激素治疗中医辨治方法有别。未用激素治疗者,在水肿明显时,病情多以邪实为主,治疗以治标为主,或兼以治本。治标常用宣肺利水、利水化湿、化气行

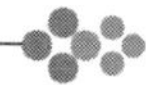

水、温阳利水、活血利水等法。在水肿消退后，多以蛋白尿为主症，病情多虚实夹杂、本虚标实，治疗常用补益气阴、健脾补肾、温补脾肾、益肾固精、活血化瘀、清化湿热、解毒通络等法。联合激素治疗者，一般分三期论治。大剂量激素治疗期：临床多以毒热内盛、湿热内蕴和肝肾阴虚为主证，治疗宜清热解毒、清化湿热和滋阴降火；激素减量期：临床多以气阴虚弱和湿热毒蕴等为主证，治疗宜补益气阴、清化湿热、解毒通络；激素维持量期：临床多以阳气虚弱或肾虚不固或络脉瘀阻为主证，治疗宜补益阳气、补肾摄精、活血通络。

【验案选编】

湿热毒瘀案

严某某，男，27 岁。2013 年 10 月 8 日初诊。

主诉：水肿 20 余天。

患者 20 天前发现肢体浮肿，到当地市医院诊治，诊断为肾病综合征，给予醋酸泼尼松等药物治疗。来诊时，服用醋酸泼尼松片已 3 周，每天 60 mg，晨起顿服。患者面现满月脸，面红自汗，痤疮满面，眼睑、肢体浮肿，口干口苦，小便短黄，舌红、苔黄腻，舌底络脉瘀暗，脉滑数。血生化检查：总胆固醇 8.6 mmol/L，三酰甘油 3.9 mmol/L，总蛋白 48.1 g/L，白蛋白 20.6 g/L。尿常规检查：蛋白 + + +。24 小时尿蛋白定量：3.84 g。西医诊断：肾病综合征。中医诊断：水肿。中医辨证：湿热毒瘀。中医病机：阳盛体质，激素冲击，湿热毒壅，阻于肌肤经脉，热盛伤阴，血行瘀滞，水液停聚。治法：清热解毒，清利湿热，化瘀通络。方用自拟肾综激冲汤加减。

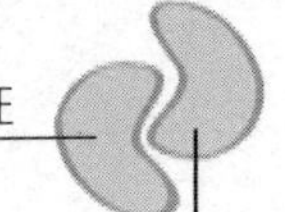

处方:土茯苓30 g　鱼腥草30 g　白花蛇舌草30 g　石韦20 g
　　　萆薢20 g　生地黄15 g　知母10 g　焦栀子10 g
　　　泽泻10 g　当归10 g　赤芍15 g　泽兰10 g
　　　络石藤20 g　甘草6 g

用法:同慢性肾小球肾炎阴虚湿热毒瘀案初诊处方用法。

2013年10月22日复诊:上方加减服用2周,痤疮、肢体浮肿明显好转,舌红,苔薄黄腻,舌底络脉瘀暗,脉数。血生化检查:总胆固醇7.1 mmol/L,三酰甘油2.9 mmol/L,总蛋白51.5 g/L,白蛋白26.7 g/L。尿常规检查:蛋白+。24小时尿蛋白定量:1.63g。继以清热解毒,清利湿热,滋阴化瘀治之。

处方:土茯苓30 g　鱼腥草30 g　白花蛇舌草30 g　石韦20 g
　　　萆薢20 g　生地黄15 g　知母10 g　芦根20 g
　　　焦栀子10 g　泽泻10 g　赤芍15 g　水蛭10 g
　　　穿山龙30 g　甘草6 g

用法:同慢性肾小球肾炎阴虚湿热毒瘀案初诊处方用法。

2013年12月24日复诊:上方随证加减服用2个月,尿常规检查尿蛋白转阴。24小时尿蛋白定量:0.19g。醋酸泼尼松服用8周开始撤减,按每周5 mg减量,减至第6周,服用30 mg,开始连服1个月后再减,按每周2.5 mg减量,水肿、口干口苦等症消退;但面部仍有稀疏痤疮,自汗,肢体困乏,舌淡红,苔薄黄腻,舌底络脉瘀暗,脉细数。尿常规等检查均未见异常。继以补益气阴,清利湿热,化瘀通络治之,以扶正固本,兼清余邪。方用自拟肾综激减汤加减。

处方:黄芪30 g　熟地黄15 g　生晒参10 g　女贞子10 g
　　　旱莲草20 g　穿山龙30 g　水蛭10 g　泽泻10 g

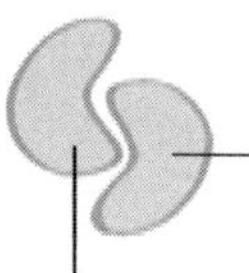

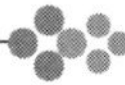

黄柏 10 g　石韦 15 g　玉米须 30 g　炙甘草 6 g

用法：同慢性肾小球肾炎阴虚湿热毒瘀案初诊处方用法。

2014 年 3 月 18 日复诊：经近 3 个月的辨证调治，泼尼松减至 10 mg。痤疮已愈、自汗控制，舌淡红，苔薄白，舌底络脉稍瘀暗，脉细。尿常规等检查均未见异常。继以补肾固精，化瘀通络。方用自拟肾综激维汤加减。

处方：黄芪 30 g　菟丝子 20 g　山萸肉 10 g　桑螵蛸 10 g

芡实 30 g　金樱子 20 g　地龙 20 g　蜈蚣 2 条（去头足）

黄柏 10 g　砂仁 10 g（后下）　玉米须 30 g　炙甘草 6 g

用法：凉水浸泡 1 小时，连续煎煮 2 次，第一煎煮沸后小火煎 30 分钟，煎至 25 分钟加后下药，第二煎煮沸后小火煎 25 分钟，合并 2 次滤液 300 ~ 400mL，分 2 次温服（早晚饭后 1 ~ 2 小时服用），每 2 日 1 剂，每晚饭后 1 ~ 2 小时服用。

2014 年 8 月 19 日复诊：上方随证加减服用共 5 个月，停服醋酸泼尼松。患者无明显不适，舌淡红，苔薄白，脉缓有力。尿常规等实验室检查均无异常。为巩固疗效，防止复发，继续随证加减服用肾综激维汤 3 个月，自感一切正常。多次尿常规等检查也正常。后随访半年身体状况良好。

按语：肾病综合征是一组多种原因引起的临床症候群。它不是一个独立的疾病，而是许多疾病发病过程中损伤了肾小球毛细血管滤过膜的通透性而发生的以大量蛋白尿为特征的一个症候群。根据其临床表现，本病可归属于中医“水肿”“尿浊”“腰痛”等范畴。本案属中医联合激素治疗的案例。患者开始在激素冲击阶段，表现以湿热毒壅，血瘀水阻为主，因阳盛体质，激素冲击，湿热毒壅，阻于肌肤经脉，热盛伤阴，血行瘀滞，水液停聚所致。治疗以清热解毒，清利湿热，化瘀通络为法则。治疗 2 周后，痤疮、肢体浮肿明显好转，但仍有舌底络脉瘀暗等症，此乃湿热毒渐去，阴虚瘀血明显。继以清热解毒，清利湿热，滋阴化瘀治之。经随证调治 2 个月，患者水

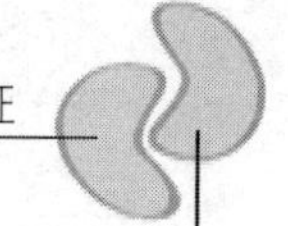

肿、口干口苦等症消退，但仍有自汗、肢体困乏等症。此乃湿热毒消退，气阴虚弱、瘀血阻络仍存。继以补益气阴，清利湿热，化瘀通络治之。经近3个月的辨证调治，仍有舌底络脉瘀暗之象，继以补肾固精，化瘀通络治之，以巩固疗效，预防复发。又经5个月的巩固治疗，停服醋酸泼尼松，患者无明显不适，尿常规等实验室检查均无异常。停药后随访半年，患者身体状况良好，一切正常。

阳虚水泛案

李某某，男，33岁。2010年6月4日初诊。

主诉：水肿一年半，加重半个月。

患者2008年12月突发水肿，在当地医院住院治疗，诊断为肾病综合征，经用醋酸泼尼松冲击治疗，病情得到控制。2010年2月停服醋酸泼尼松。2010年4月疾病复发，水肿逐渐加重，2010年5月3日又开始服用醋酸泼尼松，每天60 mg，清晨顿服，冲击治疗。来诊时，已服用醋酸泼尼松31天，仍全身水肿，腹水大量，小便量少，肢体困乏，食欲差，时有恶心呕吐，腹胀，舌淡红体胖、边有齿痕，苔薄白腻，舌底络脉瘀暗，脉沉。血生化检查：总胆固醇7 mmol/L，三酰甘油2.6 mmol/L，总蛋白49.4 g/L，白蛋白2.15 g/L。尿常规检查：蛋白+++，红细胞+。B超检查：腹水大量，双肾轻度弥漫性损伤。西医诊断：肾病综合征。中医诊断：水肿。中医辨证：阳虚水泛。中医病机：脾肾阳虚，阳不化阴，水湿泛滥，湿浊中阻。治法：温阳化气，利水消肿，和胃化浊。方选实脾饮加减。

处方：淡附子15 g(先煎)　党参15 g　炒白术15 g　云茯苓30 g

猪苓15 g　泽泻12 g　桂枝10 g　姜半夏10 g

姜厚朴10 g　陈皮10 g　砂仁10 g(后下)　紫苏叶15 g

大腹皮20 g　玉米须30 g　冬瓜皮30 g

用法:凉水加入淡附子煎1小时。其余药(除后下药外),凉水浸泡1小时,煮沸后加入淡附子及煎液,连续煎煮2次,每次煮沸后小火煎30分钟,第一煎煎至25分钟加后下药,合并2次滤液300~400毫升,分2次温服(早晚饭后1~2小时服用),每日1剂。

2010年6月18日复诊:上方随证加减服用2周。醋酸泼尼松正常服用,水肿消退,恶心呕吐控制,食欲大增,口干,面部、背部粉刺减退。舌淡红体胖、边有齿痕,苔薄黄少津,舌底络脉瘀暗,脉细。尿常规检查:蛋白++。治法改用滋阴清热,活血化瘀。方用自拟肾综激耐汤加减(醋酸泼尼松按常规减量方法撤减)。

处方:熟地黄15 g　山茱肉10 g　怀山药20 g　牡丹皮10 g
云茯苓15 g　泽泻10 g　黄柏10 g　知母10 g
肉桂6 g　水蛭10 g　地龙20 g　玉米须30 g
蒲公英20 g　穿山龙30 g　甘草10 g
用法:同慢性肾小球肾炎阴虚湿热毒瘀案初诊处方用法。

2010年7月9日复诊:上方随证加减服用3周。口干好转,但粉刺较多,食辣椒后咽痛不舒,舌质红,苔薄黄,脉细数。尿常规检查未见异常。查肝功能、血脂等均在正常范围。治法:滋阴降火,清热解毒,兼化瘀通络。

处方:生地黄15 g　炙龟板15 g　黄柏10 g　知母10 g
炒黄芩10 g　炒黄连6 g　桔梗10 g　玄参15 g
连翘15 g　板蓝根20 g　牛蒡子10 g　蝉蜕10 g
僵蚕10 g　水蛭10 g　地龙20 g　甘草6 g
用法:同慢性肾小球肾炎阴虚湿热毒瘀案初诊处方用法。

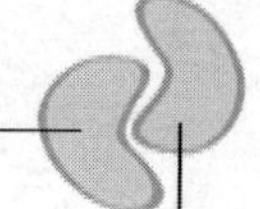

2010年8月6日复诊：上方随证加减服用4周。粉刺消退，咽痛消失，舌质淡红，苔薄白，脉细。多次尿常规检查未见异常。治法：滋补肾阴，化瘀解毒。

处方：生地黄15 g　山萸肉10 g　怀山药15 g　牡丹皮10 g
云茯苓10 g　泽泻10 g　金银花15 g　连翘15 g
蒲公英30 g　菊花10 g　地丁20 g　赤芍15 g
地龙20 g　六月雪15 g　甘草6 g

用法：同慢性肾小球肾炎阴虚湿热毒瘀案初诊处方用法。

2011年8月19日复诊：上方随证加减服用1年余，醋酸泼尼松减至10 mg/d。自述服用醋酸泼尼松联合中药治疗使肥胖、痤疮减轻。尿常规检查未见异常。改以补肾固精，清化湿热，化瘀通络治之。方用自拟肾综激维汤加减。

处方：熟地黄15 g　山萸肉10 g　菟丝子20 g　芡实30 g
金樱子20 g　桑螵蛸10 g　黄柏10 g　焦栀子10 g
玉米须30 g　砂仁10 g（后下）　赤芍15 g　地龙20 g
蜈蚣2条（去头足）　炙甘草10 g

用法：凉水浸泡1小时，连续煎煮2次，第一煎大火煮沸后小火煎30分钟，煎至25分钟加后下药，第二煎煮沸后小火煎25分钟，合并2次滤液300～400毫升，分2次温服（早晚饭后1～2小时服用），每日1剂。

2012年12月21日复诊：上方随证加减服用1年，停服醋酸泼尼松。尿常规检查未见异常。继以调补气阴，固肾摄精，清化湿热法巩固调治4个月，身体康复，尿常规等检查均正常。停服中药。随访1年，未见复发，一切安好。

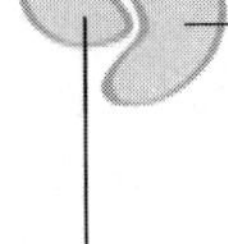

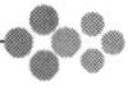

按语:本案肾病综合征第1次用醋酸泼尼松治愈后,停服2个月,疾病复发。第2次用醋酸泼尼松冲击治疗31天,未见明显效果,联合中医辨证调治。患者开始虽经醋酸泼尼松冲击治疗1个月,仍系脾肾阳虚,阳不化阴,水湿泛滥,湿浊中阻,故表现出全身水肿,腹水大量,食少呕恶。治疗先以温阳化气,利水消肿,和胃化浊调治。2周后阳气虚弱逐渐恢复,湿浊中阻消退,阴虚药毒产生,瘀血显露。故改用滋阴降火,活血化瘀,清热解毒法治疗。经3周的随证调治,患者仍有阴虚火旺,药毒内盛的证候,治法改为滋阴降火,清热解毒,兼化瘀通络。经4周的随证调治,患者火热消退,但阴虚络阻仍存,治法改为滋补肾阴,化瘀解毒。后经1年的随证调治,患者诸症消退,实验室检查指标正常,自述服用醋酸泼尼松造成的肥胖、痤疮比第1次明显减轻。为巩固疗效,预防复发,改以补肾固精,清化湿热,化瘀通络治之。又辨证治疗1年,停服醋酸泼尼松,改以调补气阴,固肾摄精,清化湿热法巩固调治4个月,安全撤去激素,随访1年,一切安好。

气阴虚湿瘀案

索某某,男,10岁。2012年8月14日初诊。

主诉:肢体浮肿4年余。

患儿2008年因眼睑浮肿到当地县医院就诊,诊断为肾病综合征。服用醋酸泼尼松治疗2年,蛋白尿控制。1个月后病情反复,又用醋酸泼尼松冲击治疗12周,疗效不明显。医生建议用环磷酰胺治疗,家长因副作用大而拒绝。后逐渐停用醋酸泼尼松,并对症治疗1年多,效果不佳。来诊时,患儿眼睑浮肿,下肢轻度浮肿,肢体困乏,食欲不振。舌淡红、体胖,苔薄白,舌底络脉迂曲,脉细数。血生化检查:血清总蛋白47.3 g/L,血清白蛋白24 g/L,总胆固醇8.44 mmol/L,三酰甘油4.39 mmol/L,高密度脂蛋白胆固醇1.63 mmol/L,低密度脂蛋白胆固醇4.99 mmol/L。尿常规检查:蛋白+++。西医诊断:肾病综合征。中医诊断:水肿。中医辨证:气阴虚

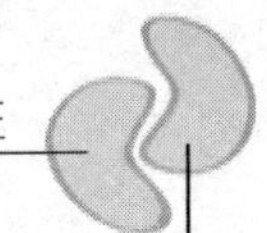

弱，水湿瘀阻。中医病机：脾肾气阴虚弱，失其运化水湿、主水之职，水湿停留，气虚血瘀。治法：利水消肿，补气健脾。方用五苓散合异功散加减。

处方：党参 10 g　炒白术 10 g　云茯苓 15 g　陈皮 6 g
桂枝 6 g　猪苓 10 g　泽泻 6 g　玉米须 20 g
冬瓜皮 20 g　车前子 20 g

用法：同慢性肾小球肾炎阴虚湿热毒瘀案初诊处方用法。

2012 年 9 月 11 日复诊：上方随证加减服用 4 周，水肿明显减轻，饮食增多，体力好转，舌淡红、体胖，苔薄白，舌底络脉迂曲，脉细。尿常规检查：蛋白 +。血生化检查：血清总蛋白 56.8 g/L，血清白蛋白 35.6 g/L，总胆固醇 6.23 mmol/L，三酰甘油 2.87 mmol/L，高密度脂蛋白胆固醇 1.71 mmol/L，低密度脂蛋白胆固醇 3.69 mmol/L。治以补益气阴，化瘀通络，利水消肿为法。方用自拟肾综激耐汤加减。

处方：生晒参 6 g　黄芪 15 g　熟地黄 6 g　山萸肉 6 g
怀山药 15 g　泽泻 6 g　牡丹皮 6 g　云茯苓 10 g
黄柏 6 g　知母 6 g　水蛭 3 g　地龙 10 g
穿山龙 15 g　玉米须 20 g　甘草 10 g

用法：同慢性肾小球肾炎阴虚湿热毒瘀案初诊处方用法。

2013 年 2 月 26 日复诊：上方随证加减服用 5 个多月，水肿完全消退，舌底络脉迂曲消退。血生化检查：各项指标均在正常范围。尿常规检查未见异常。改用补气健脾，益肾固精法，以巩固治疗。方用四君子汤合秘元煎加减。

处方：生晒参 6 g　炒白术 10 g　云茯苓 10 g　怀山药 15 g
芡实 15 g　金樱子 10 g　炙远志 6 g　菟丝子 10 g

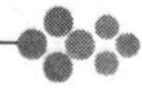

沙苑子 15 g　炙甘草 5 g

用法:同慢性肾小球肾炎阴虚湿热毒瘀案初诊处方用法。

2013 年 7 月 16 日复诊:上方随证加减服用近 5 个月,尿常规及血生化检查等各项指标均在正常范围,体力、饮食恢复正常。随访 1 年,一切正常。

按语:肾病综合征病情顽固,常反复不愈。中医诊治本病,在水肿明显时,病情多以邪实为主,治疗以治标为主;水肿消退后,病情多以正虚为主、以蛋白尿为主,当治其本。本案首次接诊时,证系气阴虚弱,水湿停留,瘀血阻络。因脾肾气阴虚弱,失其运化水湿、主水之职,水湿停留,气虚血瘀所致。治疗先从脾治,以利水消肿,补气健脾为法。4 周后,水肿好转,脾虚减轻,运化吸收恢复,治疗以补益气阴,化瘀通络,利水消肿为法。经 5 个月的随证调治,水肿等症消退,尿常规等检查结果恢复正常。为巩固治疗,预防复发,治法改用补气健脾,益肾固精。又经 5 个月的巩固治疗,自感身体无明显不适,多次尿常规等检查未见异常。随访 1 年,身体健康。

风水阳气虚案

张某某,男,16 岁。2013 年 3 月 15 日初诊。

主诉:间断性浮肿 1 年余,加重 1 个月。

患者 2011 年 6 月因水肿到河南省某医院就诊,诊断为肾病综合征,用醋酸泼尼松等治疗 1 年 5 个月,临床治愈。1 个月前患者因感冒、发热,又出现眼睑浮肿,继而遍及全身。来诊时,鼻塞,流清涕,咳嗽,眼睑浮肿,下肢指陷性水肿,食欲不振,饮食减少,肢体乏力,畏寒肢冷,舌淡红、体胖,苔薄白,脉寸浮细。尿常规检查:蛋白 + + +,潜血 ±。血生化检查:血清总蛋白 45.8 g/L,血清白蛋白 23.6 g/L,总胆固醇 7.37 mmol/L,三酰甘油 4.63 mmol/L,高密度脂蛋白 1.78 mmol/L,低密度脂蛋白 3.76 mmol/L。

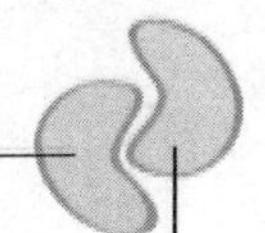

西医诊断:肾病综合征。中医诊断:①水肿;②感冒。中医辨证:风水泛滥,脾肾阳虚。中医病机:风邪袭表,内舍于肺,肺失宣降,不能通调水道;脾肾阳虚,阳不化阴,水湿潴留难去。治法:发汗宣肺,温阳利水。方用自拟肾综消肿汤加减。

处方:麻黄 10 g　桂枝 10 g　杏仁 10 g　炒白术 15 g
党参 10 g　淡附子 15 g(先煎)　云茯苓 15 g　泽泻 10 g
猪苓 10 g　玉米须 30 g　车前子 30 g(包煎)

用法:凉水加入淡附子先煎 1 小时,再煎麻黄 3 分钟去浮沫,加其他药(纱布包车前子)同煎,连续煎煮 2 次,每次煮沸后小火煎 30 分钟,合并 2 次滤液 300 ~ 400 毫升,分 2 次温服(早晚饭后 1 ~ 2 小时服用),每日 1 剂。

医嘱:药液温热服,每日上午服药后卧床覆被取汗,以持续微汗为度,连续 1 周。

食疗:黄河鲤鱼 500 g(去鳞、内脏),生姜 15 g,葱白 3 寸段,水约 1 000 毫升,大火煮沸后,小火慢炖 1 小时,取汁。当茶温热饮服。

2013 年 3 月 22 日复诊:上方服用 7 剂,鼻塞、咳嗽控制,浮肿好转,小便增多,舌淡红体胖,苔薄白,脉细。尿常规检查:蛋白 + + +,潜血 ±。治法:温阳利水,益气健脾。方用真武汤合异功散加减。

处方:淡附片 15 g(先煎)　云茯苓 15 g　泽泻 10 g　炒白术 15 g
炒白芍 15 g　猪苓 10 g　党参 10 g　陈皮 10 g　玉米须 30 g
车前子 30 g(包煎)

用法:同本案初诊处方用法。

2013 年 7 月 19 日复诊:上方随证加减服用 2 个多月,浮肿消退,舌淡红、体胖,苔薄白,脉细。尿常规检查:蛋白 + +。血生化检查:血清总蛋白

61.2 g/L,血清白蛋白 39.8 g/L,总胆固醇 5.97 mmol/L,三酰甘油 2.16 mmol/L,高密度脂蛋白 2.25 mmol/L,低密度脂蛋白 2.87 mmol/L。治法:补益脾肾,固肾涩精。

处方:生晒参 15 g　炒白术 15 g　怀山药 20 g　云茯苓 15 g
陈皮 10 g　菟丝子 15 g　芡实 30 g　金樱子 15 g
沙苑子 30 g　黄柏 10 g　砂仁 6 g(后下)　炙甘草 6 g

用法:凉水浸泡 1 小时,连续煎煮 2 次,第一煎大火煮沸后小火煎 30 分钟,煎至 25 分钟时加后下药,第二煎煮沸后小火煎 25 分钟,合并 2 次滤液 300 ~400mL,分 2 次温服(早晚饭后 1 ~2 小时服用),每日 1 剂。

2014 年 3 月 14 日复诊:上方随证加减服用 8 个月,饮食、体力恢复正常。多次行尿常规、血生化检查等,各项指标均在正常范围。

按语:本案系复发型肾病综合征。由外感而诱发。来诊时证系风水泛滥,脾肾阳虚。因风邪袭表,内舍于肺,肺失宣降,不能通调水道;脾肾阳虚,阳不化阴,水湿潴留难去所致。治疗先以发汗宣肺,温阳利水为法。1 周后,表证已解,肺气宣降,但阳气仍虚,水湿停留,治以温阳利水,益气健脾为法。经 2 个月随证调治,水湿消退,脾肾阳虚好转,病情表现以蛋白尿为主,证候表现以肾失封藏为主,治疗改用补益脾肾,固肾涩精为法。又经 8 个月的随证调治,患者自觉无明显不适,多次尿常规、血生化检查等均正常,病情得以完全控制。

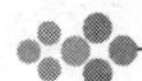

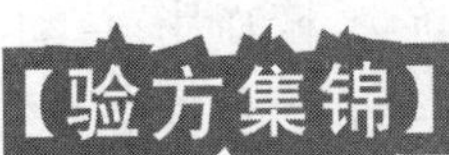

肾综消肿汤

组成：麻黄 10 g（去浮沫） 桂枝 10 g 泽泻 12 g 淡附子 15 g（先煎） 生白术 20 g 云茯苓 20 g 车前子 30 g（包煎） 玉米须 30 g

用法：凉水浸泡 1 小时，先煎淡附子 1 小时，再煎麻黄 3 分钟去浮沫，加其他药（纱布包车前子）同煎，连续煎煮 2 次，每次煮沸后小火煎 30 分钟，合并 2 次滤液 300～400 毫升，分 2 次早晚饭后温热服，早服后卧床覆被取汗，以舒适为度。

功效：发汗温阳，利水消肿。

主治：肾病综合征。证系水湿泛滥证。临床表现为颜面浮肿，或肢体全身浮肿，小便短少，身重困倦，纳呆泛恶，或伴有恶寒，鼻塞，流清涕，尿常规检查有大量蛋白尿，血生化检查有血脂高、白蛋白低，舌淡红，苔薄白腻，脉濡。

方解："肾综消肿汤"是通过发汗温阳，利水消肿作用，治疗肾病综合征水湿泛滥证的方剂。依据肾病综合征的临床表现，本病多归属于中医水肿病范畴。水肿病的病因病机多种多样，错综复杂。但肾病综合征性水肿，主要因为肾不能正常主水、失其正常封藏之职，清浊不分，水道不畅，水湿停留，溢于肌肤，发为水肿，且水肿多数较重。治疗宜发汗温阳，利水消肿。方用麻黄为君药，以发汗解表，利水消肿。中药药理研究：麻黄水煎剂、麻黄挥发油、麻黄碱等均有发汗、利尿作用。麻黄挥发油对甲型及乙型溶血性链球菌、金黄色葡萄球菌等均有不同程度的抑制作用。用桂枝发汗通阳；泽泻利水渗湿，协助麻黄发汗利水，共为臣药。中药药理研究：桂枝有扩张血管促发汗、解热、镇痛、抗炎、抗过敏、抗病原微生物、改善心功能、改善微循环、抗凝血酶等作用;泽泻有利尿、抗肾结石、抗炎、降血脂、抗动脉粥样硬化、抗脂肪肝、抗血小板聚集、抗血栓、降血压等作用。用淡附片、生白术、云茯苓、车前子、玉米须,五味药助君、臣药温阳化气,利水消肿,为佐药。其中淡附片大辛大热,温阳化气利水;生白术、云茯苓健脾利水渗湿;车前子、玉米须利尿消肿。中药药理研究:附子有扩张血管、增加血流量、增强肾上腺皮质系统的功能、增强免疫功能、提高对缺氧的耐受能力等作用;白术有调整胃肠运动功能,抗溃疡、增强机体免疫功能、抗应激、增强造血功能、抗氧化、延缓衰老、降血糖、抗凝血等作用;茯苓有利尿、免疫调节、镇静、抗衰老等作用;车前子有利尿、抗病原体、降血脂、降血压、抗炎等作用;玉米须有利尿、降血压、抗病原体、降血糖、降血脂、缓解肾炎蛋白尿等作用。诸药配伍,汗、利、温、通合法,表里宣通,气化水行,共奏发汗温阳,利水消肿之功效。

肾综激冲汤

组成:土茯苓 30 g　鱼腥草 30 g　白花蛇舌草 30 g　石韦 20 g　萆薢 20 g　生地黄 15 g　知母 10 g

用法:同“慢肾燥清汤”。

功效:清热解毒,清利湿热,滋阴降火。

主治:肾病综合征激素冲击阶段。证系毒热内盛,湿热内蕴,肾阴虚弱。临床表现为满月脸,面红自汗,痤疮疖肿,肢体浮肿,口苦口黏,手足心热,小便短黄,尿常规检查可有大量蛋白尿,血生化检查有血脂高、白蛋白低,舌红,苔薄黄腻而少津,脉滑数或细数。

方解:“肾综激冲汤”是通过清热解毒,清利湿热,滋阴降火作用,治疗肾病综合征激素冲击阶段的方剂。目前西医对肾病综合征的治疗(对症治疗),如用呋塞米利尿消肿;严重低蛋白血症适当输注白蛋白;以及用糖皮质激素、细胞毒药物、环孢素(CSA)、麦考酚吗乙酯(MMF)等治疗。其中

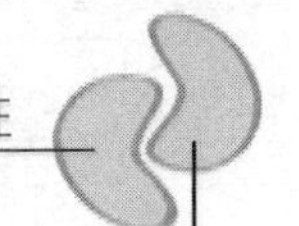

糖皮质激素应用最为基本。可是,激素类药物有较多的副作用,在治疗过程中容易产生依赖性,病情反复发作等现象,而联合中医药辨证治疗,有减轻激素副作用、减轻激素依赖、控制反复发作的作用。肾综激冲汤用治肾病综合征大剂量冲击阶段,临床表现出毒热内盛,湿热内蕴,肾阴虚弱的证候。方用土茯苓为君药,以清热解毒,除湿利关节。中药药理研究:土茯苓有利尿、细胞免疫抑制、解毒、抗血栓,以及保护心血管等作用。用鱼腥草、白花蛇舌草为臣药。鱼腥草清热解毒,透上焦毒热;白花蛇舌草清热解毒,利下焦湿热。二药以增强君药清热解毒之作用。中药药理研究:鱼腥草有抗病原体、抗毒素、抗炎、调节免疫功能等作用;白花蛇舌草有抗菌消炎、增强免疫系统功能、抗衰老等作用。用石韦、萆薢、生地黄、知母为佐药。石韦利水通淋,凉血止血;萆薢利湿浊,祛风湿;生地黄清热凉血,养阴生津;知母清热泻火,滋阴润燥;四药协助君、臣药清利湿热,并滋阴凉血,清热降火。中药药理研究:石韦有抗菌、抗病毒、降血压、降血糖、抗泌尿系感染、抗泌尿系结石等作用;萆薢有抗动脉粥样硬化、扩张末梢血管、降低血压、抗菌消炎、提高免疫功能、降尿酸、抗痛风等作用;生地黄有利尿、降低血糖、止血等作用;知母有抗病原体、抗炎、解热、降血糖等作用。诸药配伍,共奏清热解毒,清利湿热,滋阴降火之功效。

肾综激减汤

组成:黄芪 30 g　生地黄 15 g　生晒参 10 g　女贞子 10 g　旱莲草 20 g　穿山龙 30 g　水蛭 10 g　泽泻 10 g　黄柏 10 g　炙甘草 6 g

用法:同“慢肾燥清汤”。

功效:补益气阴,清利湿热,化瘀通络。

主治:肾病综合征激素撤减阶段。证系气阴虚弱,湿热内蕴,瘀血阻络。临床表现为满月脸,自汗,口干不欲饮,肢体乏力,腰膝酸困,小便短赤,大便不畅,皮肤有红丝赤缕,或肌肤有瘀斑、瘀点,舌淡红,苔薄黄腻,舌底络脉瘀暗,脉细涩。

方解:“肾综激减汤”是通过补益气阴,清利湿热,化瘀通络作用,治疗肾病综合征激素撤减阶段的方剂。肾病综合征激素逐渐撤减后,机体会表现出气阴虚弱,湿热内蕴,瘀血阻络的证候。治疗宜补益气阴,清利湿热,化瘀通络。方用黄芪、生地黄为君药,以补益气阴。中药药理研究:黄芪有升高低血糖、降低高血糖、消除实验性肾炎蛋白尿、增强机体免疫功能、降血压、降血脂、降低血小板黏附力、减少血栓形成、增强造血功能、延缓衰老等作用;生地黄有利尿、降血糖、止血等作用。用生晒参、二至丸(女贞子、旱莲草)协助君药补益气阴,共为臣药。中药药理研究:生晒参有升高白细胞、增强机体免疫功能、降血糖、降血脂、降血压、增强造血功能等作用;女贞子有升高白细胞、增强机体免疫功能、降血糖、增强造血功能、利尿等作用;旱莲草有抑菌、增强机体免疫功能、抗炎等作用。用穿山龙、水蛭、泽泻、黄柏为佐药。穿山龙、水蛭化瘀通络;泽泻利水渗湿,泄热;黄柏清湿热,泻火毒。中药药理研究:穿山龙有镇痛、降血糖、抗炎、降尿酸、抗高脂血症、调节免疫,以及类似激素样等作用;水蛭有抗血栓形成、抗凝、改善血液流变学和微循环、降血脂等作用;泽泻有利尿、抗肾结石、抗炎、降血脂、抗动脉粥样硬化、抗脂肪肝、抗血小板聚集、抗血栓、降血压等作用;黄柏有抗病原体、抗病毒、抗炎、解热、降血压等作用。用炙甘草益气和中,调和诸药为使药。甘草的中药药理研究参见“慢肾燥清汤”。诸药配伍,共奏补益气阴,清利湿热,化瘀通络之功效。

肾综激维汤

组成:菟丝子 20 g　山萸肉 10 g　桑螵蛸 10 g　芡实 30 g　金樱子 20 g　地龙 20 g　蜈蚣 2 条(去头足)　炙甘草 6 g

用法:同“慢肾燥清汤”。

功效:补肾固精,化瘀通络。

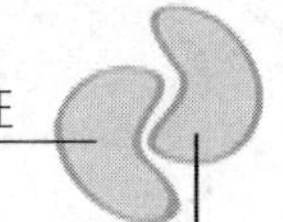

主治:肾病综合征激素撤减至维持量阶段。证系肾虚不固,瘀血阻络。临床表现为神疲乏力,腰膝酸困,耳鸣健忘,尿频量少,皮肤有红丝赤缕,或肌肤有瘀斑、瘀点,舌淡红,苔薄白,舌底络脉瘀暗,脉弱。

方解:"肾综激维汤"是通过补肾固精,化瘀通络作用,治疗肾病综合征激素撤减至维持量阶段的方剂。肾病综合征激素撤减至维持量阶段,一些患者往往会逐渐表现出肾之精气亏虚,络脉瘀阻的证候。肾为封藏之本,肾气有固摄下元的功能,由于肾之精气亏虚,腰膝、脑窍、耳窍失于正常养护,故神疲乏力,腰膝酸困,耳鸣健忘;肾之精气亏虚,主水固摄功能失常,故尿频量少;血液瘀阻于皮肤络脉,故皮肤有红丝赤缕,或肌肤有瘀斑、瘀点;舌淡红,苔薄白,舌底络脉瘀暗,脉弱均为肾之精气亏虚,瘀血阻络之症。治疗宜补肾固摄,化瘀通络。方用菟丝子补肾益精,固精止遗,为君药。中药药理研究:菟丝子有增强机体免疫功能、促进造血功能、降低胆固醇、软化血管等作用。用山萸肉、桑螵蛸为臣药,二药补肾固精,协助菟丝子补肾益精,固摄止遗。中药药理研究:山萸肉有降血糖、抗衰老、抗炎、调节免疫、抑制血小板聚集等作用;桑螵蛸有利尿、降血糖、降血脂等作用。用芡实、金樱子、地龙、蜈蚣为佐药。其中芡实固肾涩精,金樱子固精缩尿,地龙、蜈蚣化瘀通络。中药药理研究:芡实有抗衰老、抗疲劳、抗心肌缺血等作用;金樱子有收敛、抗菌、抗衰老、抗病毒、降血脂、降血糖、抗炎等作用;地龙有抗血栓、降血压、增强免疫功能等作用;蜈蚣有降血压、镇痛、抗菌、增强免疫功能、降血脂、抗心肌缺血及动脉硬化等作用;用炙甘草益气和中,调和诸药为使药。甘草的中药药理研究参见"慢肾燥清汤"。诸药配伍,共奏补肾固精,化瘀通络之功效。

肾综激耐汤

组成:熟地黄 15 g　山萸肉 10 g　怀山药 15 g　泽泻 12 g　牡丹皮 10 g　云茯苓 20 g　黄柏 15 g　知母 10 g　水蛭 10 g　地龙 20 g　穿山龙 30 g

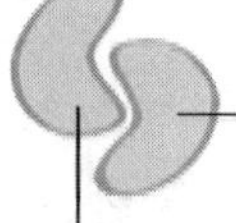

玉米须 30 g　甘草 10 g

用法:同“慢肾燥清汤”。

功效:滋阴降火,化瘀通络,利水消肿。

主治:肾病综合征激素耐药者。证系阴虚湿热,络脉瘀阻。临床表现:久服激素后,满月脸,面红,肢体浮肿,畏热汗出,手足心热,口苦口黏,小便短黄,皮肤有红丝赤缕或肌肤有瘀斑、瘀点,尿常规检查有大量蛋白尿,血生化检查有血脂高、白蛋白低,舌暗红,苔薄黄腻,舌底络脉粗大瘀暗,脉细涩。

方解:“肾综激耐汤”是通过滋阴降火,化瘀通络,利水消肿作用,治疗肾病综合征激素耐药者的方剂。肾病综合征长期应用激素,部分患者会产生耐药性,激素治疗效果不佳。患者往往表现为阴虚湿热,络脉瘀阻证。治疗宜滋阴降火,化瘀通络,利水消肿。方用知柏地黄丸滋阴降火;水蛭、地龙、穿山龙化瘀通络;玉米须利水消肿;甘草益气补中,清热解毒,调和药性。诸药配伍,共奏滋阴降火,化瘀通络,利水消肿之功。中药药理研究:熟地黄有对抗连续服用激素后血浆皮质酮浓度的下降,促进肾上腺皮质激素合成,并防止肾上腺皮质萎缩、利尿、降血糖等作用;山萸肉有降血糖、抗衰老、抗炎、调节免疫、抑制血小板聚集等作用;怀山药有增强机体免疫功能、抗衰老、降血糖、降血脂、消除蛋白尿等作用;泽泻有利尿、抗肾结石、抗炎、降血脂、抗动脉粥样硬化、抗血栓、降血压等作用;牡丹皮有抗菌、抗炎、抗过敏、镇静催眠、镇痛、解热、抗血小板聚集、改善血液流变学等作用;茯苓有利尿、免疫调节、抗病原体、降血糖等作用;黄柏有抗病原体、抗毒素、抗炎、解热、降血压等作用;知母有抗病原体、抗炎、解热、降血糖等作用;水蛭有抗血栓形成、抗凝、改善血液流变学和微循环、降血脂等作用;地龙有抗血栓、降血压、增强免疫功能等作用;穿山龙有镇痛、降血糖、抗炎、降尿酸、耐缺氧、抗疲劳、抗高脂血症、免疫调节功能,以及类似激素样作用等;玉米须有利尿、降血压、抗病原体、降血糖、降血脂、缓解肾炎蛋白尿等作用。

五、微小病变型肾病

【概要】 微小病变型肾病(MCD)多见于儿童,占儿童原发性肾病综合征的80%~90%,占成人原发性肾病综合征的10%~20%。本病男性多于女性,典型的临床表现为肾病综合征。本病预后良好,约90%可达临床完全缓解。若反复发作或长期大量蛋白尿未得到控制,本病可能转变为系膜增生性肾小球肾炎,进而转变为局灶阶段性肾小球硬化。本病成人的治疗缓解率和缓解后复发率均较儿童低。

【诊断要点】 微小病变型肾病的诊断:主要依靠肾活检。

【辨治要点】 微小病变型肾病临床以水湿泛滥、湿浊内盛和肾气虚弱、气阴虚弱或肾阳虚弱证为多见。治疗常用利水消肿、利湿化浊、补益肾气、补益气阴或温补肾阳等法。联合激素治疗者参见肾病综合征治法。

【验案选编】

阴虚水湿热毒案

杨某,男,13 岁。2012 年 8 月 31 日初诊。

主诉:肢体浮肿 1 个月余。

患者 2012 年 7 月因水肿到河南省某医院就诊,经肾穿刺,病理诊断为微小病变型肾病,给予醋酸泼尼松治疗 5 周,病情好转,但蛋白尿未见好转,且激素副作用明显,故来结合中医治疗。来诊时,肢体浮肿,面部粉刺,口干易呕,咽喉不利有痰,舌淡红,苔薄黄,脉细数。尿常规检查:蛋白 +。血生化检查:血清总蛋白 57.8 g/L,血清白蛋白 37.6 g/L,总胆固醇 5.33 mmol/L,三酰甘油 1.54 mmol/L。西医诊断:微小病变型肾病。中医诊断:水肿。中医辨证:阴虚水停,热毒内蕴。中医病机:水湿之邪,郁而化热,药毒内蕴,毒热伤阴,水湿热毒壅于肌肤经隧。治法:透热解毒,滋阴清热。

处方:蝉蜕 10 g　菊花 10 g　土茯苓 30 g　鱼腥草 30 g
　　白花蛇舌草 30 g　金银花 12 g　连翘 12 g　石韦 20 g
　　萆薢 20 g　生地黄 15 g　知母 10g　玄参 15 g
　　桔梗 10 g　甘草 6 g

用法:同慢性肾小球肾炎阴虚湿热毒瘀案初诊处方用法。

2012 年 9 月 14 日复诊:上方随证加减服药 2 周,面部粉刺、咽喉不利等症明显好转,尿常规检查:蛋白 +。治法:滋阴利水,降火解毒。方用猪苓汤合封髓丹加减。

处方:猪苓 15 g　泽泻 10 g　云茯苓 15 g　生地黄 10 g
滑石 20 g　牡丹皮 10 g　黄柏 10 g　砂仁 10 g(后下)
土茯苓 30 g　鱼腥草 30 g　白花蛇舌草 30 g　金银花 10 g
连翘 10 g　甘草 5 g

用法:凉水浸泡 1 小时,连续煎煮 2 次,第一煎大火煮沸后小火煎 30 分钟,煎至 25 分钟加后下药,第二煎煮沸后小火煎 25 分钟,合并 2 次滤液 300~400 毫升,分 2 次温服(早晚饭后 1~2 小时服用),每日 1 剂。

2012 年 10 月 12 日复诊:上方随证加减服用 4 周,水肿完全消退。尿常规检查:蛋白 ±。继以滋阴降火,固肾坚阴为法。方用知柏地黄丸合封髓丹加减。

处方:生地黄 10 g　山萸肉 10 g　怀山药 15 g　云茯苓 10 g
牡丹皮 10 g　泽泻 6 g　黄柏 10 g　知母 10 g
沙苑子 20 g　砂仁 10 g(后下)　甘草 5 g

用法:同本案复诊用法。

2013 年 2 月 8 日复诊:上方随证加减服用 4 个月,醋酸泼尼松停服,自觉身体无不适,尿常规、血生化检查等各项指标均正常。

按语:微小病变型肾病用激素无效或用激素临床治愈后复发者,用中西医结合的方法治疗,能减轻激素副作用,提高治疗效果,降低复发率。本案患者开始服用醋酸泼尼松 5 周后,临床表现为阴虚水停,热毒内蕴证候。因水湿之邪,郁而化热,药毒内蕴,毒热伤阴,水湿热毒壅于肌肤经隧所致。初诊时表现上焦毒热突出,故用透热解毒,滋阴清热之法。经辨证调治 2 周,患者面部粉刺消退,药毒减轻,继以滋阴利水,降火解毒为法。经随证调治 4 周,水肿完全消退,继以滋阴降火,固肾坚阴为法。又经随证调治 4 个月,醋酸泼尼松停服,自觉身体未有不适,多次尿常规检查、血生化检查等均正常。

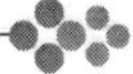

气虚水泛案

杨某某，男，14 岁。2011 年 3 月 8 日初诊。

主诉：肢体浮肿 2 个月。

患者 2 个月前不明原因突然出现眼睑浮肿，急到河南省某医院就诊，住院治疗，进行肾穿刺，病理结果诊断为：微小病变型肾病。医生主张给予激素治疗。因家长担心激素有副作用，拒绝激素治疗出院。来诊时，患者眼睑、肢体浮肿，尿量减少，肢体乏力，腰膝酸困，头晕耳鸣，舌淡红，舌体胖大有齿痕，苔薄白，脉细弱。尿常规检查：蛋白 + +。血生化检查：总蛋白55.1 g/L，白蛋白 33.4 g/L，总胆固醇 6.76 mmol/L，三酰甘油 2.23 mmol/L。24 小时尿蛋白定量：1.93 g。西医诊断：微小病变型肾病。中医诊断：水肿。中医辨证：肺肾气虚，水湿泛滥。中医病机：肺肾气虚，水湿泛滥；肾失封藏，精微漏泄。治法：发汗利水，益气消肿。先以治标为主，兼以治本。

处方：炙麻黄 10 g　苏叶 10 g　连翘 15 g　桑白皮 20 g
　　赤小豆 30 g　猪苓 10 g　泽泻 10 g　云茯苓 20 g
　　玉米须 30 g　生晒参 10 g　怀山药 20 g

用法：同慢性肾小球肾炎阴虚湿热毒瘀案初诊处方用法。

医嘱：(1)低盐饮食。
　　(2)上午 9 时左右，中药温热服，服后覆被取汗。

2011 年 3 月 15 日复诊：上方服用 1 周，水肿明显减轻。尿常规检查：蛋白 +。继以补气消肿，利水温通治之。方用自拟微小补气消肿汤加减。

处方：黄芪 60 g　生晒参 10 g　玉米须 30 g　桂枝 10 g
　　益母草 20 g　桑白皮 20 g　云茯苓 20 g　车前草 20 g

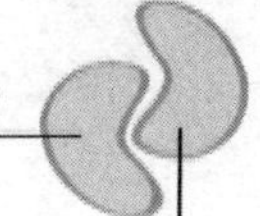

当归 10 g　炒白芍 20 g

用法:同慢性肾小球肾炎阴虚湿热毒瘀案初诊处方用法。

2011 年 10 月 25 日复诊:上方随证加减治疗 7 个月,水肿完全消退,尿常规检查:蛋白 ±;24 小时尿蛋白定量:0. 36 g。继以补气固摄,益肾固精调治。方用自拟微小补气固摄汤加减。

处方:黄芪 60 g　生晒参 10 g　生地黄 10 g　山萸肉 10 g
怀山药 20 g　菟丝子 20 g　芡实 20 g　金樱子 20 g
黄柏 10 g　穿山龙 30 g　炙甘草 10 g

用法:同慢性肾小球肾炎阴虚湿热毒瘀案初诊处方用法。

2012 年 3 月 27 日复诊:上方随证加减服用 5 个月,尿常规、血生化等检查均正常。自感体质增强。

按语:微小病变型肾病未用激素治疗者,机体多表现为肺肾气虚,水湿泛滥的证候,归属于中医水肿病范畴。本案证系肺肾气虚,水湿泛滥。因肺肾气虚,水道失畅,水湿泛滥,肾失封藏,精微漏泄所致。治疗先以汗利合法,兼以补气,以治标为主,兼以治本,使表里宣通,水道疏利。水肿好转后,治法改用补气消肿,利水温通,以标本同治。经随证调治 7 个月,水肿完全消退,但肾失封藏仍然存在,继以补气固摄,益肾固精调治。水肿完全消退后,仍有少量蛋白尿时,改用补气固摄,益肾通络调治,以治本为主,兼以治标。经过 1 年的辨证论治,患者自感体质增强,多次尿常规检查等均未见异常,病情得以完全控制。

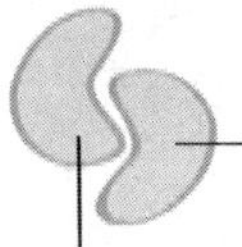

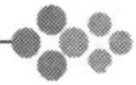

风水气阴虚弱案

张某某,男,15岁。2013年9月20日初诊。

主诉:间断性肢体浮肿3年,加重15天。

患者3年前因肢体浮肿到河南省某医院诊治,临床诊断为肾病综合征,接收住院治疗。肾穿刺病理诊断为微小病变型肾病,给予醋酸泼尼松治疗,病情完全控制后停药,8个月后因感冒引发肢体浮肿,至今已经15天。来诊时,全身浮肿,恶风,咽喉不利,有痰,小便不利,舌淡红,苔薄白,脉寸浮而数。尿常规检查:蛋白+++。血生化检查:总蛋白51.2 g/L,白蛋白30.8 g/L,总胆固醇7.36 mmol/L,三酰甘油3.52 mmol/L。24小时尿蛋白定量:3.295 g。西医诊断:微小病变型肾病。中医诊断:水肿。中医辨证:风水泛滥。中医病机:病久正虚,卫外不固,外邪袭肺,肺失宣降;正虚不固,肾失封藏。治法:发汗散邪,宣肺开郁,化气利水。

处方:炙麻黄10 g　杏仁10 g　炒白术15 g　蝉蜕10 g
苏叶15 g　荆芥10 g　防风10 g　金银花10 g
连翘10 g　枇杷叶15 g　云茯苓15 g　泽泻10 g
猪苓10 g　生姜10片引

用法:同急性肾小球肾炎风水案初诊处方用法。

医嘱:上午9时左右,中药温热服,服后覆被取汗。

2013年9月28日复诊:服药1周,恶风、咽喉不利等症消退,水肿好转。尿常规检查:蛋白++。治法:透热宣肺,清热解毒,利水消肿。

处方:蝉蜕10 g　桑叶10 g　炙麻黄10 g　杏仁10 g
苏叶15 g　荆芥10 g　防风10 g　金银花10 g

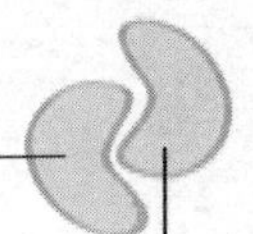

连翘10 g　枇杷叶15 g　云茯苓15 g　泽泻10 g
桑白皮15 g　玉米须20 g

用法：同急性肾小球肾炎风水案初诊处方用法。

2013年10月25日复诊：上方随证加减服用4周，水肿消退，尿常规检查未见异常。治法：调补气阴，固肾坚阴。以巩固疗效，预防复发。

处方：太子参15 g　生地黄10 g　山萸肉10 g　怀山药15 g
云茯苓10 g　牡丹皮10 g　泽泻6 g　芡实20 g
金樱子15 g　黄柏10 g　砂仁10 g（另后下）　炙甘草6 g

用法：凉水浸泡1小时，连续煎煮2次，第一煎大火煮沸后小火煎30分钟，煎至25分钟加后下药，第二煎煮沸后小火煎25分钟，合并2次滤液300～400毫升，分2次温服（早晚饭后1～2小时服用），每日1剂。

2014年4月25日复诊：上方随证加减服用6个月，尿常规、血生化等各项检查指标均正常。自感体质增强，半年未再感冒。

按语：中医认为肺为脏腑之华盖、机体水之上源。肺将脾输送的水谷精气之“清中之清”布散全身，“清中之浊”下输于肾，再由肾的蒸腾气化作用，使“浊中之清”上升于肺，散布全身；“浊中之浊”下注膀胱，变为尿液，排出体外。本案因感冒导致肾病复发，乃感受外邪，肺气郁闭，肺气宣降功能失调，水谷精气之“清中之清”者不能布散全身，“清中之浊”者不得下输于肾，以致水湿停留；加之足少阴肾经之支脉沿喉咙、挟于舌根部，感邪后，邪气循经下舍于肾，伤及于肾，致肾的主水、封藏失司，以致出现水肿、蛋白尿等变化。遵循中医先表后里的原则，先以发汗散邪，宣肺开郁，化气利水治其标。经1周调治，表证已解，继以透热宣肺，清热解毒，利水消肿治其标。经随证调治4周，患者水肿消退，尿常规检查未见异常，治疗改以调补气阴，固肾坚阴为法。经6个月的随证调治，尿常规、血生化等各项检查指

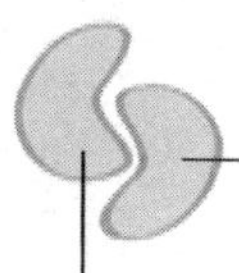

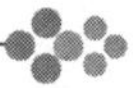

标均正常,患者自感体质增强,半年未再感冒。本案复发后用中医药调治,取得了良好的治疗效果。

【验方集锦】

微小补气消肿汤

组成:黄芪 60 g　生晒参 10 g　玉米须 30 g　桂枝 10 g　益母草 20 g　桑白皮 20 g　云茯苓 20 g　车前草 20 g

用法:同“慢肾燥清汤”。

功效:补气消肿,利水温通。

主治:微小病变型肾病未用激素治疗者。证系肾气虚弱,水湿泛滥。临床表现为面浮身肿,腰以下为甚,小便短少,肢体乏力,腰膝酸困,头晕耳鸣,尿常规检查有蛋白尿或血尿,肾穿刺病理诊断为微小病变型肾病,舌淡红胖大、有齿痕,苔薄白,脉沉细。

方解:“微小补气消肿汤”是通过补气消肿,利水温通作用,治疗微小病变型肾病未用激素治疗者的方剂。微小病变型肾病未用激素治疗者,机体多表现肾气虚弱,水湿泛滥的证候。“肾主水”“肾主封藏”是依赖肾中阳气的蒸腾气化和贮存、封藏精气的生理作用而实现的。肾气亏虚,不能正常主水,则尿频量少,水湿停留,而发水肿。肾气亏虚,腰膝、脑窍、耳窍失于正常养护,故肢体乏力,腰膝酸困,头晕耳鸣。肾气亏虚,不能正常封藏固摄,故尿常规检查蛋白漏出。治疗宜补气消肿,利水温通。方用黄芪补气消肿,为君药。中药药理研究:黄芪有升高低血糖、降低高血糖、消除实验性肾炎蛋白尿、增强机体免疫功能、清除自由基、降血压、降血脂、降低血小板黏附力、减少血栓形成、增强造血功能、延缓衰老等作用。用生晒参

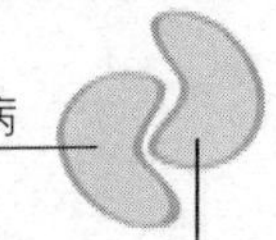

补气,玉米须利尿消肿,二药协助君药补气消肿,为臣药。中药药理研究:生晒参有升高白细胞、增强机体免疫功能、降血糖、降血脂、清除自由基、降血压、增强造血功能等作用;玉米须有利尿、降血压、抗病原体、降血糖、降血脂、缓解肾炎蛋白尿等作用。用桂枝、益母草、桑白皮、云茯苓、车前草以通阳活血,利水消肿,共为佐药。桂枝发汗通阳,化气行水,以疏通表里;益母草活血祛瘀,利尿解毒,使血行水行,疏通血脉;桑白皮泻肺平喘,利尿消肿,以疏利上焦;云茯苓利水渗湿,健脾补中,以疏利中焦;车前草利水通淋,清热解毒,以通利下焦;桑白皮、云茯苓、车前草三药合用,以利水消肿,疏利三焦。中药药理研究:桂枝有扩张血管、促发汗、解热、镇痛、抗炎、抗过敏、改善微循环、抗凝血酶等作用;益母草有改善血液流变学、抗血栓形成、利尿、防治急性肾小管坏死,以及改善肾功能等作用;桑白皮有利尿、降血压、镇静、镇痛、抑菌、抗炎等作用;茯苓有利尿、调节免疫功能、抗病原体、降血糖等作用;车前草有利尿、抗菌、预防肾结石形成等作用。诸药配伍,表里宣通,血脉疏通,三焦疏利,共奏补气消肿,利水温通之功效。

微小补气固摄汤

组成:黄芪 60 g　生晒参 10 g　菟丝子 20 g　芡实 20 g　金樱子 20 g　黄柏 10 g　穿山龙 30 g　炙甘草 10 g

用法:同“慢肾燥清汤”。

功效:补气固摄,益肾涩精。

主治:微小病变型肾病。证系肾气虚弱,固摄失司。临床表现为排尿无力,尿后余沥,眩晕耳鸣,肢体乏力,腰膝酸困,尿常规检查有蛋白尿,肾穿刺病理诊断为微小病变型肾病,舌淡胖,苔薄白,脉细弱或沉细。

方解:“微小补气固摄汤”是通过补气固摄,益肾通络作用,治疗微小病变型肾病的方剂。本方证为肾气虚弱,固摄失司。由于肾气虚弱,固摄失司,气化不利,则排尿无力,尿后余沥;肾开窍于耳,肾藏精生髓,脑为髓

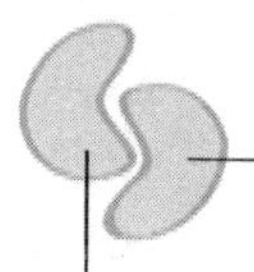

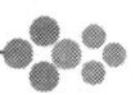

海，肾气虚弱，功能活动减弱，肾精不能上荣，则眩晕耳鸣；肾为元气之根，腰为肾之府，肾气虚弱，则肢体乏力，腰膝酸困；肾脏主蛰，封藏之本，受五脏六腑之精而藏之，肾气充则精气内守；反之，肾气虚则固摄，封藏失司，精微外漏，则见蛋白尿、血尿。舌淡胖，苔薄白，脉细弱或沉细均为肾气虚弱之象。治疗宜补气固摄，益肾涩精。方用黄芪补气升阳，固摄肾气，为君药。中药药理研究：黄芪有升高低血糖、降低高血糖、消除实验性肾炎蛋白尿、增强机体免疫功能、清除自由基、降血压、降血脂、降低血小板黏附力、减少血栓形成、增强造血功能等作用。用生晒参补气，菟丝子补肾益精，固摄肾精，共为臣药。中药药理研究：生晒参有升高白细胞、增强机体免疫功能、降血糖、降血脂、清除自由基、降血压、增强造血功能等作用；菟丝子有增强机体免疫功能、促进造血功能、降低胆固醇、软化血管等作用。用水陆二仙丹（芡实、金樱子）、黄柏、穿山龙以补肾固精，益肾通络，共为佐药。其中水陆二仙丹补肾固精，健脾止泻，《洪氏集验方》谓“久服固真元”；黄柏清湿热，坚肾阴，以制约菟丝子之温；穿山龙祛风除湿，活血通络，以制约菟丝子、金樱子之涩。中药药理研究：水陆二仙丹有减轻肾病炎症性损害、减少肾病蛋白尿、阻缓肾脏损伤、改善机体营养状况、调节蛋白质代谢、改善脂质代谢等作用；黄柏有抗病原体、抗病毒、抗炎、解热、降血压等作用；穿山龙有镇痛、降血糖、抗炎、降尿酸、耐缺氧、抗疲劳、抗高脂血症、抗氧化、调节免疫功能，以及类似激素样作用等。用炙甘草益气和中，调和诸药为使药。甘草的中药药理研究参见“慢肾燥清汤”。诸药配伍，温中有清，涩中有通，共奏补气固摄，益肾通络之功效。

六、膜性肾病

【概要】膜性肾病(MN)又称膜性肾小球肾炎,是一个病理形态学方面的诊断,是导致成人肾病综合征的一个常见病因。本病男性多于女性,好发于中老年,通常起病隐匿,约80%的患者表现为肾病综合征。此病大约占原发性肾病综合征的20%。膜性肾病可分为原发性和继发性两类。继发性膜性肾病是指继发于其他疾病,如系统性红斑狼疮、乙型或丙型肝炎、糖尿病、肿瘤等。本病极易发生血栓、栓塞等并发症,肾静脉血栓发生率可高达40%~50%。膜性肾病病程进展缓慢,通常是以持续性蛋白尿为特征,迁延多年不愈,肾功能才逐渐受损恶化。

【诊断要点】膜性肾病的诊断:主要依靠肾活检。

【辨治要点】膜性肾病临床以水湿停留、湿热毒蕴、瘀血阻络和脾肾气虚、脾肾阳虚证为多。治疗常用利水消肿、清利湿热、清热解毒、活血通络、健脾补肾、温补脾肾等法。联合激素治疗者参考肾病综合征的"辨治要点"。

【验案选编】

气虚水湿瘀血案

陈某某,男59岁,2013年1月11日初诊。

主诉:肢体浮肿半年。

患者半年前发现肢体浮肿,到河南省某医院就诊,门诊以肾病综合征接收住院治疗。尿常规检查:蛋白+++。血生化检查:总胆固醇7.8 mmol/L,三酰甘油3.4 mmol/L。肾穿刺病理诊断:膜性肾病。给予醋酸泼尼松冲击治疗8周,未见明显效果。医生建议用细胞毒药和麦考酚吗乙酯,患者担心副作用大而拒绝,因而出院转投中医。来诊时,双下肢浮肿,按之凹陷,小便量少,混浊不清,肢体困乏,食欲不振,大便稀溏,面色白,舌淡胖嫩、边有齿痕,苔白水滑,舌底络脉瘀暗,脉缓弱。尿常规检查:蛋白+++。24小时尿蛋白定量:4.253 g。血生化检查:白蛋白31.4 g,总胆固醇6.7 mmol/L,三酰甘油2.9 mmol/L;血压:136/80 mmHg。西医诊断:膜性肾病。中医诊断:水肿。中医辨证:气虚络阻,水湿停留。中医病机:脾肾气虚,水湿停留;气虚血瘀,络脉瘀阻。治法:补益脾肾,利水消肿。方用补中益气汤加减。

处方:黄芪30 g　党参15 g　炒白术15 g　怀山药30 g
柴胡10 g　升麻6 g　云茯苓20 g　砂仁10 g(后下)
当归10 g　陈皮10 g　玉米须30 g

用法:凉水浸泡1小时,连续煎煮2次,第一煎大火煮沸后小火煎30分钟,煎至25分钟加后下药,第二煎煮沸后小火煎25分钟,合并2次滤液300~400毫升,分2次温服(早晚饭后1~2小时服用),每日1剂。

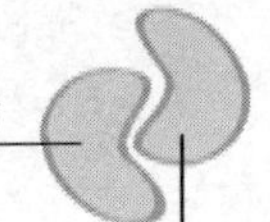

2013 年 4 月 19 日复诊：上方随证加减治疗 3 个月，水肿完全消退，饮食恢复正常。多次尿常规检查：尿蛋白波动在＋＋～＋＋＋。24 小时尿蛋白定量：2.756 g；肝肾功能检查未见异常。继以补益脾肾，活血化瘀为法。方用自拟膜性补气化瘀汤加减。

处方：黄芪 30 g　生晒参 12 g　炒白术 15 g　怀山药 30 g
当归 10 g　赤芍 15 g　川芎 10 g　水蛭 6 g
地龙 20 g　泽兰 10 g　泽泻 10 g　乌梢蛇 10 g
三七粉 3 g（冲服）　马鞭草 20 g　玉米须 30 g　炙甘草 6 g

用法：凉水浸泡 1 小时，连续煎煮 2 次，第一煎大火煮沸后小火煎 30 分钟，第二煎煮沸后小火煎 25 分钟，合并 2 次滤液 300～400 毫升，分 2 次温服（早晚饭后 1～2 小时服用），三七粉每次冲服 1.5 g，每日 1 剂。

2013 年 7 月 24 日复诊：上方随证加减治疗 3 个月，自感身体状况良好，无明显不适，舌底络脉瘀暗消退。尿常规检查：尿蛋白波动在±～＋＋。24 小时尿蛋白定量：1.197 g。血生化检查：总胆固醇 5.81 mmol/L，三酰甘油 1.76 mmol/L。治以补益脾肾，固肾涩精为法。方用自拟慢肾补固汤加减。

处方：生晒参 12 g　炒白术 15 g　怀山药 30 g　山萸肉 10 g
当归 10 g　炒白芍 15 g　菟丝子 20 g　金樱子 20 g
芡实 30 g　沙苑子 30 g　黄柏 10 g　砂仁 10 g（后下）
陈皮 10 g　炙甘草 6 g

用法：凉水浸泡 1 小时，连续煎煮 2 次，第一煎大火煮沸后小火煎 30 分钟，煎至 25 分钟加后下药，第二煎煮沸后小火煎 25 分钟，合并 2 次滤液 300～400 毫升，分 2 次温服（早晚饭后 1～2 小时服用），每日 1 剂。

2014 年 1 月 10 日复诊:上方随证加减治疗 6 个月,患者自感身体状况良好,无任何不适。尿常规检查无异常。24 小时尿蛋白定量:0.191 g。

按语:脾主运化、主升清。脾将胃受纳、腐熟的水谷精微吸收后,上输于肺,经肺的宣发、肃降而输布全身,以营养脏腑、四肢百骸、皮毛筋肉;同时,脾又运化水湿,把机体代谢后的水液和机体多余的水液,及时转输于肾,通过肾的蒸腾气化、清升浊降,清者布散周身,浊者生成尿液,下注膀胱,排出体外。而肾主水,具有调节机体水液的输布、排泄,维持机体水液代谢平衡的作用。同时肾还具有贮藏、封藏精气的作用。若脾肾虚弱,脾虚失其运化、升清之职,肾虚失其主水、藏精之能,则水湿停留,水湿泛滥,发为水肿;而且精微从肾中漏出,则表现为蛋白尿、血尿。本案证系气虚络阻,水湿停留。因脾肾气虚,行血无力,络脉瘀阻;脾虚失运,肾虚失其主水之职,水湿停留所致。本案本虚标实,本虚为脾肾气虚,标实为水湿停留、瘀血阻络。治疗采用标本同治,先以补益脾肾,利水消肿治之。经随证调治 3 个月,水湿得去,但气虚络阻尚存,继以补益脾肾、活血化瘀为法治之。又经 3 个月的辨证调治,患者自觉无明显不适,舌底络脉瘀暗消退,但尿中仍有较多的蛋白漏出。此乃络脉瘀阻消退,肾虚失藏仍存,故改以补益脾肾、固肾涩精治之。经辨证调治 6 个月,多次尿常规检查未见异常。

阳虚水湿瘀血案 1

陈某某,男,62 岁。2010 年 2 月 26 日初诊。

主诉:肢体浮肿 2 个月。

患者十年前患慢性肾小球肾炎,自述经中医药治疗两年,病愈。于 2009 年 12 月感冒过后 1 周,发现肢体浮肿。尿常规检查:蛋白 + + +。到河南省某医院就诊。肾穿刺病理诊断为“膜性肾病”。建议用激素治疗,因患者顾虑激素的副作用,转投中医。来诊时,肢体浮肿,双下肢指陷性水肿,小便量少,四肢厥冷,怯寒神疲,腰酸乏力,舌淡胖嫩、边有齿痕,苔白水

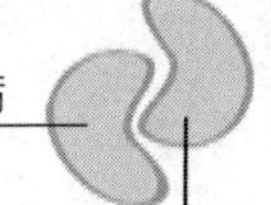

滑,舌底络脉瘀暗,脉沉细。尿常规检查:蛋白:+ + +,红细胞:3 ~ 5 个/HP。24 小时尿蛋白定量:6 g。血生化检查:肝肾功能正常;血脂:总胆固醇 6.9 mmol/L,三酰甘油 3.8 mmol/L。查血压:140/90 mmHg。西医诊断:膜性肾病。中医诊断:水肿。中医辨证:阳虚水停,瘀血阻络。中医病机:肾阳虚弱,开阖失司,水湿停聚;封藏失司,精微漏出;阴盛寒凝,络脉瘀阻。治法:温补肾阳,利水消肿。方用济生肾气丸加减。

处方:淡附片 15 g(先煎)　桂枝 10 g　仙茅 15 g　仙灵脾 15 g
云茯苓 20 g　熟地黄 10 g　山萸肉 10 g　怀山药 30 g
泽泻 10 g　牡丹皮 10 g　车前子 20 g(包煎)　玉米须 30 g
水蛭 10 g　炙甘草 6 g

用法:同肾病综合征风水阳气虚案初诊处方用法。

2010 年 6 月 25 日复诊:上方随证加减治疗 4 个多月(具体加减法:水肿甚时加猪苓 15 g,瞿麦 15 g,冬瓜皮 30 g;气虚明显时加黄芪 30 g,人参 10 g;食欲差时加陈皮 10 g,砂仁 10 g)。水肿逐渐减轻,直至完全消退。尿常规检查:蛋白波动在 + + ~ + + +。24 小时尿蛋白定量降至 4 g。继以温补肾阳,活血化瘀为法。

处方:鹿茸 2 g(冲服)　肉桂 10 g　仙茅 15 g　仙灵脾 20 g
当归 10 g　赤芍 15 g　川芎 10 g　水蛭 6 g
地龙 20 g　泽兰 10 g　泽泻 10 g　马鞭草 20 g
黄柏 10 g　砂仁 10 g(后下)　炙甘草 6 g

用法:凉水浸泡 1 小时,连续煎煮 2 次,第一煎大火煮沸后小火煎 30 分钟,煎至 25 分钟加后下药,第二煎煮沸后小火煎 25 分钟,合并 2 次滤液 300 ~400 毫升,分 2 次温服(早晚饭后 1 ~2 小时服用),鹿茸每次冲服 1g,每日 1 剂。

2010年10月15日复诊：上方随证加减治疗3个多月，诸症减轻，舌底络脉瘀暗已基本消退。尚有肢体乏力，腰膝酸困。尿常规检查：蛋白+。24小时尿蛋白定量：1.9 g。继以补益脾肾，固肾涩精治之。

处方：生晒参12 g　鹿茸2 g（冲服）　肉桂10 g　山萸肉10 g
当归10 g　炒白芍15 g　菟丝子20 g　金樱子20 g
芡实30 g　沙苑子30 g　黄柏10 g　砂仁10 g（后下）
陈皮10 g　炙甘草6 g

用法：同本案复诊用法。

2011年3月18日复诊：上方随证加减治疗5个月。患者自感身体康复，无明显不适。多次尿常规检查未见异常。24小时尿蛋白定量：0.35 g。

按语：膜性肾病多属虚实错杂，本虚标实为患。本虚多为肾气虚弱，或肾阳虚弱，或脾肾阳虚，脾肾气虚；标实多与水湿停留，瘀血阻络有关。病情多标本并重，所以治疗多标本同治。从治本而言，温补脾肾常贯穿于病程始终；从治标来说，利水祛湿，化瘀通络为常用之法。本案患者十年前曾患慢性肾小球肾炎，自述服用中药2年，治愈。8年后又发水肿，经肾穿刺确诊为膜性肾病。开始来诊时证系阳虚水停，瘀血阻络。因肾阳虚弱，开阖失司，水湿停聚；封藏失司，精微漏出；阴盛寒凝，络脉瘀阻所致。治疗先以温补肾阳，利水消肿为法。经4个月的辨证调治，水肿消退，但阳虚络阻仍存，故以温补肾阳，活血化瘀为法治之。又经3个多月的随证调治，诸症减轻，舌底络脉瘀暗基本消退，但仍有蛋白尿漏出，为瘀血阻络消退，肾虚失藏仍存，故改以补益脾肾，固肾涩精治之。后经5个月的辨证治疗，患者自感身体康复，无明显不适，多次尿常规检查未见异常。

阳虚水湿瘀血案2

张某,男,43岁。2011年6月2日初诊。

主诉:肢体浮肿3月余。

患者于2011年2月10日感冒,1周后发现肢体浮肿,在当地尿常规检查:蛋白+++。转至河南省某医院诊治。肾穿刺病理诊断为:"膜性肾病"。医生主张用激素治疗,因患者听说服用激素会造成股骨头坏死等副作用,故对激素抵触,不愿意接受激素治疗,转投中医。来诊时,肢体浮肿,双下肢中度指陷性水肿,肌肤甲错,畏寒肢冷,四肢不温,腰酸乏力,不思饮食,大便稀溏,小便量少,舌暗红体胖,苔薄白,舌底络脉瘀暗,脉沉细。尿常规检查:蛋白+++,红细胞:2~3个/HP。24小时尿蛋白定量:5.3 g。血生化检查:白蛋白35.6 g,总胆固醇7.1 mmol/L,三酰甘油3.2 mmol/L。查血压:130/76 mmHg。西医诊断:膜性肾病。中医诊断:水肿。中医辨证:阳虚水停,瘀血阻络。中医病机:脾肾阳虚,运化、开阖失司,水湿停聚;肾失封藏,精微漏出;阴盛寒凝,络脉瘀阻。治法:温补脾肾,利水祛湿。方用理中丸合五苓散加减。

处方:生晒参15 g　生白术15 g　干姜10 g　淡附子15 g(先煎)
桂枝10 g　云茯苓20 g　猪苓15 g　泽泻10 g
牡丹皮10 g　玉米须30 g　六月雪15 g

用法:凉水加入淡附子煎1小时。其余药凉水浸泡1小时,煮沸后加入淡附子及煎液,连续煎煮2次,每次煮沸后小火煎30分钟,合并2次滤液300~400毫升,分2次温服(早晚饭后1~2小时服用),每日1剂。

2011年5月19日复诊:上方随证加减服用3个月,水肿消退,但舌底络脉仍瘀暗。尿常规检查:蛋白+++。24小时尿蛋白定量:5.7 g。治疗继以温补脾肾,化瘀通络为法。

处方:黄芪30 g　党参15 g　炒白术15 g　云茯苓20 g
鹿茸2 g(冲服)　肉桂10 g　全蝎10 g　蜈蚣2条
当归15 g　益母草30 g　泽兰10 g　泽泻10 g

用法:凉水浸泡1小时,连续煎煮2次,第一煎大火煮沸后小火煎30分钟,第二煎煮沸后小火煎25分钟,合并2次滤液300~400毫升,分2次温服(早晚饭后1~2小时服用),鹿茸每次冲服1 g,每日1剂。

2011年9月22日复诊:上方随证加减服用4个月,舌底络脉瘀暗消退,但自感肢体乏力,腰膝酸困。尿常规检查:蛋白+。24小时尿蛋白定量:1.2 g。继以补益脾肾,固肾涩精治之。

处方:黄芪30 g　生晒参12 g　鹿茸2 g(冲服)　肉桂10 g
当归10 g　炒白芍15 g　菟丝子20 g　金樱子20 g
芡实30 g　沙苑子30 g　黄柏10 g　砂仁10 g(后下)
陈皮10 g　炙甘草6 g

用法:凉水浸泡1小时,连续煎煮2次,第一煎大火煮沸后小火煎30分钟,煎至25分钟加后下药,第二煎煮沸后小火煎25分钟,合并2次滤液300~400毫升,分2次温服(早晚饭后1~2小时服用),鹿茸每次冲服1 g,每日1剂。

2012年3月22日复诊:上方随证加减服用6个月。自感无明显不适。尿常规检查未见异常。24小时尿蛋白定量:0.17 g。

按语:膜性肾病多见于中老年人。中医药对膜性肾病的治疗,在消除水肿,减少蛋白尿,调节免疫功能等方面均有一定的疗效。本案开始来诊

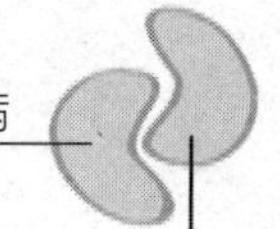

时证属阳虚水停，瘀血阻络。因脾肾阳虚，运化、开阖失司，水湿停聚；肾失封藏，精微漏出；阴盛寒凝，络脉瘀阻所致。治疗先以温补脾肾，利水祛湿为法。经3个月的辨证调治，水肿消退，阳虚络阻仍存。改以温补脾肾，化瘀通络为法治之。经4个月的辨证调治，舌底络脉瘀暗消退，但自感肢体乏力，腰膝酸困，仍有蛋白尿漏出，此乃瘀血阻络消退，肾虚失藏仍存。故改以补益脾肾，固肾涩精法治之。经6个月的随证治疗，患者自感未有不适，多次尿常规检查未见异常。本案治疗大致分了三个阶段：第一阶段在温补脾肾的基础上，通利水道、利水消肿。待水肿渐消后，进入第二阶段，在温补脾肾的基础上活血化瘀，散结通络。待瘀祛络通，蛋白尿明显消退后，进入第三阶段，在温补脾肾基础上固肾涩精，以进一步巩固疗效，增强脾肾的功能，收到了良好的效果。

【验方集锦】

膜性补气化瘀汤

组成：黄芪30 g　当归12 g　川芎10 g　泽兰10 g　水蛭6 g　地龙20 g　乌梢蛇10 g　泽泻10 g　三七粉3 g（冲服）　甘草6 g

用法：参见“慢肾燥清汤”，三七粉每次冲服1.5g。

功效：补气化瘀，通络消肿。

主治：膜性肾病。证系肾气虚弱，瘀血阻络，水湿停留。临床表现为面浮肢肿，迁延日久，形体困倦，腰膝酸困，疲于行走，肌肤甲错或见红丝赤缕，腰腿疼痛，尿常规检查有大量蛋白尿或有红细胞尿，肾穿刺病理诊断为膜性肾病，舌暗红、体胖、边有齿痕，苔薄白，舌底络脉瘀暗，脉细尺弱。

方解：“膜性补气化瘀汤”是通过补气化瘀，通络消肿作用，治疗膜性

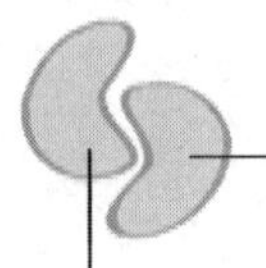

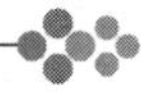

肾病的方剂。膜性肾病多表现为肾病综合征,多发于中老年人,病情进展较缓慢。本方证为肾气虚弱,瘀血阻络,水湿停留证。由于水湿停留,则面浮肢肿;肾为元气之根,腰为肾之府,肾气虚弱,功能活动减弱,则形体困倦,腰膝酸困,疲于行走;瘀血阻络,则见肌肤甲错或见红丝赤缕;瘀血阻络,不通则痛,则腰腿疼痛;肾气虚弱,封藏失司,或瘀血阻于肾络,肾失封藏之职,则尿常规检查有大量蛋白尿或红细胞尿;舌暗红、体胖、边有齿痕,苔薄白,舌底络脉瘀暗,脉细尺弱均为肾气虚弱,瘀血阻络,水湿停留之征象。治疗宜补气化瘀,通络消肿。方用黄芪补气消肿为君药,中药药理研究:黄芪有消除实验性肾炎蛋白尿、增强机体免疫功能、清除自由基、降血压、降血脂、降低血小板黏附力、减少血栓形成、增强造血功能、延缓衰老等作用。用当归、川芎、泽兰活血化瘀,共为臣药。中药药理研究:当归有促进造血功能、抗血栓形成、降血脂、增强免疫功能等作用;川芎有扩张血管、改善微循环、抗心肌缺血、抗脑缺血、抗血栓形成、延缓慢性肾损害等作用;泽兰有改善微循环障碍、改善血液流变、降低血液黏度、降低纤维蛋白原含量、利尿等作用。用水蛭、地龙、乌梢蛇、三七粉、泽泻以化瘀通络,利水消肿,共为佐药。水蛭破血逐瘀,通络消癥;地龙通络利尿;乌梢蛇通络祛风;三七粉散瘀止血,以防活血太过而破血;泽泻利水渗湿,泄热消肿。中药药理研究:水蛭有抗血栓形成、抗凝、改善血液流变学和微循环、降血脂等作用;地龙有抗血栓、降血压、增强免疫功能等作用;乌梢蛇有抗炎、镇痛、镇静等作用;三七有止血、抗血栓、促进造血、扩血管、降血压、抗动脉粥样硬化等作用;泽泻有利尿、抗肾结石、抗炎、降血脂、抗动脉粥样硬化、抗血小板聚集、抗血栓、降血压等作用。用炙甘草益气和中,调和诸药为使药。甘草的中药药理研究参见“慢肾燥清汤”。诸药配伍,补气行血,活中有止,通中有利,共奏补气化瘀,通络消肿之功效。

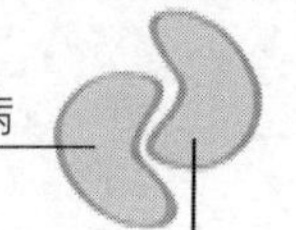

膜性温肾利水汤

组成:淡附子 15 g(先煎)　桂枝 10 g　生晒参 12 g　泽泻 10 g　车前子 30 g　玉米须 30 g　水蛭 10 g　炙甘草 6 g

用法:淡附子和其余药分别用凉水浸泡 1 小时,先煎淡附子 1 小时,再入其余药,连续煎煮 2 次,每次煮沸后小火煎 30 分钟,合并 2 次滤液 300 ~ 400 毫升,分 2 次早晚温服。

功效:温肾助阳,利水消肿,逐瘀通络。

主治:膜性肾病。证系肾阳虚弱,水湿停留,瘀血阻络。临床表现为肢体乏力,形寒肢冷,全身浮肿,迁延日久,小便短少,肌肤甲错或见红丝赤缕,腰腿疼痛,尿常规检查有大量蛋白尿或红细胞尿,肾穿刺病理诊断为膜性肾病,舌淡红、体胖、边有齿痕,苔薄白,或舌底络脉瘀暗,脉沉细。

方解:“膜性温肾利水汤”是通过温肾助阳,利水消肿,逐瘀通络作用,治疗膜性肾病的方剂。膜性肾病多为本虚标实。本虚常见肾气虚弱、肾阳虚弱;标实多为水湿停留、瘀血阻络。治疗宜标本同治。本方证为肾阳虚弱,水湿停留,瘀血阻络。由于肾之阳气虚弱,形体失于温养,则肢体乏力,形寒肢冷;水湿停留,泛滥于肌肤,则全身浮肿;肾阳虚弱,失其主水之职,气化不利,则小便短少;瘀血阻络,则见肌肤甲错或见红丝赤缕;瘀血阻于肾络,不通则痛,则腰腿疼痛;肾阳虚弱,封藏失司,或瘀血阻于肾络,肾失封藏之职,则尿常规检查有大量蛋白尿或红细胞尿;舌淡红、体胖、边有齿痕,苔薄白,或舌底络脉瘀暗,脉沉细均为肾阳虚弱,水湿停留,瘀血阻络之征象。治疗宜温肾助阳,利水消肿,逐瘀通络。方用淡附子为君药,以温肾助阳。中药药理研究:淡附子有扩张血管、增加血流量、增强肾上腺皮质系统功能、增强免疫功能、提高对缺氧的耐受能力等作用。用桂枝、生晒参以温补阳气,协助君药温肾助阳,共为臣药。桂枝温经通阳;生晒参大补元气。中药药理研究:桂枝有扩张血管促发汗、镇痛、抗过敏、改善微循环、抗

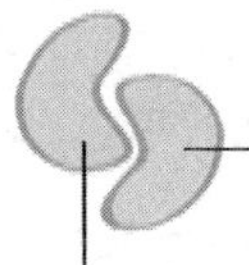

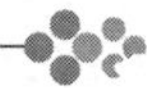

凝血酶等作用;生晒参有增强机体免疫功能、降血脂、清除自由基、降血压、增强造血功能等作用。用泽泻、车前子、玉米须、水蛭以利水消肿,逐瘀通络,共为佐药。泽泻利水渗湿;车前子利水通淋;玉米须利尿退肿;水蛭逐瘀通络。中药药理研究:泽泻有利尿、抗肾结石、抗炎、降血脂、抗动脉粥样硬化、抗血小板聚集、抗血栓、降血压等作用;车前子有利尿、抗病原体、降血脂、降血压等作用;玉米须有利尿、降血压、降血糖、降血脂、缓解肾炎蛋白尿等作用;水蛭有抗血栓形成、抗凝、改善血液流变学和微循环、降血脂等作用。用炙甘草益气和中,调和诸药为使药。甘草的中药药理研究参见“慢肾燥清汤”。诸药配伍,温中有利,补中有通,共奏温肾助阳,利水消肿,逐瘀通络之功效。

七、系膜增生性肾小球肾炎

【概要】 系膜增生性肾小球肾炎(MsPGN)是一组以弥漫性肾小球系膜细胞增生及不同程度系膜基质增多为主要特征的肾小球疾病。可分为IgA肾病和非IgA系膜增生性肾小球肾炎两类。本病在我国发病率较高,约占原发性肾病综合征的30%,显著高于西方国家。本病男性多于女性,好发于青少年。约50%患者有前驱感染,可于上呼吸道感染后急性起病,甚至表现为急性肾炎综合征。本组疾病中,非IgA系膜增生性肾小球肾炎患者约50%表现为肾病综合征,约70%伴有血尿;而IgA肾病患者几乎均有血尿,约15%出现肾病综合征。由于IgA肾病设有专篇,所以本节主要介绍非IgA系膜增生性肾小球肾炎的案例。

【诊断要点】 系膜增生性肾小球肾炎的诊断:主要依靠肾活检。

【辨治要点】 系膜增生性肾小球肾炎临床以湿热毒蕴、瘀血阻络和肾阴虚弱、气阴虚弱、肾气虚弱证为多。治疗常用清利湿热、清热解毒、活血通络、补益气阴、补益肾气等法。联合激素治疗者参见肾病综合征“辨治要点”。

【验案选编】

湿热毒蕴案1

岳某某,男,23岁。2013年5月24日初诊。

主诉:肢体浮肿2年余。

患者于2年前因水肿到河南省某医院就诊,经肾穿刺,病理诊断为系膜增生性肾小球肾炎,给予醋酸泼尼松治疗1年,无明显效果,后又用麦考酚吗乙酯、雷公藤多苷片等药,病情时好时差。来诊时,肢体浮肿,下肢指陷性水肿,口干咽痛,咳嗽痰黄,肢体乏力,舌淡红,苔黄腻,脉浮细数。尿常规检查:蛋白+++,潜血+++,红细胞25个/HP。血生化检查:总蛋白57.8 g/L,白蛋白31.6 g/L,总胆固醇5.83 mmol/L,三酰甘油2.02 mmol/L。西医诊断:系膜增生性肾小球肾炎。中医诊断:①水肿;②咳嗽。中医辨证:水湿停留,湿热毒蕴,正虚外感。中医病机:水湿郁久化热、化毒,水湿热毒壅于肌肤经隧,水湿伤气,毒热伤阴,气阴虚弱,卫外失固,外感风热,肺失宣降。治法:疏散风热,宣肺止咳。方用蝉菊散合桑菊饮加减。

处方:蝉蜕10 g　菊花10 g　桑叶15 g　连翘15 g
金银花15 g　薄荷10 g　杏仁10 g　芦根20 g
桔梗10 g　浙贝母10 g　炒黄芩10 g　甘草6 g

用法:同急性肾小球肾炎风水案初诊处方用法。

2013年5月31日复诊:上方服用1周,咽痛、咳嗽、痰黄等症消退,仍有口干,肢体浮肿,舌苔薄,黄腻,脉细数。尿常规检查:蛋白+++,潜

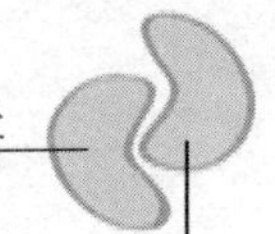

血+++，红细胞35个/HP。治法：清化湿热，祛风解毒。方用自拟系膜清化解毒汤加减。

处方：黄柏15 g　焦栀子10 g　萆薢15 g　独活10 g
荆芥10 g　防风10 g　炒苍术15 g　土茯苓30 g
蒲公英20 g　生地黄10 g　玉米须30 g　泽泻10 g

用法：同慢性肾小球肾炎阴虚湿热毒瘀案初诊处方用法。

2013年10月25日复诊：上方随证加减服用5个月，肢体浮肿明显好转，尚有身体乏困，舌苔薄腻，脉细数尺弱。尿常规检查：蛋白+，潜血+。继以调补气阴，清化湿热，益肾固肾为法。方用参芪地黄汤、五淋散合封髓丹加减。

处方：生晒参10 g　黄芪30 g　生地黄15 g　山萸肉10 g
怀山药15 g　牡丹皮10 g　泽泻10 g　云茯苓15 g
当归10 g　赤芍15 g　焦栀子10 g　黄柏10 g
芡实30 g　金樱子20 g　砂仁10 g(后下)　炙甘草6 g

用法：凉水浸泡1小时，连续煎煮2次，第一煎大火煮沸后小火煎30分钟，煎至25分钟加后下药，第二煎煮沸后小火煎25分钟，合并2次滤液300～400毫升，分2次温服(早晚饭后1～2小时服用)，每日1剂。

2014年5月23日复诊：上方随证加减服用7个月，水肿等症消退。多次尿常规检查未见异常。血生化检查：总蛋白62.5 g/L，白蛋白40.8 g/L，总胆固醇5.12 mmol/L，三酰甘油1.97 mmol/L。

按语：系膜增生性肾小球肾炎，病情多以湿热为主，因湿热而病情缠绵，因湿热用激素而不太敏感。下焦湿热不仅会阻遏气机，致气不化水造成水肿；也会因湿热内扰致肾脏封藏失司，出现蛋白尿；也可因湿热内扰，热伤肾络,出现血尿。本案证属水湿停留,湿热毒蕴,正虚外感。因水湿郁久化热、化毒,水湿热毒壅于肌肤经隧,水湿伤气,毒热伤阴,气阴虚弱,卫外失固,外感风热,肺失宣降所致。患者来诊时合并外感风热,本着《金匮要略·脏腑经络先后病脉证第一》:"夫病痼疾,加以卒病,当先治其卒病,后乃治其痼疾也。"所以,先以疏散风热,宣肺止咳治其卒病外感;外感症状消退后,继以清化湿热,祛风解毒为法治其湿热毒蕴之标实。经5个月的调治,湿热毒邪逐渐清解,邪去正虚,继以调补气阴,清化湿热,益肾固肾为法,以治本为主,兼以清化湿热,巩固治其标实。后经7个月的调治,水肿等症完全消退,多次尿常规、血生化检查等均未见异常。

湿热毒蕴案2

孙某某,女,32岁。2013年5月14日初诊。

主诉:腰痛2年余。

患者2年前感冒、发热1周后出现腰痛,肢体轻度浮肿,尿常规检查:蛋白+,潜血+。在当地服用中西药物治疗,未见明显好转。到河南省某医院诊治,经肾穿刺,病理诊断为系膜增生性肾小球肾炎,医生建议用激素治疗,患者不愿服用激素转投中医。来诊时,腰痛,腰部酸困,下肢轻度指陷性水肿,肢体困乏,尿色黄赤,口干不多饮,胸脘痞闷,舌淡红,苔黄腻,脉濡数。血压:140/96 mmHg。尿常规检查:蛋白+++,潜血++,红细胞2~3个/HP。查血脂:三酰甘油2.02 mmol/L,低密度脂蛋白胆固醇2.92 mmol/L。肝肾功能检查未见异常。西医诊断:系膜增生性肾小球肾炎。中医诊断:①腰痛;②水肿。中医辨证:湿热毒蕴,肾虚水停。中医病机:水湿郁久化热、化毒,水湿热毒壅于肌肤经隧,水湿伤气,毒热伤阴,气阴虚弱。治法:清化湿热,解毒利水。方用自拟系膜清化解毒汤加减。

处方:黄柏15 g　焦栀子10 g　萆薢15 g　独活10 g

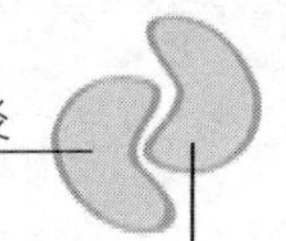

荆芥 10 g　防风 10 g　炒苍术 15 g　土茯苓 30 g
蒲公英 20 g　生地黄 10 g　玉米须 30 g　车前子 30 g
云茯苓 20 g　白蔻仁 10 g

用法：同慢性肾小球肾炎阴虚湿热毒瘀案初诊处方用法。

2013 年 12 月 24 日复诊：上方随证加减调治 7 个月，下肢浮肿消退，腰痛、胸脘痞闷等症明显好转。血压：140/84 mmHg。尿常规检查：蛋白 +，潜血 +。查血脂：三酰甘油 1.52 mmol/L，低密度脂蛋白 1.24 mmol/L。治法：补益气阴，固摄肾精。方用生脉饮、水陆二仙丹合桑螵蛸散加减。

处方：生晒参 12 g　麦冬 10 g　芡实 20 g　金樱子 20 g
桑螵蛸 10 g　炙远志 10 g　石菖蒲 10 g　茯神 15 g
当归 10 g　玉米须 30 g

用法：同慢性肾小球肾炎阴虚湿热毒瘀案初诊处方用法。

2014 年 4 月 22 日复诊：上方随证加减服用 4 个月，肢体困乏等症消退。多次尿常规检查未见异常；血生化检查各项指标均在正常范围。

按语：腰为肾之府，腰部酸困、疼痛是慢性肾病常见的症状。在临床辨证过程中经常把持续的腰部酸困、疼痛作为肾虚的主要症状，而单纯应用补肾的方法又往往乏效。实际上慢性肾病的腰痛多数都不是肾虚引起的，而是湿热郁阻经络或瘀血阻络，致经络闭阻不通所致。本案系膜增生性肾小球肾炎证属湿热毒蕴，肾虚水停。因水湿郁久化热、化毒，水湿热毒壅于肌肤经络，水湿伤气，毒热伤阴，气阴虚弱所致。先以清化湿热，解毒利水为法以治其标。经 7 个月辨证调治，湿热毒邪清解，腰痛等症明显好转，尿常规检查仍有蛋白、潜血。此乃邪去正虚，肾失封藏，继以补益气阴，固摄肾精为法以扶正固本。又经 4 个月的辨证调治，肢体困乏等症消退。多次尿常规检查未见异常。血生化检查各项指标均在正常范围。

【验方集锦】

系膜清化解毒汤

组成：黄柏 15 g　焦栀子 10 g　萆薢 15 g　独活 10 g　防风 10 g　炒苍术 15 g　土茯苓 30 g　蒲公英 20 g　生地黄 10 g

用法：同"慢肾燥清汤"。

功效：清化湿热，祛风解毒。

主治：系膜增生性肾小球肾炎。证系湿热毒蕴，肾失封藏。临床表现为小便短赤，肢体浮肿，口干口黏，或痤疮疖肿，大便黏滞不畅，尿常规检查有蛋白尿和/或血尿，肾穿刺病理诊断为系膜增生性肾小球肾炎，舌质红，苔黄腻，脉滑数。

方解："系膜清化解毒汤"是通过清化湿热，祛风解毒作用，治疗系膜增生性肾小球肾炎的方剂。系膜增生性肾小球肾炎临床以湿热毒蕴证为多见，尿常规检查往往蛋白尿与血尿并见。本方证为湿热毒蕴，肾失封藏。由于湿热毒邪蕴结下焦，气化不利，则小便短赤；湿热毒邪蕴结下焦，肾失主水之职，水湿停留，则肢体浮肿；湿热毒邪蕴结下焦，火热上炎，热伤津液，则口干口黏；湿热毒邪郁结皮肤，则见痤疮疖肿；湿热毒邪郁阻于大肠，则大便黏滞不畅；湿热毒内扰，肾失封藏，精微漏出，则见蛋白尿；也可因热毒内扰伤及肾络，而见血尿。舌质红，苔黄腻，脉滑数均为湿热毒蕴之象。治疗宜清化湿热，祛风解毒。方用黄柏善祛下焦之湿热，为君药。中药药理研究：黄柏有抗病原体、抗病毒、抗炎、解热、降压等作用。用焦栀子、萆薢为臣药，协助黄柏清化湿热。焦栀子清泄三焦湿热；萆薢清利湿浊。中药药理研究：栀子有抗病原体、抗炎、解热、镇静催眠等作用；萆薢有抗动脉粥样硬化、扩张末梢血管、降血压、抗菌消炎、提高机体免疫力、降尿酸、抗痛风等作用。用独活、防风、炒苍术、土茯苓、蒲公英、生地黄六药共为佐药。其中独活、防风祛风胜湿；炒苍术健脾燥湿；土茯苓解毒除湿；蒲公英解毒利湿；因湿热毒邪易于伤阴，故用生地黄养阴生津，清热凉血，以防止毒热伤阴。中药药理研究：独活有抗炎、镇痛、镇静、抑制血小板聚集、降血压等作用；防风有解热、抗菌、抗病毒、镇痛、镇静、抗炎、抗过敏、增强机体免疫功能等作用；苍术有调整肠胃运动功能、抑菌、降血糖、抗缺氧等作用；土茯苓有利尿、细胞免疫抑制、解毒、抗血栓等作用；蒲公英有抗病原体、抗病毒等作用；生地黄有抑制皮肤真菌、利尿、降血糖、止血等作用。诸药配伍，集化湿、利湿、胜湿、燥湿、除湿等于一体，共奏清化湿热，祛风解毒之功。

八、局灶节段性肾小球硬化

【概要】局灶节段性肾小球硬化(FSGS)是儿童和成人肾病综合征常见的原发性肾小球疾病,以部分肾小球(局灶)及其毛细血管襻的部分小叶(节段)发生硬化性病变为病理特点的临床综合征。本病好发于青少年男性,多为隐匿起病,部分病例可由微小病变型肾病转变而来。本病占原发性肾病综合征的5%～10%。大量蛋白尿及肾病综合征表现为其主要临床特点(发生率可达50%～75%),约3/4患者伴有血尿。本病确诊时约半数患者有高血压,约30%的患者有肾功能减退。本病分为原发性和继发性两类,后者可继发于全身疾病和其他病理类型的原发性肾小球疾病。

【诊断要点】局灶节段性肾小球硬化的诊断:主要依靠肾活检。

【辨治要点】局灶节段性肾小球硬化临床以湿热毒蕴、痰瘀互结、瘀血阻络和气阴虚弱、肝肾阴虚、脾肾气虚证为多。治疗常用清利湿热、清热解毒、化痰散结、活血通络、补益气阴、滋补肝肾、健脾补肾等法。联合激素治疗者参见肾病综合征的“辨治要点”。

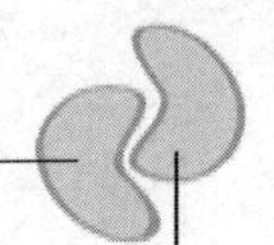

【验案选编】

水湿热瘀案 1

赵某某,女,46 岁。2012 年 8 月 9 日初诊。

主诉:肢体浮肿半年,加重 2 周。

患者有高血压病史 2 年余,半年前发现肢体浮肿。曾到河南省某医院诊治,肾穿刺病理诊断为局灶性节段性肾小球硬化。住院治疗 4 周,浮肿、蛋白尿未见明显好转而出院(具体用药不祥)。来诊时,肢体浮肿,下肢指陷性水肿,肢体乏力,腰膝酸困,头昏,口干,食欲不振,大便稀溏,舌淡红,苔薄黄,舌底络脉瘀暗,脉细弱。尿常规检查:潜血 + +,蛋白 + +,红细胞 +。24 小时尿蛋白定量:4.9 g。测血压:160/95 mmHg。西医诊断:局灶性节段性肾小球硬化。中医诊断:水肿。中医辨证:水湿热瘀,脾肾虚弱。中医病机:脾肾虚弱,水湿停留,郁久化热、化毒,湿热壅滞,血行受阻,瘀血阻络。治法:补中益气,利水消肿,解毒通络。方用补中益气汤、五淋散合五味消毒饮加减。

处方:黄芪 40 g　党参 15 g　土白术 12 g　陈皮 10 g
柴胡 10 g　升麻 5 g　当归 10 g　赤芍 10 g
焦栀子 10 g　玉米须 30 g　丝瓜络 15 g　云茯苓 20 g
金银花 15 g　蒲公英 20 g　紫花地丁 20 g　甘草 6 g

用法:同慢性肾小球肾炎阴虚湿热毒瘀案初诊处方用法。

2013 年 1 月 24 日复诊:上方随证加减服用 5 月余,肢体浮肿消退,食欲不振等症明显好转,尚有肢体乏力、腰膝酸困、舌底络脉瘀暗等症。尿常

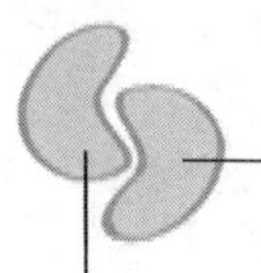

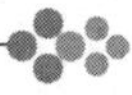

规检查:潜血 +,蛋白 + +,红细胞 6 个/HP。24 小时尿蛋白定量:1.6 g。治法:益气活血,清热利湿。方用自拟局灶益气活血清利汤加减。

处方:生晒参 12 g　炒白术 15 g　云茯苓 15 g　当归 10 g
炒白芍 15 g　川芎 10 g　泽兰 10 g　益母草 20 g
石韦 15 g　玉米须 30 g　黄柏 10 g　砂仁 10 g(后下)
土茯苓 30 g　炙甘草 6 g

用法:凉水浸泡 1 小时,连续煎煮 2 次,第一煎大火煮沸后小火煎 30 分钟,煎至 25 分钟加后下药,第二煎煮沸后小火煎 25 分钟,合并 2 次滤液 300 ~400 毫升,分 2 次温服(早晚饭后 1 ~2 小时服用),每日 1 剂。

2013 年 9 月 26 日复诊:上方随证加减服用 8 个月,自感精力充沛,饮食正常。多次尿常规检查未见异常。24 小时尿蛋白定量:0.21 g。随访 3 个月正常。

按语:局灶性节段性肾小球硬化是以部分肾小球(局灶)及其毛细血管襻的部分小叶(节段)发生硬化性病变为病理特点的临床综合征。本病多隐匿起病,以蛋白尿为首发症状,多数患者预后较差。依据其临床表现可归属于中医“水肿”“腰痛”“尿浊”等范畴。其证候表现多种多样、错综复杂,但亦不外乎本虚标实:标实以湿热毒蕴、痰瘀互结、瘀血阻络为多;本虚以气虚、阴虚、气阴虚弱证为常见。临床上病有标本、缓急、间甚,治有急缓、先后、逆从。本案中医辨证为水湿热瘀,脾肾虚弱。因病久正虚,脾肾虚弱,水湿停留,郁久化热、化毒,湿热壅滞,血行受阻,瘀血阻络所致。由于脾胃为后天之本,气血生化之源,关系到机体水湿的运化,也关系到药物的吸收、输布及其作用的发挥。所以从脾胃入手治疗,先以补中益气,利水消肿,解毒通络为法。经 5 个月辨证调治,脾胃健运、水湿热毒清解,但气虚络阻仍存,故治疗以益气活血,清热利湿为法治之。又经辨证调治 8 个月,患者自感精力充沛,饮食正常。多次尿常规检查未见异常。

水湿热瘀案2

陈某某，女，35岁。2012年10月12日初诊。

主诉：肢体浮肿4个月，加重1周。

患者感冒、发热后1周，发现肢体浮肿。到河南省某医院治疗，肾穿刺病理诊断为：局灶性节段性肾小球硬化。住院治疗4周，未用激素治疗，病情未见明显好转。来诊时，患者下肢轻度指陷性水肿，腰部疼痛，腰膝酸困，肢体困乏，夜尿频数，心烦多梦，口干，舌淡红，苔薄黄腻，舌底络脉瘀暗，脉濡滑尺弱。尿常规检查：潜血+++，蛋白+++。24小时尿蛋白定量：3.2 g。血压：130/85 mmHg。西医诊断：局灶性节段性肾小球硬化。中医诊断：①水肿；②腰痛。中医辨证：水湿热瘀，肾气虚弱。中医病机：素体肾虚，湿热蕴结，气化失司，水湿停留，湿热壅滞，血行受阻，瘀血阻络。治法：清化湿热，利水消肿。方用四妙丸合荆防败毒散加减。

处方：黄柏10 g　炒苍术10 g　炒薏苡仁20 g　怀牛膝10 g
荆芥10 g　防风10 g　羌活10 g　独活10 g
川芎10 g　柴胡10 g　前胡10 g　云茯苓20 g
玉米须30 g　甘草6 g

用法：同慢性肾小球肾炎阴虚湿热毒瘀案初诊处方用法。

2013年1月18日复诊：上方随证加减服用3个月，腰痛完全控制，肢体浮肿明显好转，但仍腰膝酸困，肢体困乏，舌底络脉瘀暗。尿常规检查：潜血+，蛋白++。24小时尿蛋白定量：1.7 g。继以益气活血为法，兼以清热利湿。方用自拟局灶益气活血清利汤加减。

处方：生晒参12 g　炒白术15 g　云茯苓15 g　当归10 g

炒白芍 15 g　川芎 10 g　泽兰 10 g　益母草 20 g

石韦 15 g　玉米须 30 g　黄柏 10 g　砂仁 10 g(后下)

芡实 30 g　炙甘草 6 g

用法:凉水浸泡 1 小时,连续煎煮 2 次,第一煎大火煮沸后小火煎 30 分钟,煎至 25 分钟加后下药,第二煎煮沸后小火煎 25 分钟,合并 2 次滤液 300～400 毫升,分 2 次温服(早晚饭后 1～2 小时服用),每日 1 剂。

2013 年 7 月 26 日复诊:上方随证加减服用 6 个月,腰痛、水肿、肢体困乏等症消退,舌底络脉瘀暗消失。多次尿常规检查未见异常。24 小时尿蛋白定量:0.38 g。

按语:本案局灶性节段性肾小球硬化因感冒、发热而诱发。由于素体肾气虚弱,湿热蕴结,外感后邪气循经内陷,与体内蕴结的湿热邪气交结,正邪交争,引发疾病。因湿热蕴结,气化失司,水湿停留,则肢体浮肿,下肢指陷性水肿;因湿热蕴结,湿郁热阻,致络脉不通,则腰部疼痛,腰膝酸困,舌底络脉瘀暗;因湿热蕴结、瘀血阻络,伤及于肾,致肾失封藏,则见蛋白尿、潜血等。治疗宜清化湿热,利水消肿,化瘀通络,补益肾气。本着急则治其标,缓则治其本的原则,先以清化湿热,利水消肿为法治其标,以祛湿热、水湿之邪。经 3 个月的辨证治疗,患者水湿停留、湿热阻络好转,但尚有气虚络阻。治疗改以益气活血为主,兼以清热利湿,以益气扶正治其本,活血化瘀、清利湿热治其标。经 9 个月的辨证论治,腰痛、水肿、肢体困乏等症消退,舌底络脉瘀暗消失。多次尿常规检查均未见异常。24 小时尿蛋白定量:0.38 g。

水湿热瘀案 3

马某某,女,33 岁。2013 年 4 月 9 日初诊。

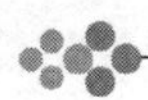

主诉：下肢水肿3月余。

患者于2013年1月初咽痛、咳嗽，10天后发现肢体浮肿，尿常规检查：蛋白++。到河南省某医院就诊，肾穿刺病理诊断为：局灶性节段性肾小球硬化。住院治疗2周，病情未见好转，因患者惧怕激素的副作用而未用激素治疗。来诊时，患者肢体浮肿，下肢明显指陷性水肿，肢体困乏，腰部酸困，腰痛，眩晕，心悸，气短，口干，小便短赤，舌淡红体胖，苔薄黄腻，舌底络脉瘀暗，脉沉滑。查血压：160/98 mmHg。尿常规检查：潜血+++，蛋白+++。24小时尿蛋白定量：4.6 g。血生化检查：总蛋白59.2 g/L，白蛋白32.5 g/L，总胆固醇6.78 mmol/L，三酰甘油2.63 mmol/L，高密度脂蛋白胆固醇1.60 mmol/L，低密度脂蛋白胆固醇3.87 mmol/L。西医诊断：局灶性节段性肾小球硬化。中医诊断：①水肿；②腰痛。中医辨证：水湿热瘀，心肾气虚。中医病机：心肾虚弱，水湿停留，郁久化热，湿热壅滞，血行受阻，瘀血阻络。治法：补气活血，利水消肿，清化湿热。方用自拟局灶益气活血清利汤加减。

处方：生晒参12 g　炒白术15 g　云茯苓15 g　当归10 g
　　　炒白芍15 g　川芎10 g　泽兰10 g　益母草20 g
　　　石韦15 g　玉米须30 g　猪苓15 g　炙甘草6 g

用法：同慢性肾小球肾炎阴虚湿热毒瘀案初诊处方用法。

2013年10月22日复诊：上方随证加减服用6个月，水肿、舌底络脉瘀暗基本消退，腰痛、心悸等明显好转，但仍有肢体困乏、腰部酸困等症。尿常规检查：潜血++，蛋白+。24小时尿蛋白定量：1.1 g。故治以补肾益精，固肾封藏。方用自拟慢肾补固汤加减。

处方：生晒参10 g　沙苑子20 g　山萸肉10 g　怀山药20 g
　　　牡丹皮10 g　云茯苓15 g　覆盆子20 g　芡实30 g
　　　金樱子20 g　黄柏12 g　砂仁10 g（后下）　菟丝子20 g

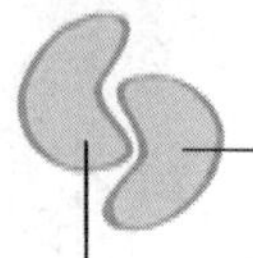

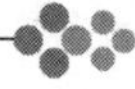

玉米须30 g　炙甘草6 g

用法：凉水浸泡1小时，连续煎煮2次，第一煎大火煮沸后小火煎30分钟，煎至25分钟加后下药，第二煎煮沸后小火煎25分钟，合并2次滤液300～400毫升，分2次温服（早晚饭后1～2小时服用），每日1剂。

2014年3月25日复诊：上方随证加减服用5个月，肢体困乏、腰部酸困等症缓解，未有其他不适。多次尿常规检查未见异常。24小时尿蛋白定量：0.19 g。生化检查各项指标均在正常范围。

按语：本案患者来诊时身体虚弱较重，除水肿外，尚有肢体困乏，心悸气短，舌底络脉瘀暗。辨证为水湿热瘀，心肾气虚。属本虚标实之证。因素体心肾虚弱，水湿停留，郁久化热，湿热壅滞，血行受阻，瘀血阻络所致。本虚以心肾气虚为主，标实以瘀血阻络，水湿泛滥，湿热毒蕴为重。治疗先以补气化瘀，利水消肿，清化湿热以标本同治。经6个月的调治，瘀血、水湿、湿热等邪逐渐消退，尿常规检查蛋白尿明显减少，但尚有肢体困乏、腰部酸困等症，乃邪去正虚，肾失封藏。故治疗改以补肾益精，固肾封藏为法。又经5个月的调治，肢体困乏、腰部酸困等症缓解。多次尿常规检查未见异常。24小时尿蛋白定量：0.19 g。生化检查各项指标均在正常范围。

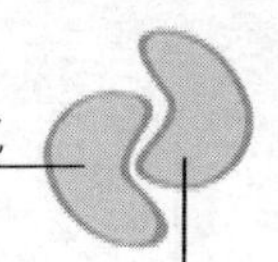

【验方集锦】

局灶益气活血清利汤

组成:生晒参 12 g　炒白术 15 g　云茯苓 15 g　当归 10 g　炒白芍 15 g　川芎 10 g　泽兰 10 g　益母草 20 g　石韦 15 g　玉米须 30 g　炙甘草 6 g

用法:同"慢肾燥清汤"。

功效:益气活血,清热利湿。

主治:局灶性节段性肾小球硬化。证系脾肾气虚,络脉瘀阻,湿热内蕴。临床表现为肢体乏力,腰膝酸困,头晕耳鸣,饮食减少,口干口黏,下肢轻度指陷性水肿,下肢皮肤有红丝赤缕或肌肤甲错,大便稀溏,尿常规检查有蛋白尿和/或血尿,肾穿刺病理诊断为局灶性节段性肾小球硬化,舌淡红,苔薄黄腻,舌底络脉迂曲瘀暗,脉细弱。

方解:"局灶益气活血清利汤"是通过益气活血,清热利湿作用,治疗局灶性节段性肾小球硬化的方剂。本方证为脾肾气虚,络脉瘀阻,湿热毒蕴。脾主四肢,腰为肾之府,肾开窍于耳。脾肾气虚,肢体、腰部、脑髓等失养,则肢体乏力,腰膝酸困,头晕耳鸣;脾气虚弱,失其运化、升清之职,则饮食减少,大便稀溏;湿热内蕴,热易上炎耗津,则口干口黏;脾气虚弱,不能正常运化水湿,水湿停留,或肾气虚弱,失其正常主水之职,水湿停留,则见下肢水肿;瘀血阻于下肢,则下肢皮肤有红丝赤缕或肌肤甲错;肾气虚弱,封藏失司,或瘀血阻于肾络,肾失封藏之职,或脾气虚弱,脾气下陷,精微不升而从下漏出。正如《灵枢·口问》"中气不足,溲便为之变",则尿常规检查有蛋白尿和/或有红细胞尿;舌淡红、苔薄黄腻、舌底络脉迂曲瘀暗、脉细弱均为脾肾气虚,络脉瘀阻,湿热内蕴之象。治疗宜益气活血,清热利湿。方用四君子汤(生晒参、白术、茯苓、炙甘草)补气健脾以补气。中药药理

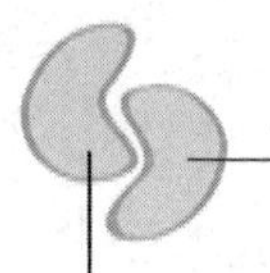

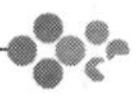

研究：四君子汤有调节胃肠道运动、促进消化和吸收、抗胃溃疡、抗胃肠黏膜损伤、改善肠道菌群失调、增强机体免疫功能、促进内分泌腺功能、促进造血功能、改善物质代谢和能量代谢、保肝、抑制血小板聚集等作用。用当归、炒白芍、川芎、泽兰、益母草以养血活血，化瘀通络。中药药理研究：当归有促进造血功能、抗血栓形成、降血脂、增强机体免疫功能等作用；白芍有镇痛、镇静、抗炎、抗血栓、调节免疫功能、抗应激等作用；川芎有扩张血管、改善微循环、抗血栓形成、延缓慢性肾损害等作用；泽兰有改善微循环障碍、改善血液流变、降低血液黏度、降低纤维蛋白原含量、利尿等作用；益母草有改善血液流变学、抗血栓形成、利尿、防治急性肾小管坏死，以及改善肾功能等作用。用石韦、玉米须清热利湿，消肿止血，以防化瘀伤络。中药药理研究：石韦有抗菌、抗病毒、降血压、降血糖、抗泌尿系感染、抗泌尿系结石等作用；玉米须有利尿、降血压、抗病原体、降血糖、降血脂、缓解肾炎蛋白尿等作用。诸药配伍，补中有活，活中有止，止中有利，共奏益气活血，清热利湿之功效。

九、IgA肾病

【概要】 IgA肾病(IgAN)是以IgA为主的免疫复合物沉积在肾小球系膜区为病理特征,以血尿为主要临床表现的肾小球肾炎,也是肾小球源性血尿最常见的病因。IgA肾病是目前世界范围内最常见的原发性肾小球疾病。本病亦可存在于多种疾病中,如过敏性紫癜、系统性红斑狼疮、HIV感染、强直性脊柱炎、酒精性肝硬化和某些肿瘤等,称之为继发性IgA肾病。此外还有家族性IgA肾病。本病占全部肾活检病例的10%~40%;占原发性肾小球疾病的20%~50%。其中亚洲地区发病率最高,占肾活检病例的30%~40%。IgA肾病也是我国最常见的肾小球疾病,已成为终末期肾病的重要病因之一。

【诊断要点】 IgA肾病的诊断:临床表现典型者,诊断并不困难。典型的临床表现为急性上呼吸道感染起病当天至3天,出现程度不等的肉眼血尿,持续数小时到数天,个别可达1周。肉眼血尿发生后,尿红细胞可消失,也可转为镜下血尿;少数患者有反复发作的特点。但确诊需依赖肾活检。诊断原发性IgA肾病时,必须排除紫癜性肾炎、狼疮性肾炎、肝源性肾小球硬化症、强直性脊柱炎等继发性IgA沉积的疾病后方可确诊。

【辨治要点】 IgA肾病多属本虚标实,虚实夹杂之证。本虚可见肾阴虚弱、肾气虚弱、气阴虚弱等;标实则有湿热毒蕴、热扰血络、瘀血阻络等。临床多按“尿血”和“虚劳”论治。治疗常用清利湿热、清热解毒、清热凉血、活血通络、滋补肾阴、补益气阴、健脾补肾、固肾摄精等法。联合激素治疗者参见肾病综合征的“辨证要点”。

【验案选编】

阴虚热伤血络案

张某,女,15岁。2010年7月13日初诊。

主诉:尿血3个月,时轻时重。

患者于3个月前发热,咽痛,1周后出现肉眼血尿,遂到河南省某医院住院治疗。经肾穿刺病理诊断为IgA肾病。经用抗生素、双嘧达莫、雷公藤多苷片等药治疗,病情时轻时重。来诊时,腰部酸困,形体消瘦,咽干颧红,手足心热,尿色红赤,舌质偏红,苔薄黄腻,脉细数。尿常规检查:潜血+++,蛋白+,红细胞86个/HP。西医诊断:IgA肾病。中医诊断:尿血。中医辨证:肾阴虚弱,毒热伤络。中医病机:肾阴虚弱,风热外袭,化毒循肺系伤肾,毒热内犯,灼伤肾与膀胱血络。治法:滋养肾阴,凉血止血,清热解毒。方用自拟凉血宁络汤加减。

处方:蒲黄15 g　滑石10 g　小蓟30 g　焦栀子10 g
槐花20 g　白茅根30 g　生地黄10 g　当归6 g
蒲公英20 g　女贞子15 g　甘草5 g

用法:同慢性肾小球肾炎阴虚湿热毒瘀案初诊处方用法。

2010年12月21日复诊:上方随证加减调治5个多月(加减法:尿热时加瞿麦20 g,车前草30 g;血尿严重时加仙鹤草20 g;阴虚甚时加天冬15 g,

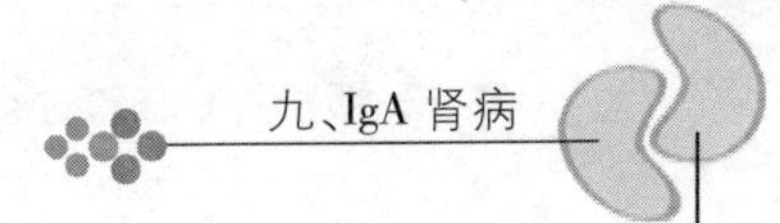

旱莲草 20 g;咽痛时加金银花 10 g,连翘 10 g,马勃 10 g 等)。血尿完全控制,手足心热等症消退。尿常规检查未见异常。改服六味地黄丸巩固治疗。随访 6 个月一切正常。

按语:IgA 肾病是我国最常见的肾小球疾病,临床表现以肉眼血尿,或镜下血尿为主。中医将此病归属于尿血、腰痛、虚劳、水肿等范畴。中医学认为:尿血的主要原因有四:一是脾不统血;二是肾失封藏;三是血热妄行;四是瘀血出血。水肿的原因也主要有四:因于肺;因于脾;因于肾;因于瘀血。其证候多属本虚标实,虚实夹杂。本虚多见阴虚、气虚、气阴虚弱、阴阳两虚;标实则有湿热、毒热、瘀血等的不同。在病理类型与中医证候关系上,系膜增生性 IgA 肾病以阴虚毒热证或阴虚湿热证为多。本案证属肾阴虚弱,毒热伤络。由于素体肾阴虚弱,感受风热后,风热化毒,循经入肾,毒热内犯,灼伤肾与膀胱血络,血溢脉外,而见尿血。所以治疗以滋养肾阴,凉血止血,清热解毒为主法。经 5 个月的调治,血尿完全控制,手足心热等症消退。尿常规检查未见异常。

肺肾虚热毒伤络案

严某某,男,29 岁。2013 年 6 月 12 日初诊。

主诉:腰膝酸困 3 年余,尿色红赤 3 天。

患者 3 年前因腰膝酸困、小便泡沫多,到北京某医院诊治。经肾穿刺病理诊断为 IgA 肾病(Lee 氏Ⅲ级)。给予吗替麦考酚酯分散片、阿魏酸哌嗪分散片、硫酸氢氯吡格雷片、双嘧达莫等药物治疗。尿蛋白始终波动在 + ~ + +,24 小时尿蛋白定量波动在 646 ~ 1 532 mg。病情时轻时重,身体越来越弱,感冒、感染越来越频,因此来看中医。来诊时,尿色红赤,小便热感,肢体疲倦,腰膝酸困,少气懒言,鼻塞流涕,口干咽痛,咳嗽痰少,舌淡红,苔薄黄腻,脉细数。尿常规检查:潜血 + + +,红细胞满视野/HP,蛋白 + +。血常规检查:红细胞 4.29×10^{12}/L,血红蛋白 124 g/L,血小板 313×10^{9}/L。

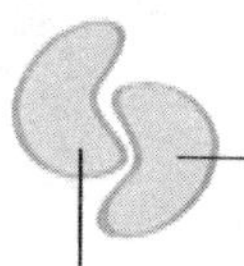

血生化检查未见异常。24 小时尿蛋白定量:1 469 mg。西医诊断:IgA 肾病。中医诊断:①尿血;②感冒。中医辨证:热毒内犯,肺肾虚弱。中医病机:肺肾虚弱,风热袭表,热毒内犯,舍肺伤肾,灼伤血络,封藏失司。治法:疏风清热,益气解毒。方用人参败毒散合银翘散加减。

处方:生晒参 10 g　柴胡 10 g　前胡 10 g　云茯苓 10 g
川芎 10 g　桔梗 10 g　炒枳壳 10 g　羌活 6 g
金银花 15 g　连翘 15 g　牛蒡子 12 g　薄荷 6 g
荆芥穗 10 g　竹叶 10 g　淡豆豉 10 g　甘草 6 g
用法:同慢性肾小球肾炎阴虚湿热毒瘀案初诊处方用法。

2013 年 6 月 19 日复诊:上方服用 1 周,鼻塞流涕、咽痛咳嗽等症消退,尚有口干,肢体疲倦,舌淡红,苔薄黄腻,脉细数。尿常规检查:潜血 + + +,红细胞满视野/HP,蛋白 + +。治法:滋养肾阴,凉血止血,清热解毒。方用自拟凉血宁络汤加减。

处方:蒲黄 15 g(包煎)　滑石 10 g　小蓟 30 g　焦栀子 10 g
槐花 20 g　白茅根 30 g　生地黄 10 g　当归 6 g
蒲公英 20 g　金银花 15 g　连翘 15 g　甘草 5 g
用法:同慢性肾小球肾炎阴虚湿热毒瘀案初诊处方用法。

2013 年 10 月 9 日复诊:上方随证加减服用 3 个多月,口干控制,舌苔薄黄腻消退,但仍有肢体疲倦、腰膝酸困等症。尿常规检查:潜血 + +,红细胞 35 个/HP,蛋白 +。24 小时尿蛋白定量:876 mg。继以补肾止血,固肾封藏。方用自拟补肾宁络汤加减。

处方:鹿角霜 20 g　女贞子 12 g　旱莲草 20 g　生晒参 10 g
菟丝子 20 g　仙鹤草 20 g　当归 10 g　炒白芍 20 g

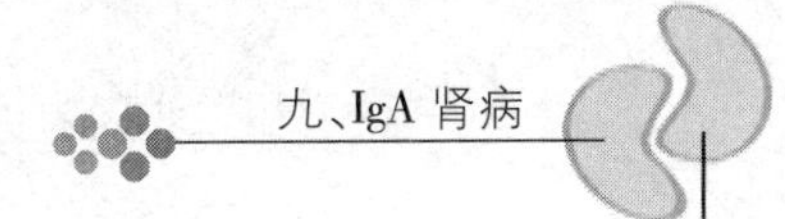

芡实 30 g　金樱子 20 g　黄柏 10 g　炙甘草 10 g

用法：同慢性肾小球肾炎阴虚湿热毒瘀案初诊处方用法。

2014 年 6 月 18 日复诊：上方随证加减服用 8 个月，肢体疲倦等症消退，体质增强。尿常规多次检查未见异常。24 小时尿蛋白定量：150 mg。

按语：IgA 肾病病程进展缓慢，日久不愈，后期多有肾虚不固。肾主蛰，封藏之本，受五脏六腑之精而藏之，肾虚则失于固摄，封藏失司，精微外漏，血不循经，红细胞、蛋白等精微失守而漏出，则见血尿或蛋白尿。本案患者来诊时证属热毒内犯，肺肾虚弱。因素体肺肾虚弱，风热袭表，热毒内犯，舍肺伤肾，灼伤血络，封藏失司所致。证候表现有外感、有内伤、有正虚、有邪实。按中医学的治疗原则，外感与内伤并存，在内伤不急时，当先治外感；而内伤有正虚，有邪实，在正虚不急时，当先祛邪，或祛邪兼以扶正，使邪祛则正安。所以开始治疗先以疏风清热，益气解毒治其外感。治疗 1 周，外感风热消退，但尚有毒热伤阴，灼伤血络证候，治疗改以滋养肾阴，凉血止血，清热解毒为法。经过 3 个月的辨证调治，邪去正虚，肾失封藏凸显，治疗改以补肾止血，固肾封藏。经 8 个多月的辨证调治，肾虚逐渐改善、肾之封藏、固摄功能逐渐恢复，蛋白尿、血尿得以控制。

脾肾虚湿热瘀血案

赵某某，男，29 岁。2012 年 6 月 29 日初诊。

主诉：肢体浮肿半年余。

患者于 2011 年 12 月体检时发现尿常规异常，到北京某医院诊治，查血压：145/95 mmHg。尿常规检查：潜血 + +，蛋白 + +，红细胞39 个/HP。24 小时尿蛋白定量：1.6 g。肾穿刺病理诊断为：局灶增生性 IgA 肾病。给予“络活喜”等药，住院治疗约 2 个月，血压控制，但尿常规检查各项指标未见明显好转。来诊时，下肢轻度指陷性水肿，肢体困乏，腰膝酸困，频繁感

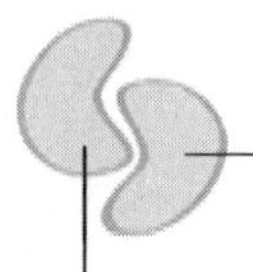

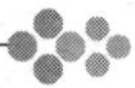

冒,食欲缺乏,饮食减少,口干,小便黄,舌淡红,苔黄腻,舌底络脉瘀暗,脉濡滑。尿常规检查:潜血 + +,蛋白 + +,红细胞 40 个/HP。血生化检查未见异常。24 小时尿蛋白定量:1 690 mg。西医诊断:IgA 肾病。中医诊断:①水肿;②尿血。中医辨证:脾肾虚弱,湿热瘀血。中医病机:脾肾虚弱,水湿停留,湿郁化热,湿热壅滞,血行受阻,瘀血阻络。治法:益气健脾,利水消肿,清化湿热。方用四君子汤合甘露消毒丹加减。

处方:党参 15 g　炒白术 15 g　云茯苓 20 g　玉米须 20 g
炒黄芩 10 g　滑石 20 g　茵陈 20 g　石菖蒲 10 g
川木通 10 g　连翘 15 g　白蔻 10 g　丝瓜络 15 g

用法:同慢性肾小球肾炎阴虚湿热毒瘀案初诊处方用法。

2012 年 11 月 30 日复诊:上方随证加减服用 5 个月,水肿、肢体困乏等症显著好转,饮食恢复,但舌底络脉仍瘀暗。尿常规检查:潜血 + +,蛋白 +,红细胞 32 个/HP。24 小时尿蛋白定量:625 mg。继以补益气阴,化瘀止血,宁络清热为法。方用自拟散瘀宁络汤加减。

处方:三七粉 4 g(冲服)　蒲黄 12 g(包煎)　荷叶 20 g　益母草 20 g
仙鹤草 20 g　当归 10 g　生地黄 15 g　焦栀子 10 g
生晒参 10 g　女贞子 10 g　旱莲草 20 g　甘草 6 g

用法:凉水浸泡 1 小时(纱布包煎药),连续煎煮 2 次,第一煎煮沸后小火煎 30 分钟,第二煎煮沸后小火煎 25 分钟,合并 2 次滤液 300 ~400 毫升,分 2 次温服(早晚饭后 1 ~2 小时服用),三七粉每次冲服 2g,每日 1 剂。

2013 年 8 月 23 日复诊:上方随证加减服用 9 个月,腰膝酸困、舌底络脉瘀暗等症消退。多次尿常规检查未见异常。24 小时尿蛋白定量:130 mg。

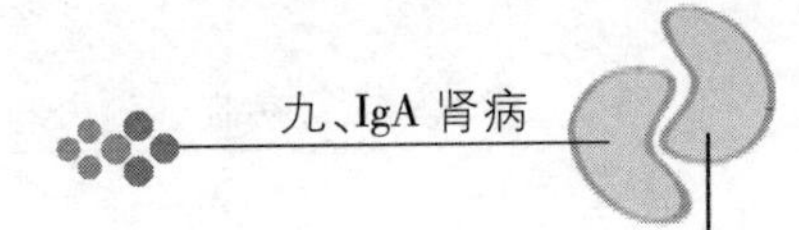

按语:IgA 肾病患者病情多反复,病程多迁延,日久不愈。凡持续血尿不消者多挟瘀血。因此,在治疗血尿时化瘀止血是关键,不能见血止血而一味应用止血炭类药物。那样不仅难以止血,还会留瘀为患,致病程更为迁延。笔者临床体会:止血不宜重用炭类药物,用仙鹤草、女贞子、旱莲草即可;化瘀亦不宜重用虫类药物,用当归、赤芍、丝瓜络、益母草即可。本案证系脾肾虚弱,湿热瘀血。因素体脾肾虚弱,水湿停留,湿郁化热,湿热壅滞,血行受阻,瘀血阻络所致。治疗主要分两个阶段。先以益气健脾,利水消肿,清化湿热为法。经过 5 个月辨证调治,脾胃运化功能恢复,水利肿消,但肾虚络阻仍存;第二阶段以补益气阴,化瘀止血,宁络清热为法。经过 9 个月的辨证调治,腰膝酸困、舌底络脉瘀暗等症消退。多次尿常规检查未见异常。24 小时尿蛋白定量:130 mg。

瘀血阴虚热伤血络案

陈某某,男,25 岁。2010 年 7 月 20 日初诊。

主诉:尿血 6 年,病情时轻时重。

患者 6 年前感冒、发热后 2 周,突然出现颜面浮肿,尿色红赤,到河南省某医院住院治疗。经肾穿刺,病理诊断为系膜增生性 IgA 肾病。经用双嘧达莫、雷公藤多苷片等药,病情时好时差。来诊时,时有咽痛口干,下肢皮肤有红丝赤缕,形体偏瘦,手足心热,尿色暗红,腰部酸困,下肢轻度指陷性水肿,舌质红,苔黄,舌底络脉瘀暗,脉细涩。尿常规检查:潜血 + + +,蛋白 +,红细胞 69 个/HP。西医诊断:系膜增生性 IgA 肾病。中医诊断:①尿血;②水肿。中医辨证:热伤血络,阴虚血瘀。中医病机:邪热入里,伤及于肾,水湿停留,毒热伤络,出血留瘀,血不循经。治法:散瘀止血,活血宁络,养阴清热。方用自拟散瘀宁络汤加减。

处方:三七粉 4 g(冲服)　蒲黄 12 g(包煎)　荷叶 20 g　益母草 20 g

仙鹤草 20 g　玉米须 30 g　当归 10 g　生地黄 15 g
金银花 15 g　连翘 15 g　焦栀子 10 g　甘草 6 g

用法:同 IgA 肾病脾肾虚湿热瘀血案复诊处方用法。

2010 年 11 月 23 日复诊:上方随证加减服用 4 个月,血尿、水肿完全控制。尿常规检查未见异常。但仍有咽痛口干,腰膝酸困,手足心热,舌底络脉瘀暗。继以滋阴降火,清热凉血,散瘀止血。方用知柏地黄汤加减。

处方:生地黄 15 g　山萸肉 10 g　怀山药 15 g　牡丹皮 10 g
云茯苓 15 g　泽泻 10 g　黄柏 10 g　知母 10 g
益母草 20 g　仙鹤草 20 g　小蓟 30 g　蒲公英 30 g
焦栀子 10 g　甘草 6 g

用法:同慢性肾小球肾炎阴虚湿热毒瘀案初诊处方用法。

2011 年 1 月 25 日复诊:上方随证加减服用 2 个月,手足心热、舌底络脉瘀暗等症消退。多次尿常规检查未见异常。患者体重增加 3 kg,自觉无明显不适。

按语:IgA 肾病以肉眼血尿,或镜下血尿为主要临床表现。本病因长期出血,多用止血药物治疗,日久会血止留瘀,形成瘀血。瘀血形成后,因瘀血阻滞,又会阻碍血液运行,使血不循经,加重出血。本案 IgA 肾病日久不愈,发病之初,外感后邪热入里,伤及于肾,水湿停留,湿热蕴结,毒热伤络,出血留瘀,血不循经,出现水肿、血尿、少量蛋白尿等变化。治疗先以散瘀止血,活血宁络,养阴清热为法。经 4 个月的辨证调治,病情明显好转,血尿控制,但仍有咽痛口干,腰膝酸困,手足心热,舌底络脉瘀暗。此乃水湿停留、热伤血络消退,阴虚火旺,瘀血阻络仍存,治疗改以滋阴降火,清热凉血,散瘀止血法。经辨证调治 2 个月,患者手足心热、舌底络脉瘀暗等症消退。多次尿常规检查未见异常。体重增加 3 kg,自觉无明显不适。随访 3 个月一切正常。

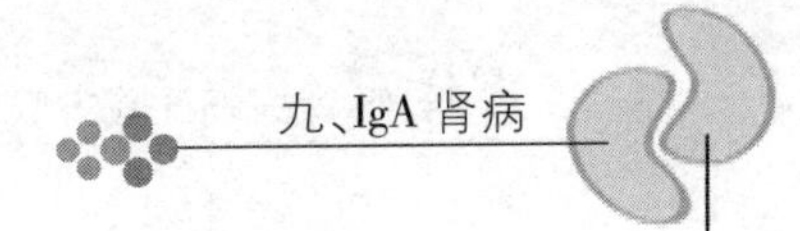

水湿热虚案

陈某某,女,27 岁。2013 年 5 月 7 日初诊。

主诉:肢体浮肿 4 月余。

患者 4 个月前感冒、咽痛后,出现肢体浮肿,到郑州某医院诊治,尿常规检查:潜血 + +,蛋白 +,红细胞 38 个/HP。24 小时尿蛋白定量:1.1 g。肾穿刺病理诊断为:系膜增生性 IgA 肾病。医生建议用激素治疗,患者因畏惧激素副作用而未接受。出院后服用雷公藤多苷片等药治疗,病情未见明显好转。来诊时,下肢中度指陷性水肿,肢体困乏,自汗,失眠,腰膝酸困,口干尿黄,舌质偏红,苔薄黄腻,脉细滑。尿常规检查:潜血 + +,蛋白 +,红细胞 39 个/HP。24 小时尿蛋白定量:1 160 mg。西医诊断:IgA 肾病。中医诊断:①水肿;②尿血。中医辨证:肾虚水停,湿热伤络。中医病机:感受外邪,化热入里,伤及于肾,肾虚水停,湿郁化热,湿热伤络。治法:利水消肿,清化湿热,凉血止血。方用猪苓汤合自拟凉血宁络汤加减。

处方:猪苓 10 g　泽泻 10 g　生地黄 15 g　滑石 20 g
云茯苓 20 g　蒲黄 15 g　小蓟 30 g　焦栀子 10 g
槐花 20 g　白茅根 30 g　蒲公英 20 g　甘草 5 g

用法:同慢性肾小球肾炎阴虚湿热毒瘀案初诊处方用法。

2013 年 9 月 24 日复诊:上方随证加减服用 4 个月,水肿、口干、尿黄等症基本消退,尚有肢体困乏,自汗,失眠,腰膝酸困。尿常规检查:潜血 +,蛋白 +,红细胞 29 个/HP。24 小时尿蛋白定量:523 mg。继以补肾止血,养心安神,固肾封藏。方用自拟补肾宁络汤加减。

处方:鹿角霜 20 g　女贞子 12 g　旱莲草 20 g　生晒参 10 g

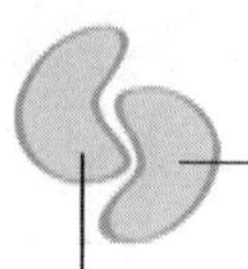

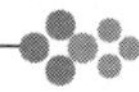

菟丝子 20 g　仙鹤草 20 g　当归 10 g　炒白芍 20 g
熟枣仁 15 g　夜交藤 20 g　焦栀子 10 g　炙甘草 10 g

用法:同慢性肾小球肾炎阴虚湿热毒瘀案初诊处方用法。

2014 年 5 月 16 日复诊:上方随证加减服用 8 个月,睡眠好转,肢体困乏等症消退,患者自感未有不适。多次尿常规检查均正常。24 小时尿蛋白定量:160 mg。

按语:IgA 肾病病理表现多种多样,病变程度轻重不一,可涉及肾小球肾炎几乎所有的病理类型,如轻微病变性肾小球肾炎、局灶增生性肾小球肾炎、毛细血管内增生性肾小球肾炎、系膜毛细血管性肾小球肾炎、新月体性肾小球肾炎、局灶性节段性肾小球硬化等。本案证属肾虚水停,湿热伤络。因感受外邪,化热入里,伤及于肾,水湿停留,湿郁化热,湿热伤络所致。治疗先以利水消肿,清化湿热,凉血止血为法治之。经 4 个月辨证调治,患者水湿、湿热消退,但心神失养、肾虚失藏仍存,故治以补肾止血、养心安神、固肾封藏为法。经 8 个月的辨证调治,患者睡眠好转,肢体困乏等症消退,自感无明显不适。多次尿常规检查均正常。

【验方集锦】

凉血宁络汤

组成:小蓟 30 g　白茅根 30 g　槐花 20 g　生地黄 15 g　蒲黄 15 g(包煎)　滑石 20 g　焦栀子 10 g　蒲公英 30 g　甘草 6 g

用法:凉水浸泡 1 小时(蒲黄纱布包),连续煎煮 2 次,第一煎煮沸后小火煎 30 分钟,第二煎煮沸后小火煎 25 分钟,合并 2 次滤液 300 ~ 400 毫

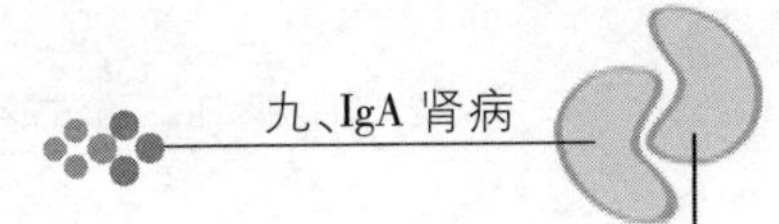

升，分 2 次温服（早晚饭后 1～2 小时服用），每日 1 剂。

功效：凉血宁络止血，清热利湿解毒。

主治：IgA 肾病。证系湿热毒蕴，热伤血络，肾阴虚弱。临床表现为尿色黄赤，尿频不畅，腰部酸困，手足心热，形体偏瘦，尿常规检查有红细胞尿和/或蛋白尿，肾穿刺病理诊断为 IgA 肾病，舌质偏红，苔薄黄或黄腻，脉细滑数。

方解："凉血宁络汤"是通过凉血宁络止血，清热利湿解毒作用，治疗 IgA 肾病的方剂。IgA 肾病的发生多因素体虚弱，外感湿热，或饮食不当，内生湿热、湿毒，伤及于肾，热伤血络，肾失封藏，出现血尿、蛋白尿。本方证为湿热毒蕴，热伤血络，肾阴虚弱。由于湿热毒蕴结下焦，膀胱气化不利，则尿色黄赤，尿频不畅；腰为肾之府，肾阴虚弱，腰失所养，则腰部酸困；肾阴虚弱，阴虚生内热，则手足心热；肾阴虚弱，皮肤肌肉失其濡养，则形体偏瘦；肾阴虚弱，封藏失司，或湿热毒蕴结下焦，扰及于肾，封藏失职，则尿常规检查有红细胞尿和/或蛋白尿；舌质偏红，苔薄黄或黄腻，脉细滑数均为湿热毒蕴，热伤血络，肾阴虚弱之象。治疗宜凉血宁络止血，清热利湿解毒。方用小蓟凉血止血，清热利尿为君药。中药药理研究：小蓟有收缩局部血管、促凝血、抗纤溶、降血脂、利尿等作用。用白茅根、槐花为臣药，协助君药凉血止血，清热利尿。中药药理研究：白茅根有增强毛细血管抵抗力、促凝血、利尿、抗菌等作用；槐花有收缩局部血管、增强毛细血管抵抗力、抗炎、降血脂等作用。用生地黄、蒲黄、滑石、焦栀子、蒲公英共为佐药。其中生地黄清热凉血，养阴生津；蒲黄止血活血以防止血留瘀；滑石利水通淋，清热；焦栀子泻火除烦，清热利湿，凉血解毒；蒲公英清热解毒，利湿。中药药理研究：生地黄有利尿、降血糖、止血等作用；蒲黄有抗血小板聚集、抗炎等作用；滑石有止泻、抗菌等作用；栀子有抗病原体、抗炎、解热、镇静催眠、镇痛等作用；蒲公英有抗病原体、抗病毒等作用。用甘草清热解毒，调和药性为使药。甘草的中药药理研究参见"慢肾燥清汤"。诸药配伍，凉血与清利并用，止血与化瘀兼顾，共奏凉血宁络止血，清热利湿解毒之功效。

散瘀宁络汤

组成：三七粉 4 g（冲服）　蒲黄 12 g（包煎）　荷叶 20 g　益母草 20 g　仙鹤草 20 g　当归 10 g　生地黄 15 g　焦栀子 10 g　甘草 6 g

用法：凉水浸泡 1 小时（蒲黄纱布包），连续煎煮 2 次，第一煎煮沸后小火煎 30 分钟，第二煎煮沸后小火煎 25 分钟，合并 2 次滤液 300～400 毫升，分 2 次温服（早晚饭后 1～2 小时服用，三七粉每次冲服 2 克），每日 1 剂。

功效：散瘀止血，活血宁络，养阴清热。

主治：IgA 肾病。证系瘀血阻络，血不循经，阴虚内热。临床表现为病程日久，血尿不断，反复发作，下肢轻度指陷性水肿，口干，小便黄赤，下肢皮肤有红丝赤缕或肌肤甲错，尿常规检查有红细胞尿和/或蛋白尿，肾穿刺病理诊断为 IgA 肾病，舌淡红，苔黄腻，舌底络脉瘀暗，脉细。

方解："散瘀宁络汤"是通过散瘀止血，活血宁络，养阴清热作用，治疗 IgA 肾病的方剂。本方证为瘀血阻络，血不循经，阴虚内热。由于瘀血阻络，血不循经而外溢，或阴虚内热，伤及血络，则尿血；瘀血阻络，血瘀水停，水性下趋，则下肢浮肿；阴虚内热，火热上炎，伤津失濡，则口干；阴虚内热，扰于膀胱，则小便黄赤；瘀血阻络，瘀阻下肢，则下肢皮肤有红丝赤缕或肌肤甲错；肾阴虚弱，封藏失司，或瘀血阻于肾络，肾失封藏之职，精微漏出，则尿常规检查有红细胞尿和/或蛋白尿；舌淡红，苔黄腻，舌底络脉瘀暗，脉细均为瘀血阻络，血不循经，阴虚内热之象。所以治疗宜散瘀止血，活血宁络，养阴清热。方用三七粉散瘀止血为君药。中药药理研究：三七有止血、抗血栓、增强造血功能、降血压、抗动脉粥样硬化、抗炎等作用。用蒲黄、荷叶协助君药散瘀止血，共为臣药。中药药理研究：蒲黄有抗血小板聚集、抗炎等作用；荷叶有降血压、降血脂、减肥、止血、抑菌、抗病毒、抗炎、抗过敏等作用。用益母草、仙鹤草、当归、生地黄、焦栀子共为佐药，以活血宁络，

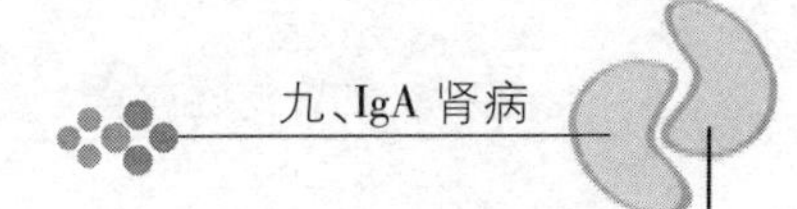

养阴清热。其中益母草活血祛瘀,利尿解毒;仙鹤草收敛止血,解毒疗疮;当归、生地黄滋养阴血,引血归经;焦栀子清热泻火,导热从下而出。中药药理研究:益母草有改善血液流变学、抗血栓形成、利尿、防止急性肾小管坏死,以及改善肾功能等作用;仙鹤草有促凝血、增加血小板、收缩血管、抗菌等作用;当归有促进造血功能、抗血栓形成、降血脂、增强免疫功能等作用。生地黄有利尿、降血糖、止血等作用。栀子有抗病原体、抗炎、解热、镇静催眠、镇痛等作用。用甘草清热解毒,调和药性为使药。甘草的中药药理研究参见“慢肾燥清汤”。诸药配伍,止血之中寓以化瘀,使血止而不留瘀;清利之中寓以养阴,使利水而不伤阴,共奏散瘀止血,活血宁络,养阴清热之功效。

补肾宁络汤

组成:鹿角霜 20 g　女贞子 12 g　旱莲草 20 g　生晒参 10 g　菟丝子 20 g　仙鹤草 20 g　当归 10 g　炒白芍 20 g　炙甘草 10 g

用法:同“慢肾燥清汤”。

功效:补肾止血,固肾封藏。

主治:IgA 肾病。证系肾虚不固,封藏失司,血不循经。临床表现为全身乏力,腰膝酸困,夜尿频多,眩晕耳鸣,尿常规检查有血尿和/或蛋白尿,肾穿刺病理诊断为 IgA 肾病,舌淡嫩体胖,苔薄白,脉细尺弱。

方解:“补肾宁络汤”是通过补肾止血,固肾封藏作用,治疗 IgA 肾病的方剂。IgA 肾病病程进展缓慢,日久不愈,后期多有肾虚精亏。本方证为肾虚不固,封藏失司,血不循经。腰为肾之府,肾开窍于耳。肾气虚弱,肢体、腰部、脑髓等失养,则全身乏力,腰膝酸困,眩晕耳鸣;肾虚不固,夜则肾虚气化不及,故夜尿频多;肾主蛰,封藏之本,受五脏六腑之精而藏之,肾虚则失于固摄封藏,精微外漏,血不循经,精微物质失守而漏出,则见血尿或蛋白尿;舌淡嫩体胖,苔薄白,脉细尺弱均为肾气(阳)虚弱之象。治疗宜

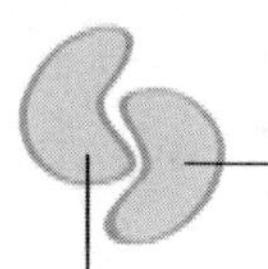

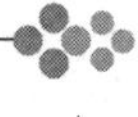

补肾止血，固肾封藏。方用鹿角霜补肾益精，收敛止血，为君药。中药药理研究：鹿角霜有抗炎、增强造血功能、增强机体免疫功能等作用。用女贞子、旱莲草以增强君药补肾止血之功能，为臣药。中药药理研究：女贞子有升高白细胞、增强机体免疫功能、降血糖、增强造血功能、利尿等作用；旱莲草有抑菌、增强机体免疫功能、抗炎、止血等作用。用生晒参、菟丝子、仙鹤草、当归、炒白芍共为佐药，协助君药、臣药补肾止血，固肾封藏。其中生晒参大补元气；菟丝子补肾益精；仙鹤草收敛止血；当归补血活血，以防止血留瘀；炒白芍养血敛阴。中药药理研究：生晒参有升高白细胞、增强机体免疫功能、降血糖、降血脂、降血压、增强造血功能等作用；菟丝子有增强机体免疫功能、促进造血功能、降低胆固醇、软化血管等作用；仙鹤草有促凝血、增加血小板、收缩血管、抗菌等作用；当归有促进造血功能、抗血栓形成、降血脂、增强免疫功能等作用；白芍有镇静、抗炎、抗血栓、调节免疫功能等作用。用炙甘草益气补中，调和诸药为使药。甘草的中药药理研究参见“慢肾燥清汤”。诸药配伍，补中有固，止中有活，共奏补肾止血，固肾封藏之功效。

十、狼疮性肾炎

【概要】 狼疮性肾炎(LN)是系统性红斑狼疮(SLE)的肾脏损害。本病是自身免疫性疾病,并以产生多种抗核抗体为显著特征。本病以青年女性为多,男女患病之比约为1∶9。约50%以上系统性红斑狼疮患者有肾损害的临床表现,肾活检显示肾脏受累几乎为100%。肾衰竭是系统性红斑狼疮患者死亡的常见原因。

狼疮性肾炎的病理表现多种多样,2003年国际肾脏病协会及肾脏病理学会工作组进行了狼疮性肾炎的病理分型。共分六型:Ⅰ型是系膜轻微病变性狼疮性肾炎;Ⅱ型是系膜增生性狼疮性肾炎;Ⅲ型是局灶性狼疮性肾炎;Ⅳ型是弥漫性狼疮性肾炎;Ⅴ型是膜性狼疮性肾炎;Ⅵ型是终末期硬化性狼疮性肾炎。

【诊断要点】 系统性红斑狼疮的诊断,目前普遍采用美国风湿病学会1997年提出和2009年修订的分类标准:①颊部红斑;②盘状红斑;③光过敏;④口腔溃疡;⑤关节炎;⑥浆膜炎;⑦肾脏病变;⑧神经病变;⑨血液学疾病;⑩免疫学异常;⑪抗核抗体阳性。符合以上4项或4项以上,在除外感染、肿瘤和其他结缔组织病后,可诊断为系统性红斑狼疮。在确诊系统性红斑狼疮的基础上,有肾脏损害表现,如持续性蛋白尿(>0.5 g/d,或> + + +)或管型(可为红细胞、血红蛋白、颗粒等),则可诊断为狼疮性肾炎。

【辨治要点】系统性红斑狼疮的中医辨治，在活动期，邪气盛阶段，治疗宜以凉血解毒、化瘀通络为主，兼以扶正；在慢性期，正气虚阶段，治疗宜以扶正为主，兼以清热通络。在中西医结合治疗方面，因多数患者长期应用激素，前期多见肝肾阴虚，毒热内盛，故多配伍滋阴降火，清热解毒之品；后期多见气阴虚弱，毒瘀互结，故多配伍益气养阴，清热通络之药。

【验案选编】

气阴虚毒热瘀血案

叶某某，女，38岁。2013年7月16日初诊。

主诉：面颊蝶形红斑2年余。

患者2年前面颊出现蝶形红斑，到北京某医院就诊。肾穿刺病理诊断为Ⅱ型狼疮性肾炎。给予醋酸泼尼松等药物治疗，病情未见明显好转，1年后停服醋酸泼尼松。来诊时，面颊蝶形红斑，身体肢节疼痛不舒，腰部酸困，反复发作口疮，唇红口干，舌淡红，苔薄黄，脉细数。血常规检查：白细胞$3.8\times10^9/L$，中性粒细胞45%，血小板$94\times10^9/L$。尿常规检查：蛋白++，白细胞+。24小时尿蛋白定量：1.1 g。补体C_3：0.52 g/L，C_4：0.24 g/L。抗核抗体系列：抗核抗体（+），抗ds-DNA（+），Sm（+）。西医诊断：系统性红斑狼疮性肾炎。中医诊断：①蝴蝶斑；②痹证；③口疮。中医辨证：气阴虚弱，毒热瘀血。中医病机：气阴虚弱，感受毒热，燔灼营血，出血留瘀，阻于皮肤、肢节，伤及于肾，肾失封藏。治法：化瘀通络，清热解毒，兼以益气养阴。用自拟狼疮清解通络汤加减治疗。

处方：鬼箭羽15 g　蜈蚣2条（去头足）　乌梢蛇10 g　络石藤20 g

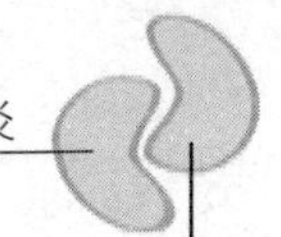

丝瓜络 15 g　白花蛇舌草 20 g　忍冬藤 20 g　水牛角 30 g
菝葜 15 g　生晒参 10 g　丝瓜络 15 g　生地黄 12 g
玄参 15 g　甘草 6 g

用法：同慢性肾小球肾炎阴虚湿热毒瘀案初诊处方用法。

医嘱：忌辛辣刺激及发物性食物；低盐饮食；避免日晒。

2013 年 12 月 17 日复诊：上方随证加减服用 5 个月，面颊蝶形红斑、肢节疼痛等明显好转，尚有腰部酸困、肢体乏力等症。血常规检查：白细胞 $4.7\times10^9/L$，血小板 $102\times10^9/L$。尿常规检查：蛋白 +。查 24 小时尿蛋白定量：0.62 g。补体 C_3：0.91 g/L，C_4：0.31 g/L。治以补益气阴，补肾固精，兼以解毒通络为法。

处方：黄芪 30 g　生地黄 15 g　玄参 15 g　牡丹皮 10 g
山萸肉 10 g　菟丝子 10 g　芡实 30 g　金樱子 20 g
丝瓜络 15 g　忍冬藤 20 g　鬼箭羽 20 g　菝葜 15 g
蜈蚣 2 条（去头足）　甘草 6 g

用法：同慢性肾小球肾炎阴虚湿热毒瘀案初诊处方用法。

2014 年 6 月 24 日复诊：上方随证加减服用 6 个月，诸症消退，身体无明显不适。血常规检查无异常。尿常规检查无异常。查 24 小时尿蛋白定量：0.12 g。补体 C_3：1.53 g/L，补体 C_4：0.33 g/L。

按语：狼疮性肾炎属中医“蝴蝶斑”“痹证”“温毒发斑”“水肿”“腰痛”等病的范畴。中医认为本病多因先天禀赋不足，素体肾精亏虚，气阴虚弱，气血不足，脾肾虚弱，络脉瘀阻，水湿停留，以及感受烈日等火热异毒之邪，或服食辛热之品，致毒热内蕴，伤及血络，络脉瘀阻所致。本病虚实夹杂，错综复杂，但病机关键在于正虚、瘀血、毒热。所以治疗以补益肾精，补益气阴，益气补血，活血通络和清热解毒最为常用。一般而言，本病在活动期，治疗多以清热解毒，活血通络为主，兼以扶正补虚；在慢性期，治疗多以

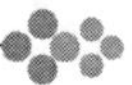

扶正补虚为主，兼以清热通络。本案患者来诊时尿蛋白增多，尿白细胞增加，补体 C_3 下降，粒细胞减少。病在活动期，证系气阴虚弱，毒热瘀血。因素体气阴虚弱，复感毒热之邪，燔灼营血，出血留瘀，阻于皮肤、肢节，伤及于肾，肾失封藏所致。由于病在活动期，依据急则治其标的原则，治疗采用化瘀通络、清热解毒之法以祛邪治标为主，兼以益气养阴治本。经5个月的辨证调治，患者毒热清解，瘀祛络通，但气阴虚弱，肾失封藏仍存。故治以补益气阴，补肾固精为主，兼以解毒通络。经6个月的辨证调治，患者诸症消退，身体无明显不适，多次尿常规检查未见异常，24小时尿蛋白定量均在正常范围。本案经过两个主要阶段、近1年的辨证调治，取得了良好的治疗效果。

阴虚毒热瘀血案

严某某，女，23岁。2013年1月22日初诊。

主诉：肢体关节疼痛5年余，加重1个月。

患者于2008年因发热、关节疼痛到河南省某医院就诊，诊断为狼疮性肾炎，用醋酸泼尼松等药物住院治疗2个月，病情很快控制。在一年半后醋酸泼尼松减至10 mg/d时，病情复发，关节疼痛，蛋白尿增多。加大醋酸泼尼松剂量治疗，3年后醋酸泼尼松减至15 mg/d时，病情又反复。来诊时，肢体关节疼痛，午后低热，眼睛干涩，手足心热，脱发，眩晕耳鸣，唇红口干，腰膝酸困，舌淡红，苔少，舌底络脉瘀暗，脉细数。血常规检查未见异常。尿常规检查：蛋白++，红细胞++，白细胞+。24小时尿蛋白定量：1.57 g。补体 C_3：0.63 g/L。西医诊断：狼疮性肾炎。中医诊断：痹证。中医辨证：肝肾阴虚，毒热瘀血。中医病机：肝肾阴虚，外感毒热，燔灼营血，热盛血壅，络脉瘀阻；毒热伤肾，肾失封藏。治法：凉血化瘀，通络解毒，兼以滋养肝肾。用自拟狼疮清解通络汤加减治疗。

处方：鬼箭羽 15 g　蜈蚣 2 条（去头足）　乌梢蛇 10 g　络石藤 20 g
　　丝瓜络 15 g　白花蛇舌草 20 g　忍冬藤 20 g　水牛角 30 g
　　菝葜 15 g　丝瓜络 15 g　生地黄 12 g　牡丹皮 10 g
　　玄参 15 g　甘草 6 g

用法：同慢性肾小球肾炎阴虚湿热毒瘀案初诊处方用法。

2013 年 2 月 26 日复诊：上方随证加减服用 1 个月，午后低热逐渐消退，肢节疼痛等症明显好转，但仍有手足心热、眩晕耳鸣、舌底络脉瘀暗等症。尿常规检查：蛋白 + +，红细胞 + +。24 小时尿蛋白定量：1.48 g。治以凉血化瘀，通络解毒，滋养肝肾为法。

处方：水牛角 30 g　赤芍 12 g　牡丹皮 10 g　生地黄 15 g
　　鬼箭羽 20 g　络石藤 20 g　忍冬藤 30 g　丝瓜络 15 g
　　菝葜 15 g　金银花 15 g　连翘 15 g　白花蛇舌草 20 g
　　玄参 15 g　女贞子 10 g　旱莲草 20 g　甘草 6 g

用法：同慢性肾小球肾炎阴虚湿热毒瘀案初诊处方用法。

2013 年 7 月 23 日复诊：上方随证加减服用 5 个月，肢节疼痛、手足心热等症消退，但仍有腰部酸困等症。尿常规检查：蛋白 +，红细胞6 个/HP。24 小时尿蛋白定量：0.83 g。补体 C_3：1.02 g/L。治以滋养肝肾，补肾固精为主，兼以解毒通络。用自拟狼疮滋降解毒汤加减治疗。

处方：龟板 15 g　女贞子 10 g　旱莲草 20 g　玄参 15 g
　　牡丹皮 10 g　山萸肉 10 g　知母 10 g　菟丝子 10 g
　　芡实 30 g　金樱子 20 g　丝瓜络 15 g　忍冬藤 20 g
　　鬼箭羽 20 g　菝葜 15 g　黄柏 10 g　泽泻 10 g

用法：同慢性肾小球肾炎阴虚湿热毒瘀案初诊处方用法。

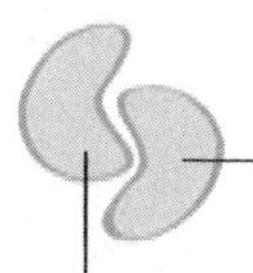

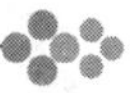

2014 年 3 月 25 日复诊：上方随证加减服用 8 个月，诸症消退，自觉身体无明显不适。血常规、尿常规检查均未见异常。24 小时尿蛋白定量：0.14 g。补体 C_3：1.83 g/L，C_4：0.37 g/L。

按语：本案以肢体关节疼痛，午后低热，脱发，眩晕耳鸣，唇红口干，腰膝酸困等为主症。证属肝肾阴虚，毒热瘀血。因素体肝肾阴虚，感受毒热，燔灼营血，热盛血壅，络脉瘀阻，阻于皮肤、肢节，伤及于肾，肾失封藏所致。开始先以凉血化瘀，通络解毒为主治其标，兼以滋养肝肾治其本。经 1 个月的辨证调治，午后低热逐渐消退，肢节疼痛等症明显好转，但仍有手足心热、眩晕耳鸣、舌底络脉瘀暗等症。此乃毒热之势消退，但肝肾阴虚，血热血瘀仍存，故治以凉血化瘀，通络解毒，滋养肝肾为法。经 5 个月的辨证调治，患者血热得解，血瘀消散，但肝肾阴虚，肾虚不藏仍存，继以滋养肝肾，补肾固精为主治其本，兼以解毒通络治其标。后经 8 个月的辨证调治，患者诸症消退，自觉身体无明显不适。尿常规检查未见异常。24 小时尿蛋白定量在正常范围。

阳虚水湿瘀血案

董某某，女，25 岁。2012 年 11 月 16 日初诊。

主诉：肢体浮肿 5 年余。

患者于 2007 年因肢体浮肿，到河南省某医院就诊，经肾穿刺等检查，诊断为狼疮性肾炎。给予醋酸泼尼松、环磷酰胺等药物治疗，病情得到控制。半年后发现双侧股骨头坏死，1 年后停用醋酸泼尼松，并做股骨头置换术。停用醋酸泼尼松 1 年后，疾病复发，四处诊治，病情时好时差。来诊时，下肢指陷性水肿，肢体乏力，倦怠懒言，畏寒肢冷，腰膝酸困，腰痛不舒，脱发，食欲不振，腹胀便溏，舌淡、体胖、边有齿痕，苔白腻，舌底络脉迂曲瘀暗，脉沉细。血常规检查：白细胞 3.2×10^9/L，中性粒细胞 64%，血小板 94×10^9/L。尿常规检查：蛋白 + + +。24 小时尿蛋白定量 2.8 g。血生化

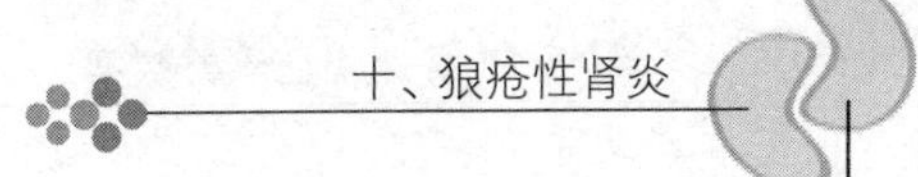

检查:白蛋白 37.4 g。西医诊断:狼疮性肾炎。中医诊断:①水肿;②腰痛。中医辨证:脾肾阳虚,水湿瘀血。中医病机:脾肾阳虚,水湿停留;阳虚寒凝,络脉瘀阻;肾虚不藏,精微漏泄。治法:温补脾肾,温胃和中,利水消肿。

处方:党参 15 g　炒白术 15 g　干姜 10 g　桂枝 10 g
　　云茯苓 20 g　泽泻 10 g　猪苓 15 g　仙茅 15 g
　　仙灵脾 20 g　陈皮 10 g　砂仁 10 g(后下)　玉米须 30 g
　　生姜 10 片　大枣 5 枚引

用法:凉水浸泡 1 小时,连续煎煮 2 次,第一煎大火煮沸后小火煎 30 分钟,煎至 25 分钟加后下药,第二煎煮沸后小火煎 25 分钟,合并 2 次滤液 300~400 毫升,分 2 次温服(早晚饭后 1~2 小时服用),每日 1 剂。

2013 年 1 月 18 日复诊:上方随证加减服用 2 个月,下肢水肿消退,肢体乏力、食欲不振等症明显好转。尿常规检查:蛋白 + +。24 小时尿蛋白定量:1.55 g。补体 C_3:1.02 g/L。治以温补脾肾,补肾固精,化瘀通络为法。方用自拟狼疮温补通利汤加减。

处方:菟丝子 15 g　生晒参 12 g　炒白术 15 g　云茯苓 20 g
　　仙茅 15 g　仙灵脾 20 g　陈皮 10 g　砂仁 10 g(后下)
　　玉米须 30 g　芡实 30 g　金樱子 20 g　丝瓜络 15 g
　　鬼箭羽 20 g　菝葜 15 g　蜈蚣 2 条(去头足)　炙甘草 6 g

用法:同本案初诊处方用法。

2014 年 4 月 11 日复诊:上方随证加减服用 15 个月,肢体困乏、畏寒肢冷等症完全消退,饮食恢复正常。血常规、尿常规检查均未见异常。24 小时尿蛋白定量:0.15 g。补体 C_3:1.43 g/L,C_4:0.31 g/L。

按语:本案病程日久,以水肿、乏力懒言、畏寒肢冷、腰膝酸困、腰痛脱

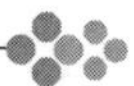

发、食欲不振、腹胀便溏等为主症。证属脾肾阳虚，水湿瘀血。因病程日久，脾肾阳虚，运化水湿、主水失司，水湿停留，阳虚寒凝，络脉瘀阻，肾虚不藏，精微漏泄所致。治以温补脾肾，温胃和中，利水消肿。由于脾胃为后天之本，故开始治疗在温补脾肾的基础上，重在温振中阳，温胃和中。经2个月的辨证调治，下肢水肿消退，肢体乏力、食欲不振等症明显好转。此乃水肿消退，脾胃阳气恢复，但阳虚络阻，肾虚失藏仍存。继以温补脾肾，补肾固精，化瘀通络治之，在温补脾肾的基础上，重在温补肾阳，补肾固精。经过两个阶段、1年又5个月的辨证调治，患者诸症逐渐消退。多次尿常规检查均未见异常。24小时尿蛋白定量在正常范围。

【验方集锦】

狼疮清解通络汤

组成：白花蛇舌草30 g　蜈蚣2条（去头足）　忍冬藤30 g　乌梢蛇10 g　水牛角30 g　鬼箭羽20 g　菝葜30 g　丝瓜络15 g　甘草6 g

用法：同“慢肾燥清汤”。

功效：清热解毒，凉血通络。

主治：狼疮性肾炎活动期。证系毒热内蕴，瘀血阻络。临床表现为面颊蝶形红斑，身体肢节疼痛，发热口干，腰部酸困，反复发作口疮，大便秘结，或衄血、尿血，舌红或绛，苔黄少津，脉数。

方解：“狼疮清解通络汤”是通过清热解毒，凉血通络作用，治疗狼疮性肾炎活动期的方剂。狼疮性肾炎归属于中医“蝴蝶斑”“痹证”“温毒发斑”“水肿”“腰痛”等病的范畴。多因先天禀赋不足、感受烈日等火热异毒之邪，或服食辛热之品，致毒热内蕴，伤及血络，络脉瘀阻所致。本方证为

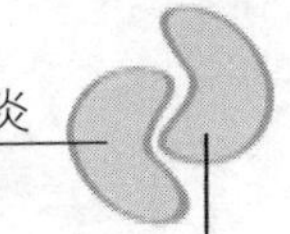

毒热内蕴，瘀血阻络。由于毒热内蕴，燔灼营血，瘀血阻络，则面颊蝶形红斑；瘀血阻于肢节经络，不通则痛，故身体肢节疼痛；毒热内盛，充斥于外，耗伤阴津，则发热口干；毒热内盛，伤及肾阴，腰失所养，则腰部酸困；毒热内盛，火热上炎，热盛肉腐，则见反复发作口疮；毒热内蕴，伤及阴津，阴虚肠燥，则大便秘结；毒热内盛，损伤血络，则可见衄血、尿血；舌红或绛，苔黄少津，脉数均为毒热内蕴，燔灼营血，阴津损伤之象。治疗宜清热解毒，凉血通络。方用白花蛇舌草、蜈蚣为君药。白花蛇舌草清热解毒，利湿；蜈蚣息风通络，解毒散结。两药合用以清热解毒，息风通络。中药药理研究：白花蛇舌草有抗菌消炎、增强机体免疫系统功能等作用；蜈蚣有降血压、镇痛、抗菌、调节脂代谢、改善血液流变、降血脂等作用。用忍冬藤、乌梢蛇协助君药清热解毒，息风通络，共为臣药。中药药理研究：忍冬藤有抗菌、消炎、增强毛细血管通透性、降低胆固醇等作用；乌梢蛇有抗炎、镇痛、镇静等作用。用水牛角、鬼箭羽、菝葜、丝瓜络四药协助君、臣药清热解毒，并凉血通络，共为佐药。其中用水牛角凉血解毒；鬼箭羽破血通经；丝瓜络行血通络；菝葜祛风利湿，解毒散肿。中药药理研究：水牛角有抗炎、抗感染、增加血小板计数、缩短出血、降血压、降低毛细血管通透性、增强网状内皮系统的吞噬功能、镇静等作用；鬼箭羽有降血糖、降血压、调血脂、延缓动脉粥样硬化、抑菌抗炎等作用；丝瓜络有镇痛、抗炎、镇静、利尿等作用；菝葜有利尿、解毒、抗炎、镇痛等作用。用甘草清热解毒，调和药性为使药。甘草的中药药理研究参见“慢肾燥清汤”。诸药配伍，共奏清热解毒，凉血通络之功效。

狼疮滋降解毒汤

组成：龟板 15 g　女贞子 15 g　旱莲草 30 g　黄柏 12 g　白花蛇舌草 30 g　泽泻 10 g　菝葜 30 g　丝瓜络 15 g

用法：同“慢肾燥清汤”。

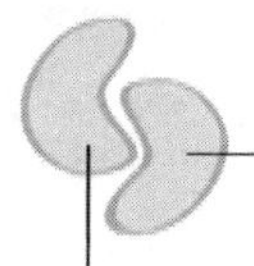

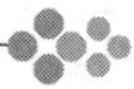

功效:滋养肝肾,清利湿热,解毒通络。

主治:狼疮性肾炎慢性期。证系肝肾阴虚,湿热毒蕴。临床表现为肢体关节疼痛,午后低热,眼睛干涩,手足心热,脱发,眩晕耳鸣,唇红口干,口干不多饮,腰膝酸困,胸脘痞闷,尿色黄赤,舌淡红,苔黄腻,脉细滑数。

方解:"狼疮滋降解毒汤"是通过滋养肝肾,清利湿热,解毒通络作用,治疗狼疮性肾炎慢性期的方剂。狼疮性肾炎慢性期,因多数患者长期应用激素,常见肝肾阴虚,湿热毒蕴的证候。肾主骨,由于肝肾阴虚,骨骼失养,则肢体关节疼痛;肝肾阴虚,阴虚生内热,则午后低热,手足心热;肝肾阴虚,目失所养,则眼睛干涩;肾之华在发、开窍于耳,肝肾阴虚,头发失养,则脱发,眩晕耳鸣,唇红口干,口干不多饮;腰为肾之府,肝肾阴虚,腰膝失养,则腰膝酸困;湿热毒邪,阻于中焦,气机不利则胸脘痞闷;湿热毒邪,下注膀胱,则尿色黄赤;舌淡红,苔黄腻,脉细滑数均为肝肾阴虚,湿热毒蕴之象。故治疗宜滋养肝肾,清利湿热,解毒通络。方用龟板滋阴潜阳,补肾健骨,为君药。中药药理研究:龟板有增强机体免疫功能、解热、镇静、延缓衰老、抗凝血、增加冠脉流量等作用。用二至丸(女贞子、旱莲草)补益肝肾,滋阴止血,协助君药滋养肝肾,为臣药。中药药理研究:二至丸有增强机体免疫功能、降血脂、抗血栓、镇静、抗衰老、抗骨质疏松、抗炎等作用。用黄柏、白花蛇舌草、泽泻、菝葜、丝瓜络以清利湿热,解毒通络,共为佐药。其中黄柏祛下焦之湿热;白花蛇舌草清热解毒,利湿;泽泻利水渗湿,泄热;菝葜祛风利湿,解毒散肿;丝瓜络行血通络。中药药理研究:黄柏有抗病原体、抗毒素、抗炎、解热、降血压等作用;白花蛇舌草有抗菌消炎、增强机体免疫系统功能、抗衰老等作用;泽泻有利尿、抗肾结石、抗炎、降血脂、抗动脉粥样硬化、抗血小板聚集、抗血栓、降血压等作用;菝葜有利尿、解毒、降血糖、抗炎、镇痛等作用;丝瓜络有镇痛、抗炎、镇静、利尿等作用。诸药配伍,共奏滋养肝肾,清利湿热,解毒通络之功效。

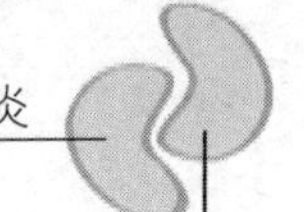

狼疮温补通利汤

组成:菟丝子 15 g　仙茅 15 g　仙灵脾 20 g　生晒参 10 g　玉米须 30 g　蜈蚣 2 条(去头足)　菝葜 30 g　丝瓜络 15 g　炙甘草 6 g

用法:同“慢肾燥清汤”。

功效:温阳补肾,利水通络。

主治:狼疮性肾炎慢性期。证系肾阳虚弱,水湿停留,络脉瘀阻。临床表现为病程日久,肢体浮肿,腰以下肿甚,乏力懒言,畏寒肢冷,腰酸腰痛,脱发,或皮肤有红丝赤缕,或肌肤有瘀斑、瘀点,舌淡、体胖、边有齿痕,苔白,舌底络脉迂曲瘀暗,脉沉细。

方解:“狼疮温补通利汤”是通过温阳补肾,利水通络作用,治疗狼疮性肾炎慢性期的方剂。狼疮性肾炎慢性期,病程日久,久病多虚,常见肾阳虚弱,水湿停留,络脉瘀阻的证候。由于肾阳虚弱,水湿停留,水性下趋,则肢体浮肿,腰以下肿甚;肾阳虚弱,失其推动、温煦之职,则乏力懒言,畏寒肢冷;腰为肾之府,肾阳虚弱,腰失所养,则腰酸腰痛;肾之华在发,肾虚,发失所养,则脱发;络脉瘀阻,可见皮肤有红丝赤缕,或肌肤有瘀斑、瘀点;舌淡、体胖、边有齿痕,苔白,舌底络脉迂曲瘀暗,脉沉细均为肾阳虚弱,水湿停留,络脉瘀阻之象。治疗宜温阳补肾,利水通络。方用菟丝子补肾益精,为君药。中药药理研究:菟丝子有增强机体免疫功能、促进造血功能、降低胆固醇、软化血管、延缓衰老等作用。用仙茅、仙灵脾补肾壮阳,强健筋骨,协助菟丝子温阳补肾,共为臣药。中药药理研究:仙茅有清除自由基、增强免疫功能、镇痛、抗缺氧、抗炎、抗菌、抗骨质疏松、延缓衰老及雄性激素样等作用;仙灵脾有升高白细胞、增强机体免疫功能、降血糖、降血脂、降血压、增强造血功能、促骨生长、延缓衰老等作用。用生晒参、玉米须、蜈蚣、菝葜、丝瓜络,五药补气通络,利水消肿,共为佐药。其中生晒参补气生津;玉米须利尿消肿;蜈蚣息风通络,解毒散结;菝葜祛风利湿,解毒散肿;丝瓜

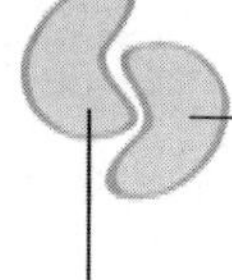

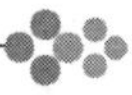

络行血通络。中药药理研究:生晒参有升高白细胞、增强机体免疫功能、降血糖、降血脂、降血压、增强造血功能等作用;玉米须有利尿、降血压、抗病原体、降血糖、降血脂、缓解肾炎蛋白尿等作用;蜈蚣有降血压、镇痛、抗菌、调节脂代谢、改善血液流变、降血脂等作用;菝葜有利尿、解毒、降血糖、抗炎、镇痛等作用;丝瓜络有镇痛、抗炎、镇静、利尿等作用。用炙甘草益气补中,调和诸药,为使药。甘草的中药药理研究参见“慢肾燥清汤”。诸药配伍,共奏温阳补肾,利水通络之功效。

十一、过敏性紫癜性肾炎

【概要】 过敏性紫癜是一种血管变态反应性疾病，因机体对某些致敏物质产生变态反应，导致毛细血管脆性及通透性增加，血液外渗，产生紫癜、黏膜及某些器官出血。在病变过程中，其所引起的肾脏损害称为过敏性紫癜性肾炎。本病多见于青少年，男性发病略多于女性，春、秋两季发病率较高。本病致敏因素甚多，主要因素有感染、食物（如鱼、虾、蟹、鸡、蛋、牛奶等）、药物（如抗生素、解热镇痛药、阿托品及噻嗪类利尿药等），以及花粉、油漆、尘埃等。其发病机制，目前认为是免疫因素介导的一种全身血管炎症。

【诊断要点】 过敏性紫癜性肾炎的诊断：①发病前 1 个月左右有低热、咽痛、全身乏力或上呼吸道感染史；②典型四肢皮肤紫癜，可伴有腹痛及关节肿痛；③肾损害（如血尿、蛋白尿、管型尿，以及肾衰竭等表现）。另外，肾穿刺活检对本病的诊断、程度和评估预后有很大帮助。

【辨治要点】 过敏性紫癜性肾炎的中医辨治，主要分两期论治：早期为紫癜期，主要病机是热入营血、迫血妄行，治疗宜透热转气出卫，不宜用活血化瘀药；中、后期为紫癜控制期，以血尿和/或蛋白尿为主，表现出以本虚为主者，治疗宜扶正固本。若紫癜控制后，血尿持续不减轻者，可适当配合活血通络药。若病情迁延，反复不愈，脾气亏虚，气不摄血，血尿持续者，当益气摄血。

【验案选编】

气阴虚湿热毒伤络案

李某,男,15岁。2010年8月10日初诊。

主诉:间断性皮肤紫斑10个月。

患者于2009年10月不明原因出现双下肢满布紫癜,到商丘某医院诊治,诊断为过敏性紫癜性肾炎,住院治疗,经用醋酸泼尼松等药物治疗20天,紫癜控制,但蛋白尿、血尿不见好转,出院后继续中西医结合治疗5个月,蛋白尿和血尿仍没有好转,再次入住当地医院。用环磷酰胺,每次0.6g,每月2次,治疗2个月仍未显效。于2010年5月转入上海某医院诊治,经肾穿刺,病理诊断为:"局灶节段增生性肾小球肾炎伴新月体形成"。以醋酸泼尼松、环磷酰胺、双嘧达莫、华法林四联治疗3个月,病情仍不见明显好转。近10余天肌肤又现紫癜。来诊时,双下肢紫癜,肢体乏力,腰膝酸困,经常咽痛不舒,小便黄,舌淡红,苔黄略腻,脉滑数。尿常规检查:蛋白++,潜血+++,红细胞+++。24小时尿蛋白定量:1.7 g。西医诊断:过敏性紫癜性肾炎。中医诊断:①肌衄;②尿血。中医辨证:湿热毒蕴,气阴虚弱。中医病机:湿热毒邪,由气入血,毒热伤络;热伤气阴,肾失封藏。治法:透热转气出卫,清营解毒。方用自拟癜期透热汤加减。

处方:蝉蜕10 g　荆芥10 g　防风10 g　金银花15 g
　　连翘15 g　柴胡10 g　焦栀子10 g　淡竹叶10 g
　　水牛角30 g　生地黄12 g　玄参15 g　甘草6 g

用法:同慢性肾小球肾炎阴虚湿热毒瘀案初诊处方用法。

2010年8月24日复诊:上方服用2周,紫癜明显好转,但尿常规检查无明显变化。继以清利湿热,凉血通络,清热解毒为主,兼滋养肾阴。方用自拟癜退养阴通络汤加减。

处方:焦栀子12 g　滑石20 g　通草10 g　白茅根30 g
　　水牛角30 g　生地黄12 g　牡丹皮10 g　天冬10 g
　　丝瓜络12 g　忍冬藤20 g　金银花12 g　连翘12 g
　　女贞子10 g　旱莲草20 g　玄参15 g　甘草6 g
用法:同慢性肾小球肾炎阴虚湿热毒瘀案初诊处方用法。

2010年10月26日复诊:上方随证加减服用2个月,紫癜消失,咽痛、小便黄等湿热证明显好转。尿常规检查:蛋白 + +,潜血 + + +,红细胞 + +。24小时尿蛋白定量:1.2 g。继以调补气阴,清化湿热,凉血通络治之。

处方:太子参15 g　麦冬10 g　生地黄12 g　女贞子10 g
　　旱莲草20 g　焦栀子12 g　滑石20 g　通草10 g
　　水牛角30 g　络石藤15 g　丝瓜络12 g　忍冬藤20 g
　　白茅根30 g　甘草6 g
用法:同慢性肾小球肾炎阴虚湿热毒瘀案初诊处方用法。

2011年3月22日复诊:上方随证加减服用5个月,肢体乏力,腰膝酸困等症明显好转。尿常规检查:蛋白 +,潜血 + +,红细胞 + +。24小时尿蛋白定量:0.83 g。治疗改以调补气阴,补肾固精为主,兼以清热凉血。

处方:黄芪30 g　生晒参10 g　生地黄15 g　玄参15 g
　　女贞子10 g　旱莲草20 g　山萸肉10 g　菟丝子10 g
　　芡实30 g　金樱子20 g　焦栀子10 g　丝瓜络12 g

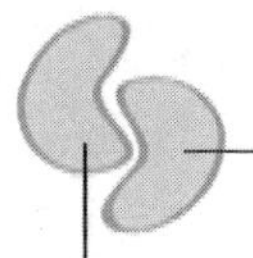

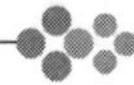

忍冬藤20 g　小蓟20 g

用法:同慢性肾小球肾炎阴虚湿热毒瘀案初诊处方用法。

2012年3月27日复诊:上方随证加减服用1年,自感身体康复,紫癜未反复。尿常规检查未见异常。24小时尿蛋白定量:0.19 g。

按语:过敏性紫癜性肾炎可归属于中医"肌衄""发斑""尿血""水肿"等病的范畴。本病发病之初多有外感病史,早期证候以标实为主,此时标实多为热入营血、热郁血络,热伤血络,迫血妄行;随着病程进展,正气渐伤,表现出本虚标实并重;若病情进一步发展,正气越虚,邪气也渐减,表现出以本虚为主的病情。本虚多为肾阴虚弱,阴虚火旺,热伤血络,迫血妄行;或脾肾气虚,统血、封藏失司,致精微漏出,出现蛋白尿、血尿。本病紫癜的病机多因外感风热或外感风寒入里化热、化毒,毒热内侵,郁于血分,伤及血络,血不循经,外溢肌肤,发生紫斑。病程表现出中医温病学"卫气营血"的传变规律。所以对本病早期、紫癜期的治疗,宜透热转气出卫,以祛热毒外解,热祛血宁,紫癜自然控制。由于紫癜是热入营血,迫血妄行,所以在紫癜期不宜用活血化瘀药;对本病后期,紫癜控制后,以血尿和/或蛋白尿为主,表现出以本虚为主者,治疗宜采用滋阴降火、补益气阴、温补脾肾等法,同时配合补肾固精、清热凉血,活血通络之法。本案证属湿热毒蕴,气阴虚弱。因湿热毒蕴,由气入血,毒热伤络,气阴虚弱,肾失封藏所致。来诊时表现为紫癜期,先以透热转气出卫,清营解毒为法。经治疗2周,紫癜消退,毒热伤络减轻,但湿热仍重,治疗改用清利湿热,凉血通络,清热解毒为主,兼滋养肾阴为法。经辨证调治2个月,湿热毒邪清解,但气阴虚弱等证仍存,继以调补气阴,清化湿热,凉血通络治之。经辨证调治5个月,气阴虚弱好转,但肾失封藏尚存,治疗改以调补气阴,补肾固精为主,兼以清热凉血。后经1年的辨证调治,病情得到良好控制。

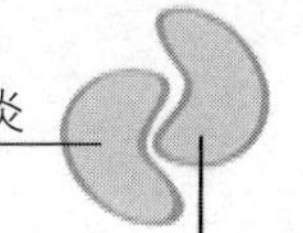

阴虚毒热伤络案

贾某某,男,9岁。2012年12月28日初诊。

主诉:肌肤出现瘀点瘀斑2周。

患儿4周前发热、咽痛。2周后肌肤出现瘀点瘀斑,到当地医院就诊,诊断为过敏性紫癜,给予地塞米松等药物治疗,紫癜未明显好转。来诊时,双下肢紫癜,咽痛不舒,咽腔充血,形体偏瘦,小便黄赤,舌红,苔黄,脉细数。尿常规检查:蛋白+,潜血+++,红细胞+++。24小时尿蛋白定量:0.86 g。西医诊断:过敏性紫癜性肾炎。中医诊断:肌衄。中医辨证:热伤血络,肾阴虚弱。中医病机:热毒之邪,由表及里,伤及营血,灼伤血络,耗伤阴液。治法:清营解毒,透热转气出卫。方用自拟癜期透热汤加减。

处方:水牛角10 g　紫草6 g　生地黄6 g　玄参10 g
麦冬6 g　蝉蜕5 g　荆芥6 g　防风6 g
金银花6 g　连翘6 g　柴胡6 g　焦栀子6 g
淡竹叶6 g　甘草5 g

用法:同慢性肾小球肾炎阴虚湿热毒瘀案初诊处方用法。

2013年1月25日复诊:上方随证加减服用4周,咽痛、紫癜消退,口干,小便黄,舌红,脉细数。尿常规检查未见异常。继以滋养肾阴,凉血通络为法,用自拟癜退养阴通络汤加减治疗。

处方:生地黄6 g　山萸肉6 g　怀山药10 g　牡丹皮5 g
天冬6 g　玄参10 g　丝瓜络6 g　忍冬藤15 g
白茅根20 g　甘草5 g

用法：同慢性肾小球肾炎阴虚湿热毒瘀案初诊处方用法。

2013年4月16日复诊：上方随证加减服用近3个月，诸症消失，紫癜未再出现。多次尿常规检查未见异常。

按语：过敏性紫癜往往因感染后，机体对某些致敏物质产生变态反应，导致毛细血管脆性及通透性增加，血液外渗，发生紫癜。中医认为，本病多因素体阴虚，感受外邪，化热、化毒入里，深入营血，郁于血络，迫血妄行，溢于肌肤，发为紫癜；毒热伤及肾络，肾失封藏，或致肾虚，出现血尿和/或蛋白尿，形成过敏性紫癜性肾炎。本案证系热伤血络，肾阴虚弱。因热毒之邪，由表及里，伤及营血，灼伤血络，耗伤阴液所致。治疗先以清营解毒，透热转气出卫为法。即叶天士提出的“入营犹可透热转气”的原则，使营分之邪热透出气分而解；邪从卫入，应从卫出，故用轻透辛散之品以疏散邪气，使气分之邪透出卫分而解。在紫癜消退、尿常规检查恢复正常后，患者邪热渐退，肾阴不足，继以滋养肾阴，凉血通络为法。经3个月的巩固治疗，疾病痊愈，一切正常。

脾虚毒热伤络案

寇某某，男，12岁。2011年11月29日初诊。

主诉：皮肤出现紫斑20余天。

患者于2011年10月中旬不明原因发热，到当地诊所诊治，用药不详。2周后发现双下肢皮肤有紫斑，到河南省某医院就诊，诊断为过敏性紫癜性肾炎，接收住院治疗，给予雷公藤、头孢硫脒、地塞米松等药治疗3周，紫癜未明显控制，出院转投中医。来诊时，双下肢紫癜色红，晨起眼睑浮肿，肢体困乏，偶有腹痛，关节痛不舒，食欲不振，腹胀便溏，舌淡红、体胖、边有齿痕，苔白腻，脉细数。尿常规检查：蛋白++，潜血+++，红细胞++。西医诊断：过敏性紫癜性肾炎。中医诊断：①肌衄；②水肿。中医辨证：热

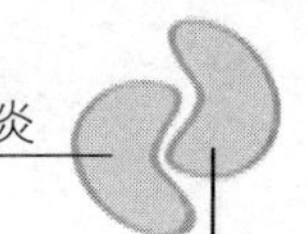

伤血络,脾肾虚弱。中医病机:脾肾虚弱,热毒由表及里,伤及营血,灼伤血络。治法:清营解毒,透热转气出卫,兼以益气健脾。方用自拟癜期透热汤加减。

处方:水牛角 15 g　麦冬 6 g　生地黄 6 g　玄参 10 g
　　蝉蜕 5 g　荆芥 6 g　防风 6 g　金银花 6 g
　　连翘 6 g　柴胡 6 g　焦栀子 6 g　生晒参 6 g
　　怀山药 15 g　炙甘草 5 g

用法:同慢性肾小球肾炎阴虚湿热毒瘀案初诊处方用法。

2011 年 12 月 27 复诊:上方随证加减服用 4 周,紫癜完全消退,尚有肢体困乏,食欲不振,腹胀便溏等症。尿常规检查:潜血 + +。治疗改以补益脾肾,健胃和中,清热凉血治之。

处方:生晒参 6 g　炒白术 10 g　云茯苓 15 g　陈皮 6 g
　　砂仁 6 g(后下)　白蔻仁 6 g(后下)　生地黄 5 g　菟丝子 6 g
　　麦冬 6 g　玄参 10 g　丝瓜络 6 g　忍冬藤 15 g
　　白茅根 20 g　炙甘草 5 g

用法:凉水浸泡 1 小时,连续煎煮 2 次,第一煎大火煮沸后小火煎 30 分钟,煎至 25 分钟加后下药,第二煎煮沸后小火煎 25 分钟,合并 2 次滤液 300 ~ 400 毫升,分 2 次温服(早晚饭后 1 ~ 2 小时服用),每日 1 剂。

2012 年 8 月 3 日复诊:上方随证加减服用 7 个多月,紫癜未反复,饮食正常,肢体困乏等症消退。但近 2 个月经常感冒,舌淡红,苔薄白,脉细。尿常规检查:潜血 +。继以调补气血,益气固表,透热解毒治之。

处方:黄芪 15 g　生晒参 6 g　当归 6 g　炒白芍 10 g

炒白术6 g　怀山药15 g　玄参10 g　蝉蜕5 g
荆芥6 g　防风6 g　桑叶10 g　金银花6 g
连翘6 g　甘草5 g

用法:同慢性肾小球肾炎阴虚湿热毒瘀案初诊处方用法。

2012 年 12 月 25 日复诊:上方随证加减服用 4 个多月,紫癜无反复,患者无明显不适。尿常规检查未见异常。

按语:过敏性紫癜性肾炎的病因病机多因外感风热或外感风寒入里化热、化毒,毒热内侵,郁于营血,伤及血络,血不循经,外溢肌肤,发为紫癜。所以对本病早期、紫癜期的治疗,多采用清营凉血,解毒养阴,透热转气出卫,以祛邪、治标为法。本案患者素体脾肾虚弱,紫癜发病开始即表现出本虚标实并重,既有脾肾虚弱的本虚,又有热入营血,热伤肾络,迫血妄行,发为紫癜的标实。开始治疗采用标本同治,用清营解毒,透热转气出卫为主,兼以益气健脾为法。辨证调治 4 周,紫癜完全消退,尿常规检查好转,病情以脾肾虚弱为主,治法调整为以补益脾肾,健胃和中为主,兼以清热凉血。经加减辨证调治 7 个月后,病情稳定,脾肾虚弱明显好转,只是尿中还有少量潜血。治法调整为调补气血,透热解毒。又经 4 个多月的巩固治疗,紫癜未反复,尿常规检查未见异常,病情完全控制。

气阴虚风毒热伤络案

杨某某,男,47 岁。2014 年 6 月 6 日初诊。

主诉:双下肢皮肤紫斑反复发作 3 年余。

患者 3 年前上呼吸道感染后发生紫斑,到河南省某医院就诊,诊断为过敏性紫癜性肾炎,住院治疗 4 周,紫癜消退出院。之后,紫癜反复发作多次,曾到多地治疗,效果均不理想。来诊时,双下肢皮肤紫癜,伴皮肤稀疏皮疹,瘙痒,肢体困乏,腰膝酸困,小便色黄多泡沫,口干,舌淡红,苔薄黄

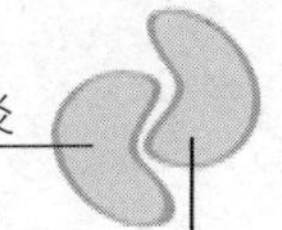

腻,脉细滑。尿常规检查:潜血 + + +,蛋白 +,红细胞 63/μL。西医诊断:过敏性紫癜性肾炎。中医诊断:肌衄。中医辨证:热郁血络,外感风毒。中医病机:毒热伤络,外感风毒,郁结肌肤,热伤气阴。治法:清营解毒,清利湿热,祛风止痒。方用自拟癜期透热汤加减。

处方:水牛角 30 g　玄参 20 g　金银花 15 g　连翘 15 g
黄柏 10 g　苦参 10 g　焦栀子 10 g　车前草 20 g
生地黄 15 g　蝉蜕 10 g　防风 10 g　地肤子 15 g
柴胡 10 g　甘草 6 g

用法:同慢性肾小球肾炎阴虚湿热毒瘀案初诊处方用法。

医嘱:1. 戒酒;忌辛辣刺激、肥腻及发物食物。
2. 注意休息,避免劳累,积极预防感冒、感染。

2014 年 8 月 19 日复诊:上方随证加减服用 2 个多月,紫癜控制,皮疹好转。尿常规检查:潜血 +。继以清营解毒,清利湿热,益气养阴治之。

处方:水牛角 30 g　玄参 20 g　金银花 15 g　连翘 15 g
黄柏 10 g　苦参 10 g　焦栀子 10 g　车前草 20 g
生薏苡仁 20 g　土茯苓 30 g　地肤子 15 g　生晒参 10 g
生地黄 15 g　甘草 6 g

用法:同慢性肾小球肾炎阴虚湿热毒瘀案初诊处方用法。

2015 年 1 月 30 日复诊:上方随证加减服用 5 个月,紫癜未再复发,皮疹控制。多次尿常规检查均未见异常。

按语:过敏性紫癜性肾炎是以皮肤紫癜和 IgA 的免疫复合物在组织中沉积为特征,以肾脏受损为临床表现的一种系统性血管炎。本案为成年患者,病程 3 年,多处求医,反复不愈,皮肤紫癜合并皮肤风疹。究其反复不愈的原因,除与证候、体质有关外,也与自己不良的生活习惯密切相关。本

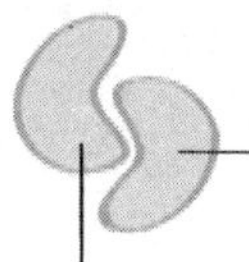

案患者喜欢饮酒、食用鸡肉及羊肉等食物。而这些饮食物均为发物食物，易引发病证。因此，在初诊时就制定了患者的饮食宜忌。患者积极配合。本案证属热郁血络，外感风毒。因毒热由表及里，伤及血络，外感风毒，郁结肌肤，病久正虚，气阴虚弱所致。治疗先以清营解毒，清利湿热，祛风止痒为法。经辨证调治2个多月，紫癜控制，皮疹好转。尿常规检查蛋白尿消退、血尿减轻。继以清营解毒，清利湿热，益气养阴治之。经5个月的辨证调治，紫癜未复发，皮疹控制。多次尿常规检查均无异常。

【验方集锦】

癜期透热汤

组成：水牛角 30 g　生地黄 10 g　玄参 12 g　金银花 12 g　连翘 12 g　焦栀子 10 g　蝉蜕 10 g　柴胡 10 g　甘草 6 g

用法：同“慢肾燥清汤”。

功效：清营凉血，解毒养阴，透热转气出卫。

主治：过敏性紫癜性肾炎紫癜期。证系热入营血，伤及血络。临床表现为四肢和/或臀部等皮肤紫癜，兼有腹痛或关节痛，小便黄赤，口干，舌淡红，苔薄白或薄黄，脉细数。尿常规检查有血尿和/或蛋白尿。

方解：“癜期透热汤”是通过清营凉血，解毒养阴，透热转气出卫作用，治疗过敏性紫癜性肾炎紫癜期的方剂。本方证的成因多因外感风热，或外感风寒入里化热、化毒，毒热内侵，郁于营血，伤及血络，血不循经所致。由于热入营血，伤及血络，外溢肌肤，故见四肢和/或臀部等皮肤紫癜；因毒热内侵，内迫肠胃，或阻滞于肢体关节，则腹痛或关节痛；毒热下注，则小便黄赤；毒热伤津，则口干；舌脉均为毒热伤阴之象。治疗宜清营凉血，解毒养

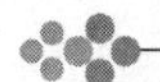

阴,透热转气出卫。方用水牛角入营血,清泄营血毒热,其气清灵透发,寒而不遏为君药。中药药理研究:水牛角有抗炎、抗感染、增加血小板计数、缩短出血时间、降血压、降低毛细血管通透性、增强网状内皮系统的吞噬功能、镇静等作用。用生地黄、玄参均甘寒质润,既可凉血解毒,又能养阴生津,为热伤营阴而设,共为臣药。其中生地黄清热凉血,养阴生津;玄参清热养阴,解毒散结。中药药理研究:生地黄有抑制皮肤真菌、利尿、止血等作用;玄参有抑菌、降血压等作用。用金银花、连翘、焦栀子、蝉蜕、柴胡,五药以清透邪热,透热转气出卫,共为佐药。其中金银花、连翘清热解毒,消痈散结;栀子清热泻火,凉血解毒;依据叶天士提出的"入营犹可透热转气"的治疗原则,用金银花、连翘、栀子皆质轻性寒,入气分,有清热解毒以透邪热,使营分之邪透出气分。用蝉蜕疏散风热,透疹止痒;柴胡透表泄热。依据中医邪从外入,可从外出的原则,用蝉蜕、柴胡皆辛凉轻清,以透邪热出卫而解。中药药理研究:金银花有抗病原体、抗病毒、抗炎、解热、调节免疫功能等作用;连翘对溶血性链球菌等有抑制作用,抗病原体、抗炎、解热、调节免疫功能等作用;焦栀子有抗病原体、抗炎、解热、镇静催眠、镇痛等作用;蝉蜕有抗炎、抗过敏、解热、镇静等作用;柴胡有解热、抗病毒、镇痛、镇静、抗炎、抗过敏等作用。用甘草清热解毒,调和药性为使药。甘草的中药药理研究参见"慢肾燥清汤"。诸药相合,共奏清营凉血,解毒养阴,透热转气出卫之功效。

癜退养阴通络汤

组成:生地黄 15 g　天冬 10 g　玄参 15 g　牡丹皮 10 g　丝瓜络 10 g　忍冬藤 20 g　白茅根 30 g　甘草 6 g

用法:同"慢肾燥清汤"。

功效:滋养肾阴,清热凉血,通络解毒。

主治:过敏性紫癜性肾炎紫癜消退期。证系阴虚内热证。临床表现为

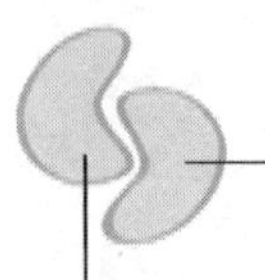

紫癜消退，时有头晕腰酸、口干咽痛、五心烦热、小便黄赤，尿常规检查有血尿和/或蛋白尿，舌淡红，苔薄白或薄黄，脉细数。

方解："癜退养阴通络汤"是通过滋养肾阴，清热凉血，通络解毒作用，治疗过敏性紫癜性肾炎紫癜消退期的方剂。过敏性紫癜性肾炎在紫癜消退时，热毒入于营血之势衰减，热伤血络程度减轻。但热伤阴津，阴虚内热，故机体表现出阴虚内热证。本方证为过敏性紫癜性肾炎紫癜消退后阴虚内热证，由于阴虚内热，虚热上扰，则头晕；腰为肾之府，肾阴虚弱，腰失所养，则腰酸；肾阴虚弱，津不上承，虚热上扰咽喉，则口干咽痛；虚热内扰心神，则五心烦热；虚热扰及膀胱，则小便黄赤；肾阴虚弱，虚热内扰，肾之封藏失司，则见血尿和/或蛋白尿；舌淡红，苔薄白或薄黄，脉细数均为阴虚内热之征象。治疗宜滋养肾阴，清热凉血，通络解毒。方用生地黄清热凉血，养阴生津为君药。中药药理研究：生地黄有抑制皮肤真菌、利尿、降血糖、止血等作用。用天冬、玄参为臣药。天冬养阴清热，滋肾润肺；玄参清热养阴，解毒散结。二药协助君药养阴清热。中药药理研究：天冬有镇咳、祛痰、抗菌、抗炎、增强机体免疫功能、抗血栓、抗衰老等作用；玄参有抑菌、扩血管、降血压、降血糖等作用。用牡丹皮、丝瓜络、忍冬藤、白茅根共为佐药。牡丹皮清热凉血，活血散瘀；丝瓜络祛风、通络、行血；忍冬藤清热解毒，通络止痛，能清经络中风湿热邪；因热入营血，易与血结，故用牡丹皮、丝瓜络、忍冬藤清热通络，行血散瘀以治热与血结。白茅根凉血止血，清热利尿，还能防止通络行血之太过损伤血络。中药药理研究：牡丹皮有抗菌、抗炎、抗过敏、镇静催眠、解热、抗血小板聚集、改善血液流变学、抗动脉粥样硬化等作用；丝瓜络有镇痛、抗炎、镇静、利尿等作用；忍冬藤有抗菌、消炎、增强毛细血管通透性、降低胆固醇等作用；白茅根有增强毛细血管抵抗力、促凝血、利尿、抗菌等作用。用甘草清热解毒，调和药性为使药。甘草的中药药理研究参见"慢肾燥清汤"。诸药相合，共奏滋养肾阴，清热凉血，通络解毒之功效。

十二、糖尿病肾病

【概要】糖尿病肾病(DN)是糖尿病最常见的并发症,是糖尿病患者死亡的主要原因之一。无论是1型糖尿病,还是2型糖尿病患者,其中30%~40%可出现肾脏损害,而2型糖尿病中约5%的患者在被确诊为糖尿病的同时就已存在糖尿病的肾脏损害。糖尿病肾病的临床表现主要为不同程度的蛋白尿及肾功能的进行性减退。由于1型糖尿病发病起始较明确,与2型糖尿病相比,高血压、动脉粥样硬化等并发症较少,所以糖尿病肾病的分期,目前还是根据1型糖尿病的临床过程予以分期。具体分期如下。

Ⅰ期:临床无肾病表现,肾小球滤过率升高,肾脏体积增大,肾小球和肾小管肥大,可有一过性微量蛋白尿,特别在运动、应急、血糖控制不良等情况下出现。1型糖尿病可无高血压,而2型糖尿病可出现高血压。

Ⅱ期:出现持续性微量蛋白尿,大多数患者肾小球滤过率正常或升高,临床无明显自觉症状。肾脏病理已出现肾小球/肾小管基底膜增厚、系膜区增宽等变化。

Ⅲ期:早期糖尿病肾病,已有明显的临床表现,蛋白尿/白蛋白尿明显增加,部分患者可有轻度血压升高,肾小球滤过率(GFR)开始下降,但血肌酐尚在正常范围。肾脏病理出现局灶/弥漫性硬化等。

Ⅳ期:临床显性糖尿病肾病,出现大量蛋白尿,达肾病综合征程度并出

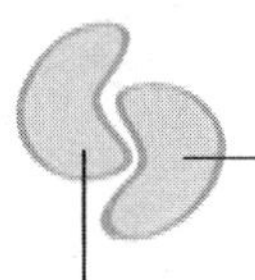

现相关症状。肾脏病理出现肾小球基膜明显增厚，系膜基质增宽，可有典型的结节性肾小球硬化。

Ⅴ期：肾衰竭期，肾功能持续减退直至终末期肾衰竭，可有高血压和尿毒症相关症状。病理上多为弥漫性硬化及终末期表现。

其中Ⅰ期和Ⅱ期为临床前期，Ⅲ期及以后为临床期糖尿病肾病。

2 型糖尿病肾损害的过程与 1 型糖尿病基本相似，只是高血压出现早、发生率更高，其他并发症更多。

【诊断要点】糖尿病肾病的诊断：对于 1 型糖尿病患者在发病后 5 年，2 型糖尿病患者在确诊的同时，出现持续的微量白蛋白尿，就应怀疑糖尿病肾病的存在。如果病程更长，临床表现为蛋白尿，甚至出现大量蛋白尿或肾病综合征，同时合并有糖尿病的其他并发症，如糖尿病眼底病变，就应考虑糖尿病肾病。肾穿刺病理检查有助于明确诊断。

【辨治要点】糖尿病肾病的中医辨治：糖尿病肾病以阴虚燥热为本，但因糖尿病一旦发展至肾病，多是病情迁延，日久不愈，由阴虚燥热伤气、伤阳。因此证候往往转变为气阴虚弱、阳气虚弱、阴阳两虚等证，所以治疗糖尿病肾病与治疗糖尿病是不同的，扶正固本多是补益气阴、温补阳气和阴阳双补。因本病阴虚燥热日久，血液黏稠度高，也易致阴虚血瘀，故治疗还常用滋阴、化瘀、通络之法。因气阴虚弱、阳气虚弱、阴阳两虚，不能化气行水而致水肿，故治疗也常用补气利水、温阳利水、化气行水之法。

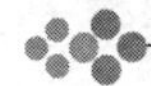

【验案选编】

阴虚燥热瘀血案

李某某,女,50岁。2010年3月2日初诊。

主诉:小便黄赤混浊、多泡沫半年。

患者发现糖尿病6年,于2009年9月体检时发现蛋白尿,经中西医治疗,蛋白尿未见明显好转。来诊时,口渴饮多,心胸烦热,小便黄赤混浊、多泡沫,大便偏干,2日一行,眼睛干涩,舌质淡红,苔薄黄少津,舌底络脉瘀暗,脉弦细。尿常规检查:尿糖++,蛋白++,透明管型7~9个。24小时尿蛋白:1.8 g/L。血生化检查:血糖:11.3 mmol/L,总胆固醇6.6 mmol/L,三酰甘油2.3 mmol/L。西医诊断:糖尿病肾病Ⅲ期。中医诊断:消渴。中医辨证:阴虚燥热,络脉瘀阻。中医病机:肝肾阴虚,肠胃燥热,络脉瘀阻,肾失封藏。治法:清泻胃火,生津止渴。

处方:生石膏50 g　知母12 g　生地黄15 g　麦冬12 g
天冬12 g　天花粉10 g　牡丹皮10 g　芦根20 g
炒大黄10 g　石斛15 g　草决明20 g　荷叶15 g

用法:同慢性肾小球肾炎阴虚湿热毒瘀案初诊处方用法。

医嘱:低糖、低盐、低蛋白饮食。

2010年3月16日复诊:上方加减服用2周,口渴饮多、心胸烦热等症明显好转。血糖降至9.6 mmol/L。继以滋养肝肾,活血通络为法。方用自拟糖肾滋降通络汤加减。

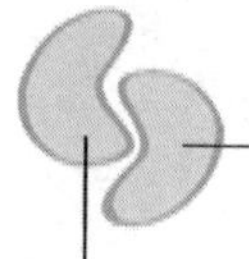

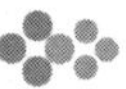

处方：生地黄 15 g　山萸肉 10 g　麦冬 12 g　玄参 20 g
　　芦根 20 g　知母 10 g　天花粉 10 g　红景天 15 g
　　绞股蓝 15 g　水蛭 6 g　葛根 15 g　赤芍 15 g
　　丹参 20 g　丝瓜络 10 g

用法：同慢性肾小球肾炎阴虚湿热毒瘀案初诊处方用法。

2010 年 9 月 21 日复诊：上方随证加减服用 6 个多月，口渴，心胸烦热消退，大便日 1 行，小便转清，泡沫尿逐渐消退。尿常规检查未见异常。24 小时尿蛋白 0.21 g/L。血生化检查：血糖：7.1 mmol/L，总胆固醇 5.8 mmol/L，三酰甘油 1.2 mmol/L。

按语：糖尿病肾病是临床常见的继发性肾病，系糖尿病心、脑、肾三大并发症之一，临床以蛋白尿、水肿、高血压和氮质血症为主要表现。在中医学中本病属消渴、水肿、尿浊、虚劳、关格等范畴。其病因涉及禀赋亏虚、情志失调、饮食不节、房劳过度、失治误治等多种因素。其主要病机是消渴日久，阴损及阳，肾气受损，主水失司，固摄无权，升降失常，浊毒内蕴，从而发生水肿、尿浊、虚劳、关格等病变。本病病位以肾为中心，涉及心、肺、脾胃等脏腑。多为"燥热—伤阴—伤气—伤阳"。证属本虚标实、正虚邪实。正虚可见气阴两虚、阳气虚弱、阴阳两虚，以及脏腑的虚损；邪实则有水、湿、毒、瘀等病理产物的堆积。从现代医学来看，糖尿病肾病是糖尿病全身性微血管病变表现之一，其特征为毛细血管基底膜增厚，此种微血管病变常伴有微循环异常，是并发许多脏器病变的病理基础。其临床表现与肾小球硬化程度呈正相关。本案病程 6 年，来诊时仍有口渴饮多、尿黄便秘等胃肠实火之证。实火不祛，阴津难复，故治疗先以清泻胃火，生津止渴为法。在治疗 2 周后，肠胃火热明显消退，心胸烦热明显好转，继以滋养肝肾，解毒通络为法。经辨证调治半年，症状消退。尿常规检查未见异常。血糖降至 7.1 mmol/L，血脂也恢复到正常范围。

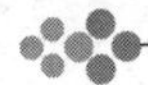

肾虚水湿瘀血案

周某某，女，56岁。2010年2月23日初诊。

主诉：肢体浮肿3个月，加重1周。

患者发现糖尿病5年余。3个月前出现肢体浮肿，在当地医院就诊，诊断为糖尿病肾病，给予二甲双胍、呋塞米等药物治疗，疗效不佳。来诊时，全身浮肿，晨起头面水肿较重，午后下肢水肿严重，按之凹陷难起，口干舌燥，口渴饮多，倦怠乏力，形体肥胖，小便短少，大便偏干，舌质偏红，苔薄黄，舌底络脉瘀暗，脉弦细尺弱。尿常规检查：尿糖++，蛋白+++，透明管型3~5个。24小时尿蛋白定量2.5 g/L。血生化检查：血糖：13.9 mmol/L。西医诊断：糖尿病肾病Ⅳ期。中医诊断：①水肿；②消渴。中医辨证：肾虚络阻，水湿停留。中医病机：热伤气阴，络脉瘀阻，肾虚水停，肾失封藏。治法：利水消肿，通腑泄热，清热止渴。

处方：猪苓20 g　云茯苓20 g　泽泻10 g　滑石20 g
冬葵子30 g　萹蓄15 g　玉米须30 g　冬瓜皮20 g
生地黄15 g　白芍30 g　天冬12 g　天花粉10 g
牡丹皮10 g　芦根20 g　炒大黄10 g

用法：同慢性肾小球肾炎阴虚湿热毒瘀案初诊处方用法。

医嘱：1. 低糖、低盐、低蛋白饮食。

2. 增加运动量，每天坚持快走1小时。

2010年3月16日复诊：上方随证加减服用3周，水肿明显减轻，口干、便秘好转，体重减轻3.5 kg。尿常规检查：尿糖++，蛋白+++，透明管型3~5个。24小时尿蛋白2.6 g/L。血生化检查：血糖：11.2 mmol/L。继以益气养阴，化瘀通络，利水消肿为法。方用自拟糖肾补利通络汤加减。

处方:黄芪 30 g　生晒参 10 g　生地黄 15 g　山萸肉 10 g
麦冬 12 g　芦根 20 g　水蛭 6 g　地龙 15 g
绞股蓝 12 g　红景天 12 g　猪苓 15 g　炒白芍 30 g
玉米须 20 g　车前草 20 g

用法:同慢性肾小球肾炎阴虚湿热毒瘀案初诊处方用法。

2011 年 4 月 26 日复诊:上方随证加减服用 13 个月,水肿、口渴多饮、倦怠乏力、便秘等症状逐渐消退,体重恢复到发病前的体重,自我感觉一切良好。尿常规检查未见异常。24 小时尿蛋白定量:0. 15 g/L。血糖:6. 9 mmol/L。

按语:糖尿病肾病的主要病理改变为肾小球硬化。引起肾小球硬化的原因,主要是在高血糖环境下,血管活性物质、促纤维化细胞因子、蛋白激酶 C 等的增加,以及血流动力学等的改变所致。中医认为由于阴虚燥热,血液黏滞,血行不畅,致血液瘀滞。本案患者发现糖尿病已 5 年,多年来对糖尿病的治疗不太重视,因长期肢体倦怠乏力,体力活动少,加之饮食没有控制,所以身体渐渐发胖,并发症出现也较早。证属肾虚络阻,水湿停留。因热伤气阴,络脉瘀阻,肾虚水停,肾失封藏所致。治疗先以利水消肿,通腑泄热,清热止渴为法。经辨证调治 3 周,同时控制饮食,坚持运动,患者水湿停留减轻,肠胃燥热好转,体重减轻,血糖下降。自此患者信心增强,合理饮食、坚持运动。继以益气养阴,化瘀通络,利水消肿为法治之。1 年后患者体重恢复到发病前的体重,水肿等症消退,体力恢复,尿蛋白转阴,血糖接近正常。

阳虚水湿案

张某某,男,46 岁。2010 年 3 月 16 日初诊。

主诉:多饮消瘦 9 年,肢体浮肿 3 个月。

患者于9年前因口渴多饮，饮水量每天2 500～3 000 mL，形体消瘦，体重下降10 kg，到当地市医院诊治。诊断为2型糖尿病，给予消渴丸等药物治疗。9年间血糖波动在7～12 mmol/L，自觉症状逐渐消退。3个月前因劳累出现肢体浮肿，晨起颜面浮肿，午后下肢水肿重，经低盐饮食和中药治疗2个多月，水肿时好时差。来诊时，全身浮肿，按之凹陷，精神疲倦，腰膝酸困，食欲减退，四肢不温，口淡不渴，大便稀溏，舌淡红、体胖、边有齿痕，苔白水滑，脉沉细。尿常规检查：尿糖＋＋，尿蛋白＋＋。血糖检查：空腹血糖9.6 mmol/L，餐后2小时血糖16 mmol/L。肾功能各项指标检查未见异常。眼底荧光血管造影：双眼底糖尿病改变。西医诊断：①糖尿病肾病Ⅲ期；②糖尿病视网膜病变。中医诊断：①消渴；②水肿。中医辨证：脾肾阳虚、水湿停留。中医病机：病久伤阳，脾肾阳虚，水湿停留，肾失封藏。治法：温补脾肾，利水消肿。方用自拟糖肾温化固肾汤加减。

处方：生晒参15 g　生白术30 g　干姜10 g　淡附子10 g（先煎）
桂枝10 g　黄芪30 g　菟丝子15 g　云茯苓20 g
熟地黄10 g　山萸肉10 g　怀山药30 g　泽泻10 g
牡丹皮10 g　炒苍术15 g　玉米须30 g　冬瓜皮50 g

用法：凉水加入淡附子先煎1小时。其余药凉水浸泡1小时，煮沸后加入附子及煎液，连续煎煮2次，每次煮沸后小火煎30分钟，合并2次滤液300～400毫升，分2次温服（早晚饭后1～2小时服用），每日1剂。

2010年3月30日复诊：上方随证加减服用2周，水肿明显减轻。治疗以温补脾肾、升阳化湿为法。方用金匮肾气丸、补中益气汤加减。

处方：淡附子10 g（先煎）　肉桂10 g　云茯苓20 g　熟地黄10 g
山萸肉10 g　怀山药30 g　泽泻10 g　黄芪30 g
菟丝子15 g　炒白术15 g　陈皮10 g　当归10 g

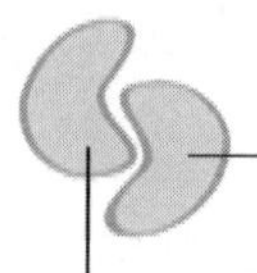

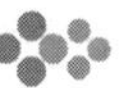

柴胡 6 g　升麻 5 g　玉米须 30 g　炒苍术 15 g

用法:同本案初诊处方用法。

2010 年 4 月 28 日复诊:上方随证加减服用 4 周,水肿、舌边齿痕消退;精神疲倦,大便稀溏,四肢不温等症好转。尿常规检查:尿糖 +,尿蛋白 +。空腹血糖 7.9 mmol/L。治以温补脾肾,固肾涩精为法。方用金匮肾气丸、四君子汤合秘元煎加减。

处方:淡附子 10 g(先煎)　肉桂 10 g　云茯苓 20 g　熟地黄 10 g

山萸肉 10 g　怀山药 30 g　泽泻 10 g　牡丹皮 10 g

生晒参 6 g　炒白术 10 g　芡实 15 g　金樱子 10 g

炒远志 6 g　菟丝子 10 g　沙苑子 15 g　炙甘草 5 g

用法:同本案初诊处方用法。

2010 年 10 月 27 日复诊:上方随证加减服用半年(加减法:水肿严重时加车前子 30 g、玉米须 30 g、冬瓜皮 30 g,去熟地黄、山萸肉;腰部酸困、腰痛时加炒杜仲 15 g、川断 10 g;食欲差时加陈皮 10 g、砂仁 10 g;蛋白尿久不消退时加桑螵蛸 10 g、楮实子 30 g),诸症消退。尿常规检查未见异常。查血糖:6.1 mmol/L。

按语:糖尿病早期多宗阴虚燥热,恒以养阴清热润燥为治,而糖尿病肾病则由糖尿病日久不愈,或因糖尿病日久失治误治,阴损及阳,而致气阴虚弱、阳气虚弱、阴阳两虚。所以治疗常用温补阳气之法。本案证系脾肾阳虚、水湿停留。其脾肾阳虚的成因主要有二:一是因糖尿病日久,阴损及阳,伤及脾肾;二是糖尿病早期迭进清滋寒凉药物,损伤脾肾阳气,导致脾肾阳虚,运化、主水、固摄、升降、温煦等功能失常,以致糖尿病肾病形成。所以治疗宜温补脾肾。正如明·李梃在《医学入门·消渴》曰:"治渴初宜养肺降心,久则滋肾养脾。盖本在肾,标在肺,肾暖则气上升而肺润,肾冷则气不升而肺焦,故肾气丸为消渴良方也。然心、肾皆通乎脾,养脾则津液自生,参苓白术散是也。”因清阳宜升,浊水宜降,精气宜固。本案始终在温补脾肾的基础上,先以利水消肿降浊;继以补中益气升清;后以固肾涩精固摄,取得了满意的疗效。

脾肾虚湿浊毒蕴案

唐某某,女,53岁。2010年6月22日初诊。

主诉:多饮消瘦6年,恶心纳呆半年,加重1周。

患者6年前因口干多饮、消瘦,到当地医院就诊。诊断为2型糖尿病,给予“糖适平”等药治疗,血糖控制。多年来自感对血糖控制良好,就未到医院复查。半年前,出现恶心纳呆、肢体困乏,到当地医院就诊。尿常规检查:尿糖++,尿蛋白++。24小时尿蛋白定量:2.6 g/L。查肾功能:血肌酐273 μmol/L,尿素氮12.75 mmol/L。诊断为糖尿病肾病。给予胰岛素、开同、中药颗粒剂等药物治疗。血糖控制较好,但恶心纳呆、尿蛋白及肾功能未见明显好转。近1周恶心纳呆加重来看中医。来诊时,精神萎困,腰膝酸软,面容憔悴,面色淡黄无华,纳呆,恶心呕吐,畏寒肢冷,下肢轻度指陷性水肿,时有眩晕耳鸣,大便稀溏,每日1次,尿浊尿少,舌淡胖、边有齿痕,苔白厚腻,脉沉细。尿常规检查:尿糖++,尿蛋白+++。24小时尿蛋白:4.3 g/L。空腹血糖10.8 mmol/L。肾功能检查:血肌酐343 μmol/L,尿素氮15.84 mmol/L。西医诊断:糖尿病肾病Ⅴ期。中医诊断:①消渴;②关格。中医辨证:脾肾虚衰、湿浊毒蕴。中医病机:脾肾虚衰,水湿内生,湿浊毒蕴,升降失常。治法:祛湿化浊,通腑解毒,温补脾肾。方用二陈汤、温脾汤合藿香正气散加减。

处方:姜半夏10 g　云茯苓20 g　陈皮10 g　藿香20 g
砂仁10 g(后下)　紫苏叶10 g　生晒参12 g　干姜10 g
炒大黄6 g　土茯苓30 g　当归10 g　炙甘草6 g

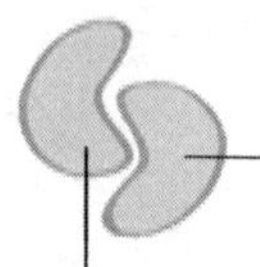

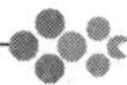

生姜4片　大枣4枚引

用法：凉水浸泡1小时（生姜、大枣），连续煎煮2次，第一煎大火煮沸后小火煎25分钟，煎至20分钟加后下药，第二煎煮沸后小火煎20分钟，合并2次滤液300～400毫升，分2次温服（早晚饭后1～2小时服用），每日1剂。

2010年7月13日复诊：上方随证加减服用3周，恶心呕吐控制，食欲好转，大便日2次，精神好转。继以温补脾肾，补益气血，通腑解毒治之。方用当归补血汤、温脾汤合香砂六君子汤加减。

处方：黄芪30 g　生晒参12 g　干姜10 g　炒白术10 g
当归10 g　云茯苓20 g　陈皮10 g　姜半夏10 g
木香10 g　砂仁10 g（后下）　炒大黄6 g　土茯苓30 g
炒杜仲10 g　炙甘草6 g

用法：凉水浸泡1小时，连续煎煮2次，第一煎大火煮沸后小火煎30分钟，煎至25分钟加后下药，第二煎煮沸后小火煎25分钟，合并2次滤液300～400毫升，分2次温服（早晚饭后1～2小时服用），每日1剂。

2010年9月21日复诊：上方随证加减服用2月余，饮食增加，畏寒肢冷等症好转。复尿常规检查：尿糖+，尿蛋白++。24小时尿蛋白：1.8 g/L。查肾功能：血肌酐192 μmol/L，尿素氮9.23 mmol/L。继以温补肾阳，调补气血，祛湿排毒为法治之。方用自拟糖肾温化固肾汤加减。

处方：淡附子10 g（先煎）　肉桂10 g　云茯苓20 g　熟地黄10 g
山萸肉10 g　怀山药30 g　泽泻6 g　牡丹皮10 g
黄芪30 g　当归10 g　炒白芍15 g　川芎10 g
玉米须30 g　炒苍术15 g　炒大黄10 g　炙甘草6 g

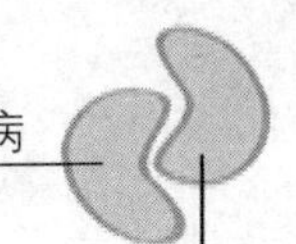

用法:同糖尿病肾病阳虚水湿案初诊处方用法。

2011 年 4 月 26 日复诊:上方随证加减服用 7 个月,腰膝酸困、畏寒肢冷等症消退。查肾功能:血肌酐 152 μmol/L,尿素氮 7.5 mmol/L。尿常规检查:蛋白 +。24 小时尿蛋白定量:1.1 g/L。患者精力充沛,恢复正常工作。

按语:糖尿病肾病是由糖尿病日久不愈,或失治误治发展而来。久病必虚,正虚贯穿于本病之始末。本案证属脾肾虚衰、湿浊毒蕴。因患病日久,脾肾虚衰,水湿内生,湿浊毒蕴,升降失常所致。开始治以祛湿化浊,通腑解毒,以祛邪为主,兼温补脾肾以扶正。经 3 周辨证调治,恶心呕吐控制,食欲好转。患者胃气和降,湿浊得化。继以温补脾肾,补益气血,通腑解毒治之。经 2 个多月辨证调治,饮食增加,畏寒肢冷等症好转,蛋白尿减少,血肌酐等降低,此乃脾阳虚弱好转。继以温补肾阳,调补气血,祛湿排毒为法治之。经 7 个月的辨证调治,腰膝酸困、畏寒肢冷等症消退。肾功能显著好转。24 小时尿蛋白定量显著减少。患者自感精力充沛,恢复正常工作。在本案治疗过程中,温补脾肾贯穿于始终。

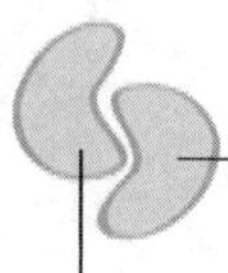

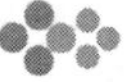

【验方集锦】

糖肾滋降通络汤

组成:玄参 20 g　生地黄 15 g　麦冬 15 g　芦根 20 g　天花粉 10 g　知母 10 g　赤芍 15 g　丹参 15 g　水蛭 6 g　红景天 15 g　绞股蓝 15 g　葛根 15 g　甘草 5 g

用法:同“慢肾燥清汤”。

功效:滋阴清热,活血通络。

主治:糖尿病肾病。证系阴虚燥热,血瘀络阻。临床表现为形体消瘦,口舌干燥,口渴饮多,心胸烦热,眼睛干涩,皮肤干燥,皮肤有红丝赤缕,小便黄浊、泡沫多,尿频量多,大便干结,尿常规检查有蛋白尿和/或糖尿,舌质淡红,苔薄黄少津,舌底络脉瘀暗,脉弦细。

方解:“糖肾滋降通络汤”是通过滋阴清热、活血通络作用,治疗糖尿病肾病的方剂。本方证为阴虚燥热,血瘀络阻。由于阴虚燥热,皮肤肌肉失于濡养,则形体消瘦;阴虚燥热,津液耗伤,饮水自救,则口干舌燥、口渴多饮;阴虚燥热,虚热上扰,则心胸烦热;阴虚燥热,伤及于肾,肾失封藏,精微漏出,则小便黄浊、泡沫多;阴虚燥热,虽饮水多,但脾失升清输布,津液自趋下泄,则尿频量多;阴虚燥热,肠道失濡,则大便燥结;阴虚燥热,眼睛、皮肤失于润养,则眼睛干涩、皮肤干燥;瘀血阻络,则皮肤有红丝赤缕;舌质淡红,苔薄黄少津,舌底络脉瘀暗,脉弦细均为阴虚燥热,瘀血络阻之征象。治疗宜滋阴清热,活血通络。方用增液汤(玄参、生地黄、麦冬)增液润燥为君药。中药药理研究:增液汤有抗炎、抑菌、降血压、降血糖、增强机体免疫功能、提高机体适应力、降低血管通透性、提高耐缺氧能力、抗血小板聚集、改善血液流变等作用。用芦根、天花粉、知母三药为臣药,协助增液汤增液润燥。其中芦根清热生津，止呕利尿；天花粉清热消肿排脓；知母清热泻火，滋阴润燥。中药药理研究：芦根有解热、镇痛、镇静、降血压、降血糖、抑菌、提高机体免疫功能等作用；天花粉有降血糖、增强机体免疫功能、抗病毒、抑菌等作用；知母有抗病原体、抗炎、解热、降血糖等作用。用赤芍、丹参、水蛭、红景天、绞股蓝、葛根六药活血通络，益气生津，共为佐药。其中赤芍凉血化瘀；丹参活血祛瘀；水蛭逐瘀通经；绞股蓝益气解毒；红景天益气活血；葛根解热生津。中药药理研究：赤芍有抗病原体、抗炎、调节免疫功能、抗血栓等作用；丹参有抗心肌缺血、抗脑缺血、抗血栓、改善微循环、镇静、镇痛、改善肾功能、增加尿中尿素、肌酐、钠和无机磷的排出等作用；水蛭有抗血栓形成、抗凝、改善血液流变学和微循环、降血脂等作用；红景天有双向调节血压、双向调节血糖、抗衰老、抗缺氧、抗疲劳、抗病毒、增强机体免疫功能、增强耐力、抗菌等作用；绞股蓝有降血压、降血脂、降血糖、抗动脉硬化、抑制血栓形成、提高免疫功能、抗疲劳、镇静、镇痛、延缓衰老等作用；葛根有解热、镇痛、抗过敏、降血糖、降血脂、扩血管、降血压、改善血液流变、抗血栓形成等作用。用甘草清热解毒，调和药性为使药。甘草的中药药理研究参见“慢肾燥清汤”。诸药配伍，共奏滋阴清热，活血通络之功效。

糖肾补利通络汤

组成：黄芪 30 g　生地黄 15 g　生晒参 10 g　麦冬 15 g　玉米须 30 g　猪苓 10 g　水蛭 6 g　地龙 15 g　红景天 15 g　绞股蓝 15 g

用法：同“慢肾燥清汤”。

功效：补益气阴，利水消肿，化瘀通络。

主治：糖尿病肾病。证系气阴虚弱，水湿停留，血瘀络阻。临床表现为肢体浮肿，口干舌燥，口渴饮多，倦怠乏力，体胖自汗，皮肤或有红丝赤缕，尿频量少，尿常规检查有蛋白尿和/或糖尿，舌质淡红、体胖，苔薄白，舌底

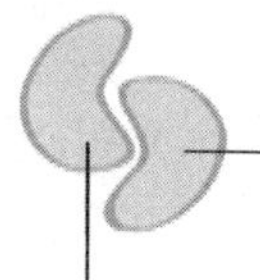

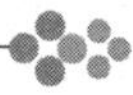

络脉瘀暗，脉弦细尺弱。

方解："糖肾补利通络汤"是通过补益气阴，利水消肿，化瘀通络作用，治疗糖尿病肾病的方剂。糖尿病早期多宗阴虚燥热，恒以养阴清热润燥治疗。而糖尿病肾病则因糖尿病日久，或因失治误治，阴损及气，而致气阴虚弱。本方证为气阴虚弱，水湿停留，血瘀络阻。由于肾气虚弱，主水失司，水湿停留，则发水肿；气阴虚弱，津液耗伤，饮水自救，则口干舌燥，口渴饮多；气阴虚弱，气不摄津，则倦怠乏力、体胖自汗；气阴虚弱，虽饮水多，但脾失升清输布，津液自趋下泄，则尿频量多；舌质淡红、体胖，苔薄白，舌底络脉瘀暗，脉弦细尺弱均为气阴虚弱，水湿停留，瘀血阻络之象。治疗宜补益气阴，利水消肿，活血通络。方用黄芪补气升阳，利水消肿；生地黄清热凉血，养阴生津。二药相合补益气阴，利水消肿，共为君药。中药药理研究：黄芪有升高白细胞、增强机体免疫功能、降血糖、降血压、增强造血功能、延缓衰老等作用；生地黄有利尿、降血糖、止血等作用。用生晒参、麦冬协助君药补益气阴，共为臣药。中药药理研究：生晒参有升高白细胞、增强机体免疫功能、降血糖、降血脂、降血压、增强造血功能等作用；麦冬有增强免疫功能、抗过敏、改善心功能、抗心肌缺血、抗心律失常、抗血栓形成、延缓衰老、降血糖、镇静等作用。用玉米须、猪苓、水蛭、地龙、红景天、绞股蓝六药以利水消肿，化瘀通络，共为佐药。其中玉米须、猪苓利水消肿；水蛭、地龙化瘀通络；红景天、绞股蓝益气清热，活血通脉。中药药理研究：玉米须有利尿、降血压、抗病原体、降血糖、降血脂、缓解肾炎蛋白尿等作用；猪苓有利尿、增强机体免疫功能、抗菌等作用；水蛭有抗血栓形成、抗凝、改善血液流变学和微循环、降血脂等作用；地龙有抗血栓、降血压、增强机体免疫功能等作用；红景天有双向调节血压、双向调节血糖、抗衰老、抗缺氧、抗疲劳、抗病毒、增强免疫、增强耐力、改善心脏功能、抗菌等作用；绞股蓝有降血压、降血脂、降血糖、抗动脉硬化、抑制血栓形成、提高免疫、抗疲劳、镇静、延缓衰老等作用。诸药合用，共奏补益气阴，利水消肿，化瘀通络之功效。

糖肾温化固肾汤

组成:熟地黄 15 g　山萸肉 10 g　怀山药 15 g　泽泻 10 g　云茯苓 15 g　牡丹皮 10 g　桂枝 10 g　淡附子 10 g(先煎)　黄芪 30 g　菟丝子 15 g　玉米须 30 g　炒苍术 15 g

用法:凉水加入淡附子先煎 1 小时。其余药凉水浸泡 1 小时,煮沸后加入淡附子及煎液,连续煎煮 2 次,每次煮沸后小火煎 30 分钟,合并 2 次滤液 300~400 毫升,分 2 次温服(早晚饭后 1~2 小时服用),每日 1 剂。

功效:温补肾阳,益气固肾,利水燥湿。

主治:糖尿病肾病。证系肾阳虚弱,肾虚不固,水湿内停。临床表现为全身浮肿,腰以下肿甚,按之凹陷,精神疲倦,腰膝酸困,四肢不温,口淡不渴,食欲减退,大便稀溏,尿常规检查有蛋白尿和/或糖尿,舌淡胖、边有齿痕,苔白水滑,脉沉细。

方解:“糖肾温化固肾汤”是通过温补肾阳,益气固肾,利水燥湿作用,治疗糖尿病肾病的方剂。糖尿病日久,阴损及阳,伤及肾阳,致肾阳虚弱,或阴阳两虚。本方证为肾阳虚弱,肾虚不固,水湿内停。由于肾阳虚弱,失其主水之职、水湿停留,发为水肿;阳虚阴盛,水湿下趋,则腰以下肿甚,按之凹陷;肾阳虚弱,肢体失于温养,则精神疲倦、腰膝酸困、四肢不温;阳虚阴盛,则口淡不渴;母病及子,肾阳虚弱,不能温煦脾土,脾失运化、升清之职,则食欲减退,大便稀溏;肾阳虚弱,失其封藏之职,精微漏出,则见蛋白尿、糖尿;舌淡胖、边有齿痕,苔白水滑,脉沉细均为肾阳虚弱,水湿内停之征象。治疗宜温补肾阳,益气固肾,利水燥湿。方用金匮肾气丸(熟地黄、山萸肉、怀山药、牡丹皮、泽泻、云茯苓、桂枝、淡附片)温补肾阳。中药药理研究:金匮肾气丸有提高超氧化物歧化酶、改善垂体－肾上腺皮质功能、延缓衰老、降血糖、改善脂代谢、改善动脉硬化、增强机体免疫功能、抗疲劳等作用。用黄芪、菟丝子益气固肾。中药药理研究:黄芪有升高白细胞、增强

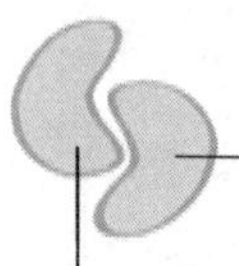

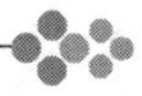

机体免疫功能、健脑益智、降血糖、降血压、增强造血功能、延缓衰老等作用;菟丝子有增强机体免疫功能、增强造血功能、降低胆固醇、软化血管、延缓衰老等作用。用玉米须、炒苍术利尿燥湿。中药药理研究:玉米须有利尿、降血压、降血糖、降血脂、缓解肾炎蛋白尿等作用;苍术有调整肠胃运动功能、抑菌、降血糖、抗缺氧、促进骨骼钙化等作用。诸药配伍,共奏温补肾阳,益气固肾,利水燥湿之功效。

十三、尿酸性肾病

【概要】 尿酸性肾病是指血尿酸产生过多或排泄减少形成高尿酸血症所致的肾损害。高尿酸血症是嘌呤代谢障碍引起的代谢性疾病。临床上分为原发性和继发性两大类,原发性高尿酸血症多由先天性嘌呤代谢异常所致,常与肥胖、糖脂代谢紊乱、高血压、动脉硬化和冠心病合并发生;继发性高尿酸血症则由某些系统性疾病或药物引起,如肿瘤、肾功能不全、铅中毒和过量嘌呤摄入等。由于高浓度尿酸及其结晶可引起炎症和堵塞等变化,导致慢性间质性肾炎、急性尿酸性肾病。这种尿酸性肾病,临床又称为痛风性肾病。尿酸性肾病起病隐匿,早期仅有间歇性蛋白尿,随着病情的发展而呈持续性蛋白尿,伴有肾浓缩功能受损时夜尿增多;晚期可发生肾功能不全,表现为水肿、高血压、血尿素氮和肌酐升高。

【诊断要点】 尿酸性肾病的诊断:①中年肥胖男性多见;②常有痛风性关节炎或痛风结节、尿酸性尿路结石;③尿和肾功能检查有肾损害表现,如血尿或蛋白尿、肾功能减退、泌尿系结石,并排除其他肾脏损害因素;④血尿酸升高:男性和绝经后女性 >420 μmol/L,绝经前女性 >350 μmol/L;⑤急性尿酸性肾病见于恶性肿瘤化疗中,常表现为急性肾衰。

【辨治要点】 尿酸性肾病的中医辨治,一般分两期。急性发作期:以邪实为主,以湿热痹阻,痰瘀阻络之标实为主证,治疗宜清利湿热,宣痹通络;慢性进展期:往往虚实夹杂,以脾肾虚弱,湿热毒蕴,痰瘀互结之本虚

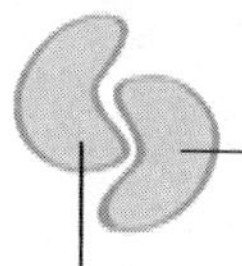

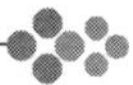

标实证为常见，治疗宜益肾健脾，利湿通腑，解毒化瘀。急性发作期和慢性进展期均可以配合通腑排毒法，使大便保持通畅，促进尿酸从肠道排出，从而起到降尿酸的作用。

【验案选编】

湿热痰瘀案

魏某某，男，32岁。2013年10月29日初诊。

主诉：脚趾、脚跟疼痛，行走不便半年余。

患者两年前体检时发现尿酸高，未予重视。半年前的一个晚上，脚趾突然剧烈疼痛，急到当地医院就诊。诊断为痛风，给予对症治疗，第二天减轻。之后每因劳累、饮酒后发作。来诊时，脚趾、脚跟疼痛，活动受限，夜间为甚，脚趾红肿，形体肥胖，口干，胸脘痞闷，腰膝酸痛、大便黏滞不爽，小便黄赤，舌质红，苔黄腻，舌底络脉瘀暗，脉弦滑。血生化检查：谷丙转氨酶68 u/L，尿酸620 μmol/L。尿常规检查：蛋白+。西医诊断：原发性尿酸性肾病。中医诊断：痹证。中医辨证：湿热痹阻，痰瘀阻络。中医病机：饮食不节，湿热痰浊内生，气血壅滞，阻滞络脉。治法：清利湿热，化痰祛瘀，通络止痛。方用自拟痛风通络止痛汤加减。

处方：羚羊角粉0.5 g（冲服）　苍术15 g　黄柏15 g　生薏苡仁30 g

全蝎10 g　蜈蚣2条　威灵仙20 g　穿山龙30 g

当归10 g　炒白芍20 g　醋元胡12 g　僵蚕10 g

忍冬藤20 g　制乳香10 g　桑枝15 g　炙甘草5 g

用法：参见慢性肾小球肾炎阴虚湿热毒瘀案初诊处方用法（羚羊角粉

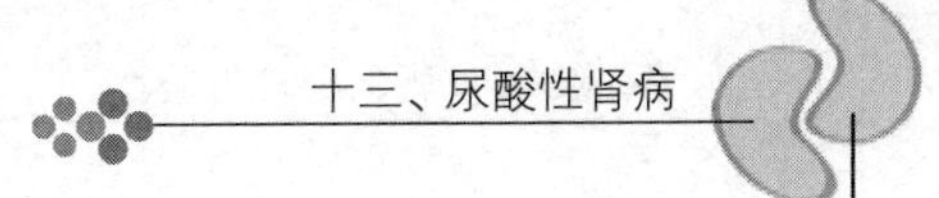

每次冲服0.25 g)。

医嘱:饮食宜清淡。忌韭菜、辣椒、洋葱、生葱、生蒜、生姜等辛辣刺激性食物;忌鸡肉、牛肉、羊肉、狗肉等热性发物类食物;忌食动物内脏、鱼虾蟹蚌等海鲜、肉汤、豆类、菠菜,以及酒类,尤其啤酒。

2013年12月10日复诊:上方随证加减服用6周,脚趾、脚跟疼痛,脚趾红肿等症控制,活动自如。但患者自感肢体乏力,腰膝酸困,食欲减退。肝肾功能检查:谷丙转氨酶47 u/L,尿酸490 μmol/L。治疗改以益肾健脾,利湿通腑,解毒化瘀为法。

处方:黄芪30 g　党参15 g　炒白术15 g　云茯苓20 g
炒杜仲15 g　桑寄生15 g　威灵仙15 g　川木瓜20 g
萆薢15 g　车前子20 g　生薏苡仁30 g　炒大黄8 g
当归10 g　赤芍15 g　泽兰10 g　虎杖15 g

用法:同慢性肾小球肾炎阴虚湿热毒瘀案初诊处方用法。

2014年3月21日复诊:上方随证加减服用3个多月,自觉体力恢复,饮食正常。尿常规检查未见异常。查肝肾功能:谷丙转氨酶36 u/L,尿酸380 μmol/L,恢复正常。

按语:高尿酸性肾病是嘌呤代谢异常、血尿酸升高所引起肾脏损害,可表现为急性尿酸性肾病、慢性尿酸性肾病(属于慢性间质性肾炎之一)、尿酸性肾结石三种情况。高尿酸血症本身没有症状,但尿酸盐结晶沉积于关节腔,会引起痛风性关节炎,出现肢体关节疼痛,造成关节变形;沉积于血管,会加重高血压、加重动脉粥样硬化,出现眩晕、头痛等症;沉积于肾,则引起尿酸性肾病,出现蛋白尿、腰痛、并发泌尿系结石等。尿酸性肾病的临床表现非常复杂,可概括为肾外表现和肾损害表现两类。肾外表现为关节炎、痛风石、痛风结节、高血压、冠心病等;肾损害表现为水肿、蛋白尿,有肾结石者表现为腰痛、血尿等。根据高尿酸肾病的临床表现,可归属于中医

“痹证”“腰痛”“石淋”“水肿”“痛风”“眩晕”等范畴。中医认为，本病多由于禀赋不足，过食肥甘厚味，以致脾肾功能失调，失其正常运化水湿和主水之职，造成水湿停留，湿热内生，郁久化毒，聚湿为痰，湿阻血瘀，痹阻络脉而成。本案急性发作期以湿热痹阻，痰瘀阻络之标实为主，治疗采用清利湿热，化痰祛瘀，通络止痛之治法。经6周辨证治疗，脚趾、脚跟疼痛，脚趾红肿等症明显好转，活动自如。但患者自感肢体乏力，腰膝酸困，食欲缺乏。此乃湿热痰瘀等邪气衰减，经络疏通，脾肾虚弱显现。痹痛控制后进入慢性进展期，表现出脾肾虚弱，湿热毒瘀之本虚标实证，治疗采用益肾健脾，利湿通腑，解毒化瘀之标本同治之法。经过5个月的随证加减调治，患者肢节疼痛完全控制，体力恢复，饮食正常。尿常规、肝功能等检查均未见异常。尿酸检查也在正常范围。

瘀毒水湿案

刘某某，男，41岁。2013年11月19日初诊。

主诉：脚跟疼痛半年余，加重1周。

患者两年前发现血尿酸增高，未予重视。半年前出现脚跟痛，到河南省某医院就诊，诊断为原发性尿酸性肾病，给予中西药物治疗，病情时轻时重。来诊时，脚趾、脚跟疼痛，痛如针刺刀割，固定不移，夜间尤甚，行走受限，口唇色暗，目框暗黑，双下肢轻度指陷性水肿，偶有胸闷、心悸，舌质暗红、体胖，苔薄白，舌底络脉瘀暗，脉弦。血生化检查：尿酸618 μmol/L，总胆固醇6.56 mmol/L，三酰甘油2.7 mmol/L。尿常规检查：尿蛋白 + +。心电图检查：ST－T段异常改变。西医诊断：原发性尿酸性肾病。中医诊断：①痹证；②水肿。中医辨证：瘀毒留滞，水湿停留。中医病机：肾虚水停，湿毒内生，瘀血阻络。治法：活血祛瘀，荡涤瘀滞，利尿通络。方用自拟痛风活血通络汤加减。

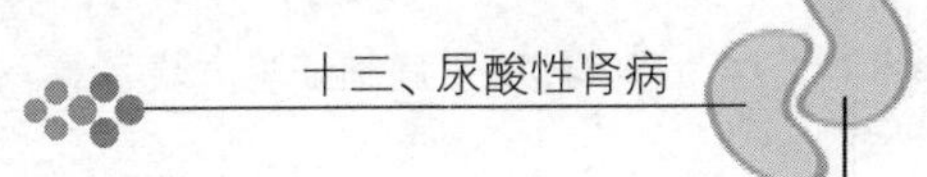

处方:桃仁 10 g　当归 10 g　川芎 10 g　红花 10 g
炒大黄 10 g　炒白芍 30 g　穿山龙 30 g　泽兰 10 g
泽泻 10 g　炒薏苡仁 30 g　威灵仙 20 g　络石藤 30 g
忍冬藤 30 g　甘草 6 g

用法:同慢性肾小球肾炎阴虚湿热毒瘀案初诊处方用法。

2013 年 12 月 17 日复诊:上方随证加减服用 4 周,脚趾、脚跟疼痛,舌底络脉瘀暗等症明显好转,肢体活动自如。但患者自感腰膝酸困,肢体困乏。肾功能检查:尿酸 498 μmol/L。尿常规检查:尿蛋白 +。治法改为补肾强骨,活血化瘀,利尿通络。方用痛风补健化通汤加减。

处方:川续断 15 g　炒杜仲 15 g　桑寄生 15 g　党参 15 g
当归 10 g　炒白芍 30 g　炒白术 15 g　炒僵蚕 10 g
炒大黄 10 g　泽兰 10 g　泽泻 10 g　炒薏苡仁 30 g
威灵仙 20 g　穿山龙 30 g　甘草 6 g

用法:同慢性肾小球肾炎阴虚湿热毒瘀案初诊处方用法。

2014 年 3 月 25 日复诊:上方随证加减服用 3 个多月,脚趾、脚跟疼痛完全控制,水肿消退。尿常规检查未见异常。肾功能检查:尿酸 365 μmol/L。

按语:本案尿酸性肾病急性发作期,证系瘀毒留滞,水湿停留。因素体肾虚,水湿停留,聚湿化毒,瘀血阻络所致。治疗先以活血祛瘀,荡涤瘀滞,利尿通络为法。经随证加减辨证调治 4 周,脚趾、脚跟疼痛,舌底络脉瘀暗等症明显好转,肢体活动自如,实验室检查血尿酸明显降低、尿常规尿蛋白减少。但患者自感腰膝酸困,肢体困乏。此乃瘀渐化,络渐通,但肾虚络阻仍存。故治疗调以补肾强骨,活血化瘀,利尿通络为法。经 3 个月的随证加减调治,脚痛完全控制,水肿消退。尿常规检查未见异常;尿酸恢复在正常范围。本案主要病机为瘀毒阻络,因此化瘀通络贯穿于本案治疗过程的始终。

湿浊热瘀毒案

刑某某,男,66岁。2013年11月15日初诊。

主诉:脚趾疼痛3年,恶性呕吐1周。

患者3年前突然晚上脚趾灼热剧痛,到河南省某医院急诊入院。诊断为痛风。住院治疗5天,病情控制出院。出院后,病情时好时差,脚痛反复发作。近1周又出现恶心呕吐。来诊时,恶心呕吐,胃痞纳差,脚趾、脚跟灼热疼痛,活动受限,肢体乏力,腰膝酸痛,眩晕耳鸣,心悸气短,小便黄,口干,舌淡红,苔黄腻,舌底络脉瘀暗,脉濡。查血压176/96 mmHg。血生化检查:尿素氮11.8 mmol/L,血肌酐178 μmol/L,尿酸595 μmol/L,总胆固醇6.31 mmol/L,三酰甘油2.6 mmol/L,低密度脂蛋白4.14 mmol/L。尿常规检查:尿蛋白++。心电图检查:ST-T段异常改变。西医诊断:原发性尿酸性肾病。中医诊断:①呕吐;②痹证。中医辨证:湿热痹阻,湿浊中阻,胃失和降。中医病机:饮食不节,湿浊毒热内生,痹阻络脉,与瘀互结;湿浊中阻,胃失和降。治法:降逆止呕,燥湿化浊,清利湿热,宣痹通络。

处方:法半夏12 g　炒白术15 g　云茯苓20 g　陈皮10 g
石菖蒲10 g　炒苍术15 g　黄柏12 g　炒薏苡仁30 g
川木瓜20 g　车前草30 g　桑枝30 g　赤芍15 g
土茯苓30 g　白花蛇舌草30 g　络石藤20 g　忍冬藤30 g

用法:同慢性肾小球肾炎阴虚湿热毒瘀案初诊处方用法。

2013年12月13日复诊:上方随证加减服用4周,恶心呕吐、眩晕好转,饮食增加,但仍有脚趾疼痛不舒,胸胁痞闷。肾功能检查:尿素氮10.7 mmol/L,血肌酐102.7 μmol/L,尿酸542 μmol/L。治法:和解少阳枢机,清热通络通腑。方用小柴胡汤合自拟痛风清化解通汤加减。

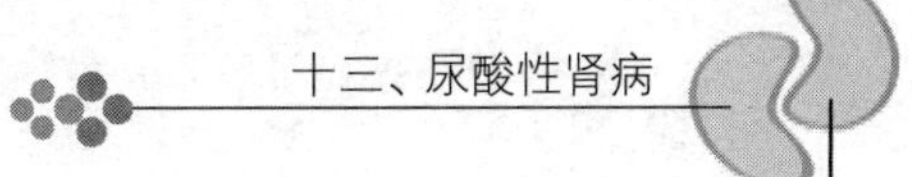

处方：柴胡 10 g　炒黄芩 10 g　姜半夏 10 g　党参 20 g
　　炒僵蚕 10 g　制乳香 10 g　土茯苓 30 g　浙贝母 10 g
　　威灵仙 20 g　萆薢 15 g　炒大黄 10 g　车前草 30 g
　　络石藤 20 g　忍冬藤 30 g　夜交藤 20 g　甘草 6 g

用法：同慢性肾小球肾炎阴虚湿热毒瘀案初诊处方用法。

2014 年 2 月 11 日复诊：上方随证加减服用 8 周，恶心呕吐完全控制、胸胁痞闷消退，食欲恢复，脚趾、脚跟疼痛好转，尚有肢体乏力，腰膝酸痛，眩晕耳鸣，舌淡红，苔薄黄腻，舌底络脉瘀暗，脉濡。肾功能检查：尿素氮 8.9 mmol/L，血肌酐 97.8 μmol/L，尿酸 493 μmol/L。治疗以益肾健脾，化瘀通络，祛湿通腑为法。

处方：黄芪 30 g　党参 15 g　炒白术 15 g　云茯苓 20 g
　　炒杜仲 15 g　桑寄生 15 g　当归 10 g　赤芍 15 g
　　泽兰 10 g　丝瓜络 15 g　萆薢 15 g　威灵仙 15 g
　　车前子 20 g　生薏苡仁 30 g　炒大黄 10 g　炙甘草 6 g

用法：同慢性肾小球肾炎阴虚湿热毒瘀案初诊处方用法。

2014 年 5 月 30 日复诊：上方随证加减服用 3 个多月，脚趾痛等症控制。肾功能检查：尿素氮 7.6 mmol/L，血肌酐 91.2 μmol/L，尿酸 362 μmol/L。多次尿常规检查未见异常。

按语：尿酸是人体内嘌呤核苷酸的代谢分解产物。当人体血清中尿酸含量男性和绝经后女性 >420 μmol/L，绝经前女性 >350 μmol/L 者，即称为高尿酸血症。尿酸可沉积于机体多种组织，造成多种损害，并发心、脑、肾疾病。尿酸性肾病是指血尿酸产生过多或排泄减少形成高尿酸血症所致的肾损害。尿酸性肾病起病隐匿，早期仅有间歇性蛋白尿，随着病情的发展而呈持续性蛋白尿，伴有肾浓缩功能受损时夜尿增多，晚期可发生肾功能不全，表现为水肿、高血压、血尿素氮和肌酐升高。本案尿酸性肾病已

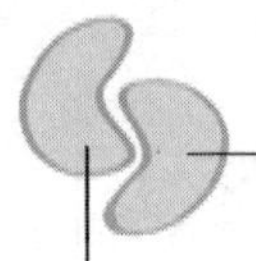

发展至慢性肾功能不全阶段,合并有高血压、冠心病。依据其临床表现本病归属于中医“呕吐”“痹证”等病的范畴。证属湿热痹阻,湿浊中阻,胃失和降。因饮食不节,湿浊毒热内生,痹阻络脉,与瘀互结;湿浊中阻,胃失和降所致。根据中医“急则治其标”的原则,当先止呕止眩、宣痹止痛治其标。故治疗先以降逆止呕,燥湿化浊,清利湿热,宣痹通络治之。随着恶心呕吐好转,脚趾、脚跟疼痛减轻,但患者仍胸胁痞闷。此乃湿浊中阻好转,少阳枢机不利,湿热瘀血痹阻。故改用和解少阳枢机,清热通络通腑治疗。当恶心呕吐完全控制,胸胁痞闷消退,食欲恢复时,此乃邪实病情已缓,“缓则治其本”,但患者脚趾、脚跟疼痛并未完全缓解,所以仍要兼顾其标,标本同治,故采用益肾健脾,化瘀通络,祛湿通腑法治之。尤其是应用通腑排毒法,保持大便通畅,能促进尿酸从肠道排出,从而起到降尿酸的作用。本案经过 6 个多月的调治,诸症消失。肾功能检查:尿素氮、血肌酐、尿酸等均在正常范围。尿常规检查未见异常。

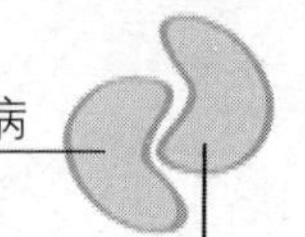

【验方集锦】

痛风通络止痛汤

组成:全蝎 10 g　蜈蚣 2 条(去头足)　威灵仙 20 g　穿山龙 30 g　羚羊角粉 0.5 g(冲服)　僵蚕 10 g　制乳香 10 g　忍冬藤 30 g　炒白芍 30 g　炙甘草 10 g

用法:凉水浸泡 1 小时,连续煎煮 2 次,第一煎大火煮沸后小火煎 30 分钟,第二煎大火煮沸后小火煎 25 分钟,合并 2 次滤液 300 ~ 400 毫升,分 2 次温服(早晚饭后 1 ~ 2 小时服用,羚羊角粉每次冲服 0.25 克),每日 1 剂。

功效:通络止痛。

主治:尿酸性肾病急性发作期以肢节疼痛为主症。证系湿热毒瘀,络脉痹阻。临床表现为关节红肿疼痛,痛如针刺刀割,手不可近,夜间为甚,口干口黏,胸脘痞闷,大便黏滞不爽,小便黄赤,血生化检查尿酸增高,尿常规检查蛋白阳性,舌质红,苔黄腻,舌底络脉瘀暗,脉弦滑。

方解:"痛风通络止痛汤"是通过通络止痛作用,治疗尿酸性肾病急性发作期以肢节疼痛为主症的方剂。尿酸性肾病急性发作期以肢节疼痛为主症时,其基本的病理变化是湿热、热毒、痰湿、瘀血等邪气痹阻脉络所致。本方证为湿热毒瘀,络脉痹阻。由于湿热毒瘀,络脉痹阻,不通则痛,故关节红肿疼痛,痛如针刺刀割,手不可近;因病在阴分、营血,所以夜痛尤甚;因湿热毒蕴结中焦,阻碍气机,升降失司,则口干口黏、胸脘痞闷、大便黏滞不爽;湿热毒蕴结肾与膀胱,则小便黄赤;瘀血阻络,湿热浊毒内蕴,则血尿酸增高;瘀血阻络,肾失封藏,则尿常规检查可见蛋白尿;舌脉均为湿热毒瘀,络脉痹阻之象。急则治其标,当以通络止痛为法治之。方用全蝎、蜈蚣通络止痛，解毒散结为君药。中药药理研究：全蝎有镇静、降血压、抗血栓、镇痛等作用；蜈蚣有镇痛、抗菌、调节脂代谢、改善血液流变、降血脂等作用。用威灵仙、穿山龙祛风除湿，通络止痛，以加强君药通络止痛作用，为臣药。中药药理研究：威灵仙有抗炎、镇痛、抗菌等作用；穿山龙有镇痛、降血糖、抗炎、降尿酸、抗疲劳、抗高脂血症、调节免疫功能、改善心血管功能，以及类似激素样作用等。用羚羊角粉、僵蚕、制乳香、忍冬藤、炒白芍五药从清热、祛风、化痰、活血、解毒、缓急等方面止痛，以佐助君臣药通络止痛，共为佐药。其中羚羊角平肝息风，清热止痛，《本草求真》曰"历节掣痛，羚羊角能舒之"；僵蚕祛风止痛，化痰散结；乳香活血止痛；忍冬藤清热解毒，通络止痛；炒白芍养血敛阴，柔肝止痛，与炙甘草同用，为《伤寒论》中的芍药甘草汤，有调和营血，缓急止痛的作用。中药药理研究：羚羊角有解热、镇静、降血压等作用；僵蚕有镇静、抑菌等作用；乳香有扩血管、镇痛、增加血管通透性等作用；忍冬藤有抗菌、消炎、解痉、增强毛细血管通透性、降低胆固醇等作用；白芍有镇痛、镇静、解痉、抗炎、抗血栓、调节免疫功能、抗应激等作用。用炙甘草益气和中，调和诸药为使药。甘草的中药药理研究参见"慢肾燥清汤"。诸药配伍，具有较强的通络止痛之功效。

痛风清化解通汤

组成：萆薢 20 g　威灵仙 20 g　络石藤 20 g　忍冬藤 30 g　炒僵蚕 10 g　制乳香 10 g　土茯苓 30 g　浙贝母 15 g　炒大黄 10 g　甘草 6 g

用法：同"慢肾燥清汤"。

功效：祛风除湿，清热化瘀，通络通腑。

主治：尿酸性肾病急性发作期。证系风湿热毒，痹阻络脉。临床表现为发病急骤，关节红肿热痛，痛有定处，手不可近，夜间尤甚，腰背酸痛，口干口黏，小便黄赤，血生化检查尿酸增高，尿常规检查蛋白阳性，舌质淡红或暗红，苔黄腻，舌底络脉瘀暗，脉滑数。

方解："痛风清化解通汤"是通过祛风除湿，清热化瘀，通络通腑作用，治疗尿酸性肾病急性发作期的方剂。尿酸性肾病急性发作期多由过食肥甘厚味，嗜酒无度，伤脾及肾，以致脾肾功能失调，失其正常运化水湿和主水之职，造成水湿停留，湿热内生，郁久化毒，湿阻血瘀，复感风寒湿之邪，内外相感，邪气痹阻肢节络脉所致。本方证为风湿热毒，痹阻络脉。由于素有湿热毒瘀，猝然感邪诱发，故发病急骤；风湿热毒，痹阻络脉，不通则痛，则关节红肿热痛，痛有定处；实则痛处拒按，故手不可近；病在阴分、营血，所以夜痛尤甚；腰为肾之府，湿热蕴结，痹阻肾络，故腰背酸痛；湿热内蕴，阻于中焦，则口干口黏；湿热下注，则小便黄赤；舌脉均为风湿热毒，络脉痹阻之象。本案急性发作期以风湿热毒，痹阻络脉之标实为主，所以治疗宜祛风除湿，清热化瘀，通络通腑。方用萆薢利湿浊，祛风湿；威灵仙祛风除湿，通络止痛，合用以祛风除湿，通络止痛，共为君药。中药药理研究：萆薢有扩张末梢血管、抗菌消炎、提高免疫功能、降尿酸、抗痛风等作用；威灵仙有抗炎、镇痛、抗菌等作用。用络石藤、忍冬藤祛风通络，清热止痛，协助君药祛风、通络、止痛，共为臣药。中药药理研究：络石藤有抗痛风、抗炎、抑菌、扩张血管、降血压等作用；忍冬藤有抗菌、消炎、解痉、增强毛细血管通透性、降低胆固醇等作用。用炒僵蚕、制乳香、土茯苓、浙贝母、炒大黄五药以化瘀通络，清热通腑，共为佐药。制乳香活血止痛；炒僵蚕化痰散结，祛风止痛；土茯苓解毒、除湿、利关节；浙贝母清热散结，化痰止咳；炒大黄通腑泄浊，使大便通畅，能促进尿酸从肠道排出，从而起到降尿酸作用。中药药理研究：乳香有扩血管、镇痛、增加血管通透性等作用；僵蚕有镇静、抑菌等作用；土茯苓有利尿、细胞免疫抑制、解毒、抗血栓等作用；浙贝母有降血压、镇痛、镇静等作用；大黄有泻下、利尿、改善肾功能、降血脂、降血压、抗病原体、抗炎、免疫调节、抗动脉粥样硬化等作用。用甘草清热解毒，调和药性为使药。甘草的中药药理研究参见"慢肾燥清汤"。诸药配伍，共奏祛风除湿，清热化瘀，通络通腑之功效。

痛风活血通络汤

组成：桃仁 10 g　当归 10 g　川芎 10 g　红花 10 g　炒大黄 10 g　炒白芍 20 g　穿山龙 30 g　泽兰 10 g　泽泻 10 g　甘草 6 g

用法：同“慢肾燥清汤”。

功效：活血祛瘀，荡涤瘀滞，利尿通络。

主治：尿酸性肾病急性发作期。证系血液瘀滞，络脉痹阻。临床表现为肢节疼痛，痛如针刺，痛有定处，夜间尤甚，或心悸失眠，心烦易怒，口唇色暗或眼眶暗黑，或皮肤有红丝赤缕，血生化检查尿酸增高，尿常规检查蛋白阳性，舌质暗红或有瘀斑，苔白，舌底络脉瘀暗，脉弦涩。

方解：“痛风活血通络汤”是通过活血祛瘀，荡涤瘀滞，利尿通络作用，治疗尿酸性肾病急性发作期的方剂。本方证尿酸性肾病急性发作期为血液瘀滞，络脉痹阻所致。因血液瘀滞，肢节络脉痹阻不通，不通则痛，故肢节疼痛，痛如针刺，痛有定处；因病在阴分、营血，所以夜痛尤甚；因血液瘀滞，郁热内生，扰乱心神，故心悸失眠，心烦易怒；口唇、眼眶色暗、皮肤红丝赤缕，以及舌脉均为瘀血之征象。治宜活血祛瘀，荡涤瘀滞，利尿通络。方用桃仁活血祛瘀为君药。中药药理研究：桃仁有降低血管阻力、改善血流动力学、抗血栓形成、抗炎、镇痛、抗过敏等作用。用当归、川芎、红花协助君药活血祛瘀，共为臣药。当归补血活血；川芎活血行气；红花活血祛瘀。中药药理研究：当归有促进造血功能、抗血栓形成、降血脂、增强免疫功能等作用；川芎有扩张血管、改善微循环、抗心肌缺血、抗脑缺血、抗血栓形成、延缓慢性肾损害等作用；红花有抗凝血、抗血栓形成、扩张血管、改善微循环、抗心肌缺血、抗脑缺血、降血脂、调节免疫功能等作用。用炒大黄、炒白芍、穿山龙、泽兰、泽泻协助君、臣药活血化瘀，且有荡涤瘀滞，利尿通络的作用，共为佐药。其中炒大黄荡涤瘀滞败血，推陈出新；炒白芍养血敛阴，使活血而不伤阴血；穿山龙祛风除湿，活血通络；泽兰活血祛瘀，利尿退

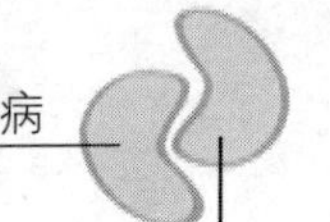

肿;泽泻利水渗湿。中药药理研究:大黄有泻下、利尿、改善肾功能、降血脂、降血压、抗病原体、抗炎、免疫调节、抗动脉粥样硬化等作用;白芍有镇痛、镇静、解痉、抗炎、抗血栓、调节免疫功能等作用;穿山龙有镇痛、降血糖、抗炎、降尿酸、耐缺氧、抗疲劳、抗高脂血症、调节免疫、改善心血管功能,以及类似激素样作用等;泽兰有改善微循环障碍、改善血液流变、降低血液黏度、降低纤维蛋白原含量、利尿等作用;泽泻有利尿、抗肾结石、抗炎、降血脂、抗动脉粥样硬化、抗血小板聚集、抗血栓、降血压等作用。用甘草清热解毒,调和药性为使药。甘草的中药药理研究参见“慢肾燥清汤”。诸药配伍,共奏活血祛瘀,荡涤瘀滞,利尿通络之功效。

痛风补健化通汤

组成:川续断 15 g　党参 15 g　炒杜仲 15 g　炒白术 15 g　炒薏苡仁 30 g　泽兰 10 g　炒僵蚕 10 g　威灵仙 20 g　炒大黄 10 g　炙甘草 6 g

用法:同“慢肾燥清汤”。

功效:补肾健脾,燥湿化瘀,通络通腑。

主治:尿酸性肾病慢性进展期。证系脾肾虚弱,湿毒瘀血。临床表现为久病不愈,腰酸腰痛,肢体乏力,下肢轻度指陷性水肿,食欲不振,大便稀溏,夜尿多,可伴趾、踝、膝、腕、手指关节痛,血生化检查尿酸增高和/或尿素、肌酐升高,尿常规检查蛋白阳性,舌淡红、体胖,苔白,舌底络脉瘀暗,脉缓弱。

方解:“痛风补健化通汤”是通过补肾健脾,燥湿化瘀,通络通腑作用,治疗尿酸性肾病慢性进展期的方剂。尿酸性肾病的形成主要是素体虚弱,饮食不节,或嗜食肥甘厚味,饮酒无度,痰湿内生,日久化热、化毒、成瘀,痰湿瘀毒蕴结经络关节,痹阻络脉,日久伤肾所致;或因痰湿热毒结聚,煎熬成砂,则形成痛风石。尿酸性肾病慢性进展期往往表现出以正虚为主,或正虚邪实。本案证系脾肾虚弱,湿毒瘀血。腰为肾之府,肾虚腰失所养,湿

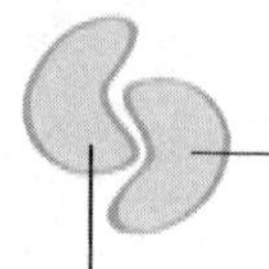

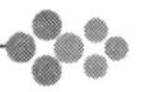

毒瘀阻，不通则痛，故腰酸腰痛；脾肾虚弱，气力不足，则肢体乏力；脾肾虚弱，失其主水、运化水湿之职，则肢体浮肿；脾虚，不能正常运化水谷，则食欲不振，大便稀溏；肾虚，则主水、开阖失司，则夜尿多；湿毒瘀血留于趾、踝、膝、腕、手指关节，不通则痛，故趾、踝、膝、腕、手指关节痛。湿毒瘀血留滞体内，则血尿酸和/或尿素氮、肌酐升高；脾肾虚弱，湿毒瘀血内蕴，肾失封藏，则尿常规检查有蛋白；舌淡红、体胖，苔白，舌底络脉瘀暗，脉缓弱均为脾肾虚弱，湿毒瘀血之象。故治疗宜补肾健脾，燥湿化瘀，通络通腑。方用川续断补肝肾，强筋骨，通利血脉；党参补中益气，合以补肾健脾，通利血脉，为君药。中药药理研究：川续断有预防骨质疏松、调节免疫功能、抗衰老、神经保护、抗菌、抗炎、降血压、镇痛、镇静、减轻肾功能损伤等作用；党参有增强机体免疫功能、增强造血功能、抗应激、调节血压、降血脂、抑制血小板聚集、镇静等作用。用炒杜仲、炒白术协助君药补肾健脾，为臣药。炒杜仲补肝肾，强筋骨；炒白术补脾益气，燥湿利水。中药药理研究：杜仲有降血压、降血糖、降血脂、利尿、延缓衰老、增强机体免疫功能、促进骨骼新陈代谢、抗疲劳、抑菌、镇痛、镇静、抗病毒等作用。白术有调整胃肠运动功能、增强机体免疫功能、增强造血功能、抗应激、降血糖、抗凝血等作用。用炒薏苡仁、泽兰、炒僵蚕、威灵仙、炒大黄以燥湿化瘀，通络通腑，共为佐药。其中炒薏苡仁利水渗湿，除痹，健脾止泻；泽兰活血祛瘀，利尿退肿；炒僵蚕化痰散结，祛风止痛；威灵仙祛风除湿，通络止痛；炒大黄荡涤瘀滞败血，推陈出新。中药药理研究：薏苡仁有解热、镇痛、镇静、抗病毒、抗炎、调节免疫功能、降血糖、降血压、降血脂、促进尿酸排泄、抑制骨质疏松等作用；泽兰有改善微循环障碍、改善血液流变、降低血液黏度、降低纤维蛋白原含量、利尿等作用；僵蚕有镇静、抑菌等作用；威灵仙有抗炎、镇痛、抗菌等作用；大黄有泻下、利尿、改善肾功能、降血脂、降血压、抗病原体、抗炎、免疫调节、抗动脉粥样硬化等作用。用炙甘草益气补中，调和诸药为使药。甘草的中药药理研究参见“慢肾燥清汤”。诸药配伍，共奏补肾健脾，燥湿化瘀，通络通腑之功效。

十四、高血压性肾损害

【概要】高血压性肾损害是以原发性高血压为病因,造成的肾脏损害,引起肾小动脉硬化、肾单位萎缩,以及肾功能减退,重者肾衰竭。临床上将这种由原发性高血压造成的肾脏结构和功能的改变,称之为高血压性肾损害。根据其程度和持续时间不同,可引起轻重不等的肾脏损害。原发性良性高血压能引起良性小动脉肾硬化,原发性恶性高血压则引起恶性小动脉肾硬化。一般情况下,原发性良性高血压病程3~10年,血压持续>150/100 mmHg,可引起良性小动脉肾硬化的病理改变。原发性恶性高血压,是一种严重的高血压状态,又称急进性高血压。其诊断:血压持续明显升高,一般舒张压>120 mmHg,而且是原发的;有高血压神经视网膜病变;有蛋白尿和血尿;肾功能进行性恶化,如不经治疗将在1~2年死亡,大多数死于尿毒症。高血压分原发性和继发性,本篇主要讨论原发性良性高血压引起的良性小动脉肾硬化,又称高血压性肾损害。

高血压一般分为1~3级。1级高血压(轻度):收缩压140~159 mmHg、舒张压90~99 mmHg;2级高血压(中度):收缩压160~179 mmHg,舒张压100~109 mmHg;3级高血压(重度):收缩压≥180 mmHg、舒张压≥110 mmHg。

【诊断要点】临床诊断:①为原发性高血压;②出现蛋白尿前一般已有5年以上的持续性血压增高,血压一般>150/100 mmHg;③有持续性蛋白尿；④有视网膜动脉硬化或动脉硬化性视网膜改变；⑤除外各种原发性肾脏疾病；⑥除外其他继发性肾脏疾病。病理诊断：如临床诊断发生困难，可做肾活检，病理符合原发性高血压引起的良性小动脉肾硬化，其肾小动脉硬化程度与肾小球、肾小管和间质缺血和纤维化病变程度相一致。

【辨治要点】高血压性肾损害的中医辨治：本病在发病初期多表现为肝阳上亢、肝火上炎，以及痰湿中阻等，以实证为主，治疗宜平肝潜阳、清肝降火、燥湿化痰；在病变中期多表现为阴虚阳亢、正虚络阻，以本虚标实为主，治疗宜滋阴潜阳、扶正化痰，祛瘀通络；在病变晚期多表现为阴、阳、气、血虚弱，风痰毒瘀作祟，以本虚或本虚标实为主，治疗宜补益阴、阳、气、血，或合以祛风、化痰、解毒、化瘀通络。

【验案选编】

肝火上炎案

李某某，男，54 岁。2012 年 4 月 27 日初诊。

主诉：眩晕 6 年，加重 1 周。

患者于 2006 年发现高血压（180/100 mmHg）。于 2010 年发生脑梗死，右侧肢体活动受限。经中西医结合治疗，肢体活动基本恢复。2011 年 10 月体检时发现蛋白尿。经当地医院诊治，诊断为高血压性肾损害，经中西医结合治疗，血压控制，但蛋白尿未见明显好转。来诊时，眩晕耳鸣，时有头痛，心烦易怒，口干口苦，双下肢轻度水肿，肢体酸困，小便泡沫多，舌质暗红，苔黄腻，舌底络脉瘀暗，脉弦滑。尿常规检查：潜血 +，蛋白 + + +。彩超：双肾实质弥漫性损伤。西医诊断：高血压性肾损害。中医诊断：①眩晕；②水肿。中医辨证：肝火上炎。中医病机：肝胆湿热，肝火上炎，热

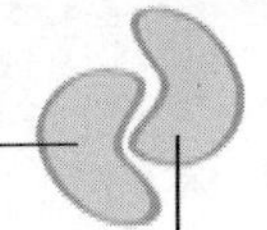

伤气阴,络脉瘀阻。治法:清利湿热,清肝泻火,坚阴固肾。方用自拟高肾降火封髓汤加减。

处方:焦栀子 10 g　滑石 20 g　龙胆草 10 g　炒黄芩 10 g
羚羊角粉 0.5 g(冲服)　钩藤 20 g(后下)　菊花 10 g　石决明 20 g
生地黄 10 g　瞿麦 15 g　泽泻 10 g　茯神 15 g
夜交藤 20 g　黄柏 12 g　砂仁 10 g(后下)　甘草 6 g

用法:凉水浸泡 1 小时,连续煎煮 2 次,第一煎大火煮沸后小火煎 30 分钟,煎至 25 分钟加后下药,第二煎煮沸后小火煎 25 分钟,合并 2 次滤液 300～400 毫升,分 2 次温服(早晚饭后 1～2 小时服用,羚羊角粉每次冲服 0.25 克),每日 1 剂。

医嘱:低盐饮食;戒烟酒;忌食辛辣、热性食物。

2012 年 5 月 25 日复诊:上方随证加减服用 4 周,眩晕头痛,心烦易怒,口干口苦得以控制,舌质暗红,苔薄白,舌底络脉瘀暗,脉弦。尿常规检查:蛋白 + +。继以平肝泄热,化瘀通络,益气养阴以标本同治。

处方:天麻 10 g　钩藤 20 g(后下)　菊花 10 g　石决明 20 g
焦栀子 10 g　当归 10 g　赤芍 15 g　地龙 20 g
水蛭 10 g　生晒参 10 g　生地黄 15 g　炒白芍 20 g

用法:凉水浸泡 1 小时,连续煎煮 2 次,第一煎大火煮沸后小火煎 30 分钟,煎至 25 分钟加后下药,第二煎煮沸后小火煎 25 分钟,合并 2 次滤液 300～400 毫升,分 2 次温服(早晚饭后 1～2 小时服用),每日 1 剂。

2012 年 9 月 28 日复诊:上方随证加减服用 4 个月,口干口苦、下肢水肿等症消退,但有肢体乏力,舌底络脉稍瘀暗,脉弦。尿常规检查:蛋白 +。继以益气养阴,化瘀通络,以治本为主。

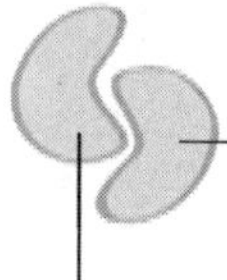

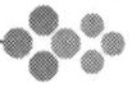

处方：黄芪 20 g　生晒参 10 g　生地黄 15 g　炒白芍 20 g
当归 10 g　炒杜仲 10 g　泽兰 10 g　怀牛膝 10 g
水蛭 10 g　地龙 20 g　络石藤 20 g　忍冬藤 20 g

用法：同慢性肾小球肾炎阴虚湿热毒瘀案初诊处方用法。

2013 年 1 月 11 日复诊：上方随证加减服用 4 个月，自感身体未有不适，体力恢复，舌底络脉瘀暗消退；多次尿常规检查均未见异常。

按语：高血压肾病是由于长期持续高血压使肾小球内囊压力升高，肾小球纤维化、萎缩，肾动脉硬化，导致肾实质缺血和肾单位不断减少所致。中医认为：本病初期多因长期精神紧张或恼怒忧虑，致肝气郁结，肝火上炎；或劳伤过度、年老肾虚，肝肾阴虚，阴虚阳亢，表现为肝阳上亢；或因过食咸食，影响血行，血行瘀滞，血液运行压力增大，表现为瘀血阻络；或饮食不节，嗜食肥甘厚味，饮酒过度，伤及脾胃，痰浊内生，阻遏清阳等，表现为痰湿中阻。这一阶段多以实证为主，治疗宜平肝潜阳、清肝降火、化瘀通络、燥湿化痰。在病变中期，正气渐伤，多表现为阴虚阳亢、正虚络阻，以本虚标实为主的证候，治疗宜滋阴潜阳、扶正化痰，祛瘀通络。发展至晚期，正虚日甚，邪气渐衰，多表现为阴、阳、气、血虚弱，风痰毒瘀不甚，以本虚或本虚标实为主的证候，治疗宜补益阴、阳、气、血，或合以祛风、化痰、解毒、化瘀通络。本案中医辨证属肝火上炎。因饮食不节，情志失调，肝胆湿热，肝火上炎，湿伤气，热伤阴，气阴虚弱，络脉瘀阻所致。开始先以清利湿热，清肝泻火，坚阴固肾为法。经辨证调治 4 周，眩晕头痛、心烦易怒、口干口苦等得以控制，肝胆湿热，肝火上炎证好转。改以平肝泄热，化瘀通络，益气养阴治之。经 4 个月的辨证治疗，口干口苦、下肢水肿等症消退，但有肢体乏力、舌底络脉稍瘀暗、脉弦等症。此乃肝胆内热消退，气阴虚弱，瘀血阻络凸显，故治疗改以益气养阴，化瘀通络为法。又经 4 个月的辨证调治，诸症消退，身体未有不适。多次尿常规检查均未见异常。

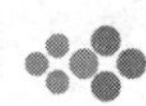

肝阳上亢案

刘某,女,48岁。2011年4月15日初诊。

主诉:眩晕10年,加重1周。

患者高血压病史10年,经常眩晕,长期服用尼群地平、酒石酸美托洛尔等降压药。1年前因小便混浊多泡沫,到河南省某医院就诊。诊断为高血压性肾损害,给予对症治疗,西药降压药改为贝那普利、苯磺酸氨氯地平。血压得到有效控制,但蛋白尿持续不消。1周前因劳累、恼怒,眩晕加重。来诊时,眩晕耳鸣,形体消瘦,面色偏黑,心烦易怒,晚间咽干,小便混浊,大便秘结,舌质红,苔薄黄,舌底络脉瘀暗,脉弦细数。查血压:145/80 mmHg。尿常规检查:蛋白+++。24小时尿蛋白定量:2.59 g。西医诊断:高血压性肾损害。中医诊断:①眩晕;②尿浊。中医辨证:肝阳上亢。中医病机:肝肾阴虚,肝阳上亢,阴虚络阻,肾失封藏。治法:平肝潜阳,养阴固肾,清热通腑。方用自拟高肾平肝固肾汤加减。

处方:天麻10 g　钩藤20 g(后下)　菊花10 g　罗布麻15 g
石决明20 g　生地黄15 g　沙苑子30 g　炒白芍20 g
天冬10 g　地龙15 g　炒杜仲15 g　炒大黄8 g
焦栀子10 g　甘草6 g

用法:凉水浸泡1小时,连续煎煮2次,第一煎大火煮沸后小火煎30分钟,煎至25分钟加后下药,第二煎煮沸后小火煎25分钟,合并2次滤液300~400毫升,分2次温服(早晚饭后1~2小时服用),每日1剂。

2011年5月20日复诊:上方随证加减服用1个月,眩晕耳鸣、大便秘结明显好转,舌质偏红,苔薄白,舌底络脉瘀暗,脉弦细数。尿常规检查:蛋

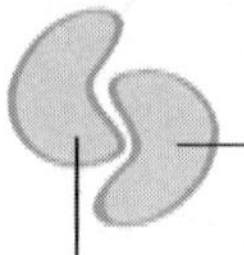

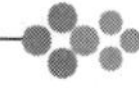

白+++。继以滋阴平肝，活血通络，润肠通便为法。方用自拟高肾滋阴清化汤加减。

处方：生地黄 15 g　玄参 15 g　丹参 15 g　牡丹皮 10 g
泽泻 10 g　钩藤 20 g(后下)　炒白芍 20 g　络石藤 20 g
忍冬藤 20 g　赤芍 10 g　地龙 20 g　穿山龙 30 g
郁李仁 20 g　炒大黄 8 g

用法：同本案初诊处方用法。

2011 年 7 月 29 日复诊：上方随证加减服用 2 个月，眩晕耳鸣消失，大便正常，体重增加 2 kg，小便混浊、心烦易怒、晚间咽干等症也明显好转。尿常规检查：蛋白+。改以滋养肝肾，固肾涩精法治疗。

处方：生地黄 15 g　山萸肉 10 g　怀山药 15 g　牡丹皮 10 g
泽泻 10 g　云茯苓 10 g　炒白芍 20 g　芡实 15 g
金樱子 10 g　炒远志 6 g　菟丝子 10 g　沙苑子 15 g
黄柏 10 g　砂仁 10 g(后下)　炙甘草 5 g

用法：同本案初诊处方用法。

2011 年 12 月 25 日复诊：上方随证加减服用 5 个月，诸症消失，自感疾病康复。体重增加 4 kg。多次尿常规检查均未见异常。

按语：本案高血压性肾损害属本虚标实，证系肝阳上亢。因素体肝肾阴虚，肝阳上亢，阴虚内热，阴虚络阻，肾失封藏所致。病情表现为本虚标实。本虚是肝肾阴虚，封藏失司；标实是肝阳上亢，肠胃燥热，瘀血阻络。治疗先以平肝潜阳，养阴固肾，清热通腑治之。经 1 个月辨证调治，肝阳上亢、肠道燥热好转，继以滋阴平肝，活血通络，润肠通便为法。经 2 个月的辨证调治，热清肠润，肝阳平复，但尿常规检查仍有蛋白尿，此乃邪去正虚，改以滋养肝肾，固肾涩精治之。后经 5 个月的辨证调治，诸症消退，多次尿

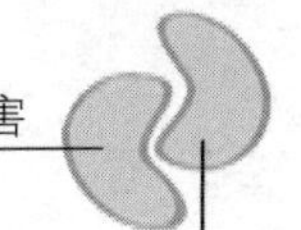

常规检查均未见异常。本案三个阶段始终滋养肾阴,突出从肾论治,以滋水涵木。临床上一些眩晕与肝阳上亢、肝风内动有关,但其肝阳上亢、肝风内动多是因为肾阴虚弱,阴不制阳,以致肝阳上亢、肝风内动,即常说的"水不涵木"。本案的治疗主要从肾论治,通过滋补肾阴,治病求本,达到治疗高血压性肾病的目的。

气虚血瘀案1

王某某,男,50岁。2013年4月16日初诊。

主诉:眩晕头痛20余年,加重1个月。

患者高血压病史20余年。2009年11月因心肌梗死,在河南省某医院做心脏搭桥手术。于2012年9月因小便泡沫多,到河南省某医院诊治,诊断为高血压性肾损害,给予缬沙坦、苯磺酸氨氯地平、琥珀酸美托洛尔,以及中成药等药物治疗,血压控制在正常范围,但蛋白尿时多时少,持续不消。来诊时,眩晕头痛,胸闷心悸,腰膝酸困,肢体困乏,口唇色暗,下肢轻度指陷性水肿,下肢肌肤甲错,排尿无力,尿后余沥,舌淡暗,苔薄白,舌底络脉瘀暗,脉弦细。尿常规检查:蛋白+++。24小时尿蛋白定量:3.38 g。查眼底:高血压视网膜病变。西医诊断:高血压性肾损害。中医诊断:①眩晕;②头痛。中医辨证:气虚血瘀。中医病机:气虚血瘀水停,肾虚失于封藏。治法:补气活血,祛瘀通络,利水消肿。方用自拟高肾补气化瘀汤加减。

处方:黄芪30 g　当归10 g　生晒参10 g　丹参15 g
赤芍15 g　泽兰10 g　川芎10 g　怀牛膝15 g
地龙20 g　炒白芍20 g　草决明20 g　泽泻10 g
玉米须20 g　生薏苡仁20 g

用法:同慢性肾小球肾炎阴虚湿热毒瘀案初诊处方用法。

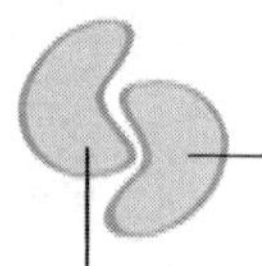

2013年7月23日复诊:上方随证加减服用3个月,下肢水肿消退,肢体困乏、眩晕头痛等症明显好转,舌淡红,苔薄白,舌底络脉瘀暗,脉弦细。尿常规检查:蛋白+。24小时尿蛋白定量:1.15 g。继以益气养阴,化瘀通络治疗。

处方:黄芪20 g　生晒参10 g　生地黄15 g　山萸肉10 g
怀山药20 g　泽泻10 g　当归10 g　炒白芍20 g
泽兰10 g　怀牛膝10 g　水蛭6 g　地龙20 g
乌梢蛇10 g　玉米须30 g

用法:同慢性肾小球肾炎阴虚湿热毒瘀案初诊处方用法。

2013年11月19日复诊:上方随证加减服用4个月,眩晕头痛等症消失。多次尿常规检查均未见异常。24小时尿蛋白定量:0.13 g。

按语:高血压性肾损害多数起病隐匿,病程漫长。中医认为其发病多因肝阳上亢、肝火上炎、痰湿内盛、气虚血瘀等因素作用于机体,充斥于血脉,阻遏血液运行,日久伤及于肾,而发为本病。本案患高血压病20余年,曾发生心肌梗死,又发生高血压性肾损害。证系气虚血瘀。因久病伤气,气虚不能行血,血液瘀滞,络脉瘀阻,血瘀水停,肾虚失藏所致。病情表现为本虚标实。本虚主要与气虚有关;标实主要与血液瘀阻、水湿停留相关。由于气虚血瘀,络脉瘀阻,血液运行压力增大,故见血压升高。气虚络阻,致肾失封藏,则见蛋白尿。治疗宜补气活血,祛瘀通络,利水消肿。经过3个月的辨证调治,患者下肢水肿消退,肢体困乏、眩晕头痛等症明显好转,舌转淡红,查尿常规蛋白尿和24小时尿蛋白定量明显减少。此乃水湿已去,气虚血瘀、肾失封藏好转,继以益气养阴,化瘀通络法为主调治。经4个月的辨证调治,眩晕头痛等症消失。多次尿常规检查均未见异常。24小时尿蛋白定量:0.13 g。

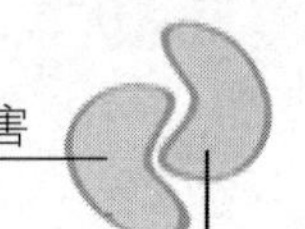

气虚血瘀案 2

张某某,男,50 岁。2013 年 1 月 15 日初诊。

主诉:下肢浮肿 1 年,加重 1 周。

患者高血压病史 20 年。2012 年 1 月发现肢体浮肿,到河南省某医院诊治。尿常规检查:蛋白 + +,诊断为高血压性肾损害,接收住院治疗 2 周,血压控制,但尿蛋白未见好转。出院后多处求医治疗,病情时好时差。来诊时,下肢指陷性水肿,午后为重,腰背疼痛不舒,下肢肌肤甲错,肢体困乏,口唇紫暗,舌淡暗,苔薄白腻,舌底络脉瘀暗,脉弦。尿常规检查:潜血 +,蛋白 + + +。24 小时尿蛋白定量:2. 239 g。查眼底:高血压视网膜病变。西医诊断:高血压性肾损害。中医诊断:①水肿;②腰痛。中医辨证:气虚血瘀。中医病机:气虚水停,血瘀络阻,肾虚失藏。治法:补气活血,祛瘀通络,利水消肿。方用自拟高肾补气化瘀汤。

处方:黄芪 30 g　当归 10 g　川芎 10 g　泽兰 10 g
地龙 20 g　络石藤 20 g　生晒参 10 g　炒杜仲 12 g
丹参 15 g　泽泻 10 g　玉米须 20 g　炒白芍 15 g
怀牛膝 15 g　云茯苓 20 g　生白术 15 g

用法:同慢性肾小球肾炎阴虚湿热毒瘀案初诊处方用法。

2013 年 2 月 26 日复诊:上方随证加减服用 6 周,腰痛、水肿等症好转。近日感冒、流涕、咽痛、咳嗽,舌淡暗,苔薄白,舌底络脉瘀暗,脉寸浮弦。尿常规检查:蛋白 +。治法:疏散风寒,清热止咳。

处方:荆芥 10 g　防风 10 g　炙麻黄 10 g　杏仁 10 g
炒黄芩 10 g　金银花 12 g　连翘 12 g　浙贝母 10 g

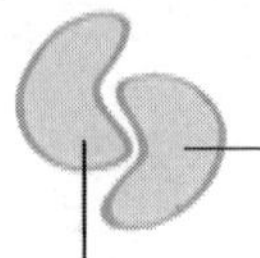

炙百部 10 g　桔梗 10 g　芦根 15 g　甘草 6 g

用法:同急性肾小球肾炎风水案初诊处方用法。

2013 年 3 月 5 日复诊:上方服用 6 剂,感冒痊愈。尚有肢体困乏,腰背疼痛,舌淡暗,苔薄白,舌底络脉瘀暗,脉弦。尿常规检查:潜血 + +,蛋白 + + +。继以补气通络,活血化瘀治疗。

处方:黄芪 30 g　生晒参 10 g　当归 10 g　赤芍 15 g

地龙 20 g　泽兰 10 g　川芎 10 g　益母草 20 g

络石藤 20 g　忍冬藤 20 g　丝瓜络 12 g　炒杜仲 12 g

威灵仙 15 g　炙甘草 6 g

用法:同慢性肾小球肾炎阴虚湿热毒瘀案初诊处方用法。

2013 年 7 月 8 日复诊:上方随证加减服用 4 个月,肢体困乏、腰背疼痛等症明显好转,舌淡红,苔薄白,舌底络脉瘀暗减轻,脉弦。尿常规检查:蛋白 +。24 小时尿蛋白定量:1.21 g。继以补气化瘀,固肾涩精为法。

处方:黄芪 30 g　生晒参 10 g　当归 10 g　赤芍 15 g

地龙 20 g　泽兰 10 g　川芎 10 g　菟丝子 20 g

芡实 30 g　金樱子 20 g　炒杜仲 15 g　黄柏 10 g

砂仁 10 g(后下)　炙甘草 6 g

用法:凉水浸泡 1 小时,连续煎煮 2 次,第一煎大火煮沸后小火煎 30 分钟,煎至 25 分钟加后下药,第二煎煮沸后小火煎 25 分钟,合并 2 次滤液 300 ~400 毫升,分 2 次温服(早晚饭后 1 ~2 小时服用),每日 1 剂。

2013 年 12 月 17 日复诊:上方随证加减服用 5 个月,自觉身体越来越好,无任何不适。多次尿常规检查均未见异常。24 小时尿蛋白定量:0.11 g。

按语:本案高血压病史20年,发现肾损害1年。久病多虚,证候表现为气虚血瘀。因久病伤气,气虚血瘀,络脉瘀阻,气虚水停,肾虚失藏所致。治疗先以补气活血,祛瘀通络,利水消肿为法。经6周的辨证调治,腰痛、水肿等症好转,但患者又外感风寒,出现流涕、咳嗽等症。依据中医有卒病,有旧疾,在旧疾不急的情况下,当先治其卒病的原则,采用疏散风寒,清热止咳之法治其卒病。1周后外感病愈,尚有肢体困乏,腰背疼痛,舌底络脉瘀暗,脉弦。此乃气虚络阻,继以补气通络,活血化瘀治之。又经4个月的辨证调治,诸症基本消失,气虚络阻好转,尚有蛋白尿,故改以补气化瘀,固肾涩精法治疗。再服用5个月,身体康复。多次尿常规检查均未见异常。24小时尿蛋白定量:0.11 g。在本案的治疗过程中,始终贯穿着补气活血,祛瘀通络法,收到了良效。

痰湿内盛案

苗某某,女,43岁。2013年11月12日初诊。

主诉:眩晕5年,加重2周。

患者5年前因眩晕到医院就诊,诊断为高血压病。5年来,患者未系统服药治疗。只是在眩晕、头痛症状明显时,服用降压药。半年前体检时发现蛋白尿,仍未重视。近2周眩晕加重,前来就诊。来诊时,眩晕耳鸣,头重如裹,形体肥胖,下肢指陷性水肿,胸闷气短,动则自汗,肢体倦怠,大便稀溏,舌淡红体胖,苔薄白厚腻,舌底络脉瘀暗,脉沉细。查血压:176/100 mmHg。尿常规检查:蛋白+++。24小时尿蛋白定量:3.14 g。查眼底:高血压视网膜病变。体重:95 kg。西医诊断:高血压性肾损害。中医诊断:①眩晕;②水肿。中医辨证:痰湿内盛。中医病机:痰湿伤气,气虚水停,气虚血瘀,肾失封藏。治法:祛湿化痰,活血通络,利水消肿。方用自拟高肾祛痰化瘀汤加减。

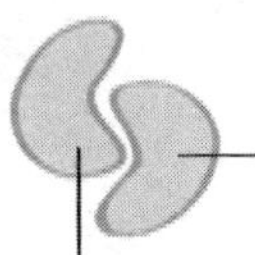

处方:法半夏 10 g　胆南星 10 g　陈皮 10 g　炒白术 20 g
炒苍术 15 g　丹参 15 g　地龙 15 g　炒薏苡仁 30 g
泽泻 10 g　葛根 15 g　荷叶 15 g　玉米须 20 g
云茯苓 20 g　草决明 20 g

用法:同慢性肾小球肾炎阴虚湿热毒瘀案初诊处方用法。

医嘱:低盐饮食、低脂饮食、控制晚饭。

2014 年 1 月 14 日复诊:上方随证加减服用 2 个月,眩晕耳鸣明显好转,体重减轻 4 kg,水肿减轻,尚有自汗,肢体倦怠,舌淡红体胖,苔薄白,舌底络脉瘀暗,脉沉细。查血压:150/96 mmHg。尿常规检查:蛋白 + +。24 小时尿蛋白定量:1.43 g。治以补气活血,祛瘀通络,利水消肿为法。方用自拟高肾补气化瘀汤加减。

处方:黄芪 30 g　当归 12 g　生晒参 10 g　丹参 15 g
川芎 10 g　泽兰 10 g　地龙 15 g　怀牛膝 15 g
炒白芍 20 g　泽泻 10 g　玉米须 30 g　草决明 20 g
荷叶 20 g　炒苍术 15 g

用法:同慢性肾小球肾炎阴虚湿热毒瘀案初诊处方用法。

2014 年 7 月 22 日复诊:上方随证加减服用 6 个月,患者自感未有不适。查血压:146/86 mmHg。尿常规检查未见异常。24 小时尿蛋白定量:0.38 g。体重:减为 76 kg。

按语:高血压病的发生,与恣食膏粱厚味和形体肥胖多有关系,而且多伴有高血脂、脂肪肝、冠心病等疾患。由于恣食膏粱厚味,痰湿内生,日久形成痰湿体质。痰湿内盛,阻遏气血运行,气滞血瘀,痰瘀互结,血液运行压力增大,则见高血压;痰湿伤气,气虚血瘀,瘀阻络脉,血液运行压力增大,亦可致高血压;痰瘀互结,影响于肾,肾络瘀阻,肾失封藏,则见蛋白尿、血尿,形成高血压性肾病。本案证属痰湿内盛。因恣食肥甘厚味,痰湿内

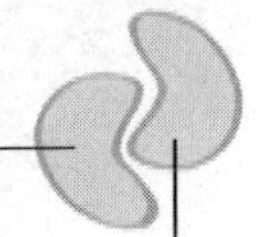

生,痰湿伤气,气虚水停,气虚血瘀,肾失封藏所致。治疗先以祛湿化痰,活血通络,利水消肿。同时要求患者低盐饮食、低脂饮食、控制晚饭等配合治疗。经过2个月的调治,患者眩晕耳鸣明显好转,体重减轻4 kg,血压降低,蛋白尿减少。此乃痰湿渐消,但尚有气虚络阻,水湿内停。治以补气活血,祛瘀通络,利水消肿为法。又经半年的随证加减调治,诸症消退,体重减轻19 kg,血压接近正常,尿蛋白转阴。

【验方集锦】

高肾平肝固肾汤

组成:天麻10 g　钩藤20 g(后下)　石决明20 g　罗布麻10 g　生地黄10 g　炒白芍30 g　炒杜仲12 g　地龙15 g　沙苑子30 g　甘草6 g

用法:凉水浸泡1小时,连续煎煮2次,第一煎大火煮沸后小火煎30分钟,煎至25分钟加后下药,第二煎煮沸后小火煎25分钟,合并2次滤液300~400毫升,分2次温服(早晚饭后1~2小时服用),每日1剂。

功效:平肝潜阳,养阴固肾。

主治:高血压性肾损害。证系肝阳上亢,肝肾阴虚。临床表现为眩晕耳鸣,头部胀痛,心烦易怒,失眠多梦,腰膝酸困,小便黄浊、泡沫多,大便偏干,血压增高,尿常规检查有蛋白尿,舌质红,苔薄黄,脉弦细数。

方解:“高肾平肝固肾汤”是通过平肝潜阳,养阴固肾作用,治疗高血压性肾损害肝阳上亢证的方剂。高血压性肾损害依据其临床表现可归属于中医“眩晕”“头痛”“尿浊”等病范畴。《素问·至真要大论》提出“诸风掉眩,皆属于肝”;刘完素提出“无风不作眩”;朱丹溪提出“无痰则不能眩”;张景岳提出“无虚不作眩”等,说明眩晕的病因病机多种多样。本方证为肝阳上亢，肝肾阴虚。由于肝阳上亢，风阳上扰，故眩晕耳鸣，头部胀痛；肝阳上亢，扰及心神，则心烦易怒，失眠多梦；肝肾阴虚，阴虚内热，气化失司，肠道失濡，故小便黄浊、泡沫多，大便偏干；肝肾阴虚，腰膝失养，则腰膝酸困；肝阳上亢，风阳上扰，充斥血管，引致血压升高；肝肾阴虚，肾失封藏，则见尿蛋白漏出；舌脉均为肝阳上亢，肝肾阴虚之征象。治疗宜平肝潜阳，养阴固肾。方用天麻、钩藤为君药。天麻平肝潜阳，息风定惊；钩藤清热平肝，息风止痉。合用以平肝潜阳。中药药理研究：天麻有降血压、镇静、镇痛、抗眩晕、保护脑神经细胞、抗血小板聚集、抗血栓等作用；钩藤有降血压、镇静、抗血小板聚集、抗血栓、降低心肌耗氧量等作用。用石决明、罗布麻协助君药平肝潜阳，共为臣药。石决明平肝潜阳，清肝明目；罗布麻平肝清热。中药药理研究：石决明有降血压、镇静等作用；罗布麻有降血压、扩张血管、利尿、降血脂等作用。用生地黄、炒白芍、炒杜仲、地龙、沙苑子，五药为佐药。其中生地黄清热凉血；炒白芍平抑肝阳，养血敛阴；地龙清热息风，通络利尿；炒杜仲补肝肾，强筋骨；沙苑子补益肝肾，固精缩尿。中药药理研究：生地黄有利尿、降血糖、强心等作用；白芍有镇痛、镇静、解痉、抗血栓、抗心肌缺血和脑缺血等作用；地龙有抗血栓、降血压等作用；杜仲有降血压、降血糖、降血脂、利尿、抗疲劳、镇痛、镇静等作用；沙苑子有降血压、降血脂、改善血液流变、抑制血小板聚集等作用。用甘草清热解毒，调和药性为使药。甘草的中药药理研究参见“慢肾燥清汤”。诸药配伍，共奏平肝潜阳，养阴固肾之功。

高肾降火封髓汤

组成：龙胆草 10 g　羚羊角粉 0.5 g（冲服）　焦栀子 10 g　生地黄 10 g　泽泻 10 g　瞿麦 15 g　黄柏 15 g　砂仁 10 g（后下）　甘草 6 g

用法：凉水浸泡 1 小时，连续煎煮 2 次，第一煎大火煮沸后小火煎 30 分钟，煎至 25 分钟加后下药，第二煎煮沸后小火煎 25 分钟，合并 2 次滤液

300～400毫升，分2次温服（早晚饭后1～2小时服用，羚羊角粉每次冲服0.25g），每日1剂。

功效：清肝泻火，坚阴固肾。

主治：高血压性肾损害。证系肝火上炎，肾失封藏。临床表现为头部胀痛，面红目赤，口干口苦，眩晕耳鸣，心烦易怒，失眠多梦，小便短赤，血压增高，尿常规检查有蛋白尿，舌红，苔黄少津，脉弦数有力。

方解："高肾降火封髓汤"是通过清肝泻火，坚阴固肾作用，治疗高血压性肾损害肝火上炎证的方剂。高血压性肾损害之成因可因为长期忧思恼怒，肝气郁结，郁而化火致肝火上炎，而出现血压增高；"子病及母"，肝火内盛，耗伤母脏肾阴，致肾阴虚，肾失封藏，而见蛋白尿，从而形成高血压性肾损害。本方证是肝胆之实火内盛，耗伤肾阴，致肾失封藏所致。肝之经脉布两胁，循咽连目系，上行巅顶。肝火循经上炎，则见头部胀痛、面红目赤、口干口苦、眩晕耳鸣；肝火上炎，"母病及子"，火热扰心，则见心烦易怒、失眠多梦、小便短赤；舌红、苔黄、脉数均为肝火壅盛之象。治疗宜清肝泻火，坚阴固肾。方用龙胆草大苦大寒，入肝经，以清泻肝经实火，为君药。中药药理研究：龙胆草有降血压、抗炎、利尿、调节免疫功能等作用。用羚羊角粉、焦栀子以增强君药清肝泻火之功，共为臣药。羚羊角平肝息风，清肝明目，散血解毒；焦栀子苦寒泻火，清利湿热，通泻三焦。中药药理研究：羚羊角有镇痛、镇静、降血压等作用；栀子有降血压、镇静、催眠、镇痛、抗炎等作用。用生地黄、泽泻、瞿麦、黄柏、砂仁以清热泻火，坚阴固肾，共为佐药。生地黄养阴生津，清热凉血，以标本兼顾；泽泻、瞿麦利尿泄热，导热下行，从水道而去；封髓丹（黄柏、砂仁、甘草）益肾水，补肾固精。中药药理研究：生地黄有降血压、镇静、抗炎、利尿、对抗连续服用地塞米松后血浆皮质酮浓度下降，并能防止肾上腺皮质萎缩等作用；泽泻有利尿、增加尿素与氯化物的排泄、降血压、降血糖等作用；瞿麦有利尿、降血压等作用；黄柏有抗炎、降血压、抑制血小板聚集、降血糖等作用。用甘草清热解毒，调和药性为使药。甘草的中药药理研究参见"慢肾燥清汤"。诸药配伍，共奏清肝泻火，坚阴固肾之功效。

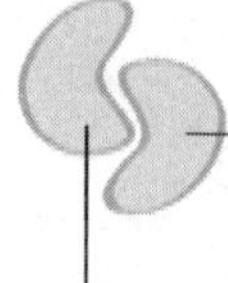

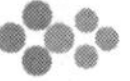

高肾滋阴通络汤

组成:玄参 20 g　生地黄 15 g　炒白芍 20 g　钩藤 20 g　赤芍 15 g　丹参 15 g　地龙 15 g　穿山龙 30 g　炒大黄 10 g

用法:同“慢肾燥清汤”。

功效:滋阴平肝,活血通络。

主治:高血压性肾损害。证系肝肾阴虚,阳亢络阻。临床表现为眩晕耳鸣,腰膝酸软,形体消瘦,手足心热,咽干舌燥,足跟作痛,心烦易怒,小便短黄、大便偏干,或皮肤有红丝赤缕,血压增高,尿常规检查有蛋白尿,舌质淡红,苔薄黄少津,舌底络脉瘀暗,脉弦细数。

方解:“高肾滋阴通络汤”是通过滋阴平肝,活血通络作用,治疗高血压性肾损害肝肾阴虚证的方剂。高血压性肾损害的主要病理改变为肾小球硬化、肾小管萎缩和间质纤维化。中医认为与肝肾阴虚,血液黏滞,血行不畅,致血液瘀滞,络脉瘀阻密切相关。本方证为肝肾阴虚,阳亢络阻。由于肝肾阴虚,肝阳偏亢,上扰清空,则眩晕耳鸣;肝肾阴虚,形体、腰膝失养,则形体消瘦,腰膝酸软;肝肾阴虚,阴虚内热,则手足心热、咽干舌燥;足少阴肾经起于足小趾下,斜向足心,沿内踝后进入足跟,肾阴虚弱,经脉失养,则见足跟痛;肝肾阴虚,阴虚内热,热扰心神,则心烦易怒;阴虚内热,血液黏滞,血行瘀滞,络脉瘀阻,则皮肤有红丝赤缕;肝肾阴虚,阳、热偏盛,充斥血脉,则血压增高;肾阴虚弱,络脉瘀阻,肾失封藏,则见蛋白尿;阴虚内热则小便短黄、大便偏干;舌、脉均为阴虚内热,络脉瘀阻之象。治疗宜滋阴平肝,活血通络。方用玄参为君药,以滋阴清热,解毒散结。中药药理研究:玄参有降血压、增加冠脉流量、镇静、抗惊厥、解热、抗炎、抑菌等作用。用炒白芍、生地黄为臣药,以养阴清热,平抑肝阳。炒白芍平抑肝阳,养血敛阴;生地黄清热凉血,养阴生津。中药药理研究:白芍有降血压、扩张血管、镇静等作用;生地黄有降血压、镇静、抗炎、利尿、对抗连续服用地塞米

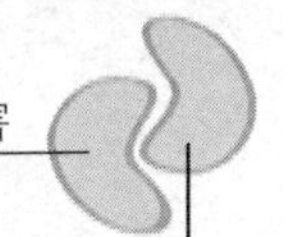

松后血浆皮质酮浓度下降，并能防止肾上腺皮质萎缩等作用。用钩藤、赤芍、丹参、地龙、穿山龙、炒大黄为佐药，以平肝通络，活血化瘀。其中钩藤清热平肝；丹参活血化瘀；赤芍凉血化瘀；穿山龙活血通络；地龙利尿通络；炒大黄荡涤瘀滞败血，导瘀下行。中药药理研究：钩藤有降血压、镇静、抗血小板聚集、抗血栓、降低心肌耗氧量等作用；丹参有改善微循环、抗凝血、抑制血小板凝聚、抑制血栓形成等作用；赤芍有扩张冠状动脉、抑制血小板聚集、镇静、抗炎等作用；穿山龙有抗炎、抗高脂血症、改善心血管功能，以及类似激素样等作用；地龙有抗血栓、降血压等作用；大黄有降血压、抗血栓形成、降低血清胆固醇等作用。诸药配伍，共奏滋阴平肝，活血通络之功效。

高肾祛痰化瘀汤

组成：法半夏 10 g　胆南星 10 g　陈皮 10 g　炒白术 20 g　炒苍术 15 g　丹参 15 g　地龙 15 g　炒薏苡仁 30 g　泽泻 10 g　葛根 15 g　荷叶 15 g

用法：同“慢肾燥清汤”。

功效：祛湿化痰，活血化瘀。

主治：高血压性肾损害。证系痰湿内盛，瘀血阻络。临床表现为眩晕耳鸣，头重如裹，形体肥胖，胸闷气短，肢体倦怠，嗜睡多寐，大便稀溏，血压增高，尿常规检查有蛋白尿，舌淡红、体胖，苔薄白腻，舌底络脉瘀暗，脉沉细。

方解：“高肾祛痰化瘀汤”是通过祛湿化痰，活血化瘀作用，治疗高血压性肾损害痰湿内盛证的方剂。高血压性肾损害多数起病隐匿，病程漫长。本病发病之初，多责之于长期忧思恼怒，肝气郁结，郁而化火，致肝火上炎；或因五劳七伤，暗耗阴血，致肝肾阴虚，肝阳上亢；或因过食咸食，影响血行，血行瘀滞，血液运行压力增大；或因饥饱失宜，嗜食肥甘厚味，酿生痰湿，致痰湿内盛，阻遏清阳；或因年老、久病、长期劳累，身体虚弱，气虚不

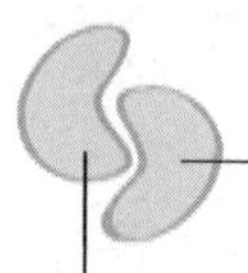

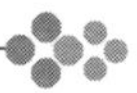

行，运血无力，血行瘀滞，致气虚血瘀等。这些因素作用于机体，充斥血脉，阻遏血行，日久伤及于肾，而发本病。本方证为痰湿内盛，瘀血阻络，多因饮食不节，过食膏粱厚味，致痰湿内盛，阻滞气血，气滞血瘀，日久痰瘀互结，伤及于肾所致。正如《丹溪心法·头眩》曰："此证属痰者多，盖无痰不能作眩。"治疗宜祛湿化痰，活血化瘀。方用法半夏燥湿化痰，降逆止呕，为治痰之要药，用为君药。《脾胃论》曰："足太阴痰厥头痛，非半夏不能疗。"中药药理研究：半夏有降血压、降血脂等作用。用胆南星、陈皮为臣药，协助君药燥湿化痰。胆南星清热化痰；陈皮燥湿化痰，理气健脾，气顺则痰消、热清则痰消。中药药理研究：胆南星有镇静、镇痛等作用；陈皮有祛痰平喘、抗菌、抗病毒、抗动脉粥样硬化、抗细胞损伤、降脂，陈皮中甲基橙皮苷还有降血压作用。用炒白术、炒苍术、丹参、地龙、炒薏苡仁、泽泻、葛根、荷叶，共为佐药，以祛湿化痰，活血通络。其中炒苍术、炒白术燥湿健脾，以绝生痰之源；丹参、地龙活血通络，以疏通血脉；炒薏苡仁、泽泻利水渗湿，以降湿浊；葛根、荷叶升发清阳。明·戴元礼《秘传证治要诀》曰："荷叶服之，令人瘦劣。"本方用薏苡仁、泽泻与葛根、荷叶相伍，以使清升浊降，祛除痰湿。中药药理研究：苍术有排钠、排钾等作用；白术有利尿、抗凝血、扩张血管、降血压等作用；丹参有改善微循环、抗凝血、抑制血小板凝聚、抑制血栓形成、镇静、镇痛、改善肾功能，以及增加尿中尿素、肌酐、钠和无机磷的排出等作用；地龙有抗血栓、降血压等作用；薏苡仁有镇痛、镇静、降血糖、降血压、降血脂等作用；泽泻有降血压、利尿、抗肾结石、抗炎、降血脂、抗动脉粥样硬化、抗血小板聚集、抗血栓等作用；葛根有扩血管、降血压、促进血液循环、降血糖、降血脂、改善血液流变、抗血栓等作用；荷叶有降血压、降血脂、减肥等作用。诸药配伍，共奏祛湿化痰，活血通络之功效。

高肾补气化瘀汤

组成：黄芪 30 g　当归 12 g　生晒参 10 g　丹参 15 g　川芎 10 g

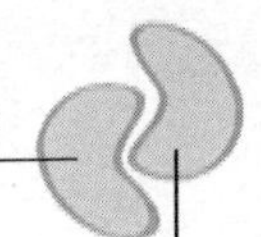

泽兰 10 g　地龙 15 g　怀牛膝 15 g　炒白芍 20 g

用法:同“慢肾燥清汤”。

功效:补气活血,祛瘀通络。

主治:高血压性肾损害。证系气虚血瘀,络脉瘀阻。临床表现为疲倦乏力,眩晕头痛,胸部憋闷疼痛,肢体麻木,面色晦暗,口唇、齿龈色暗,腰背疼痛,下肢肌肤甲错,血压增高,尿常规检查有蛋白尿,舌暗红,苔薄白,舌底络脉瘀暗,脉细涩。

方解:“高肾补气化瘀汤”是通过补气活血,祛瘀通络作用,治疗高血压性肾损害气虚络阻证的方剂。本方证为正气亏虚,气虚血瘀,脉络瘀阻所致。由于正气亏虚,功能活动减弱,则疲倦乏力;气虚血瘀,气血不能正常营养于头和肢体,则眩晕头痛、肢体麻木、下肢肌肤甲错;气虚血瘀,不通则痛,故见胸部憋闷疼痛、腰背疼痛;气虚不行,不能鼓动血液运行,以致脉络瘀阻,则见面色晦暗,口唇、齿龈色暗;气虚血瘀,络脉瘀阻,血液运行压力增大,故见血压增高;气虚络阻,致肾失封藏,故见蛋白尿;舌、脉均为气虚血瘀,络脉瘀阻之象。治疗宜补气活血,祛瘀通络。方用黄芪、当归为君药,以补气活血。黄芪补气,气能行血,气旺则血行,血行则瘀消,瘀消则络通。用当归补血活血,使瘀祛而不伤正。中药药理研究:黄芪有降血压、抗疲劳、增强和调节机体免疫功能、提高机体抗病能力、利尿、消除实验性肾炎蛋白尿、保护心血管系统、扩张冠状动脉和外周血管、减少血栓形成、降血脂等作用;当归有扩张冠脉、抗心肌缺血、抗心律失常、扩张血管、抗血小板聚集、抗血栓、降血脂等作用。用生晒参、丹参协助君药补气活血,共为臣药。中药药理研究:生晒参有调节血压、增强免疫功能、促进造血功能、改善物质代谢、增强内分泌功能、扩张血管等作用;丹参有改善微循环,抗凝血,抑制血小板凝聚,抑制血栓形成,镇静,镇痛,改善肾功能,增加尿中尿素、肌酐、钠和无机磷的排出等作用。用川芎、泽兰、地龙、怀牛膝、炒白芍共为佐药,以活血祛瘀通络。其中川芎活血行气;泽兰活血利尿;地龙善行走窜,通经活络;怀牛膝活血行滞,引血下行;炒白芍养血敛阴,活血而不伤阴血。中药药理研究:川芎有扩张血管、改善微循环、抑制血小板聚集、

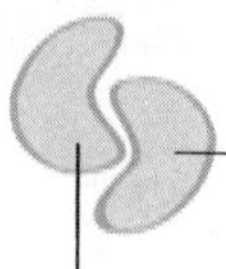

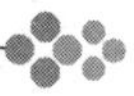

抗血栓形成、延缓慢性肾损害等作用；泽兰有改善微循环障碍、改善血液流变、降低血液黏度、降低纤维蛋白原含量、利尿等作用；地龙有抗血栓、降血压等作用；怀牛膝有抗炎、镇痛等作用；白芍有降血压、扩张血管、镇静等作用。诸药合用，共奏补气活血，祛瘀通络之功效，使气旺以推动血行，瘀祛络通，则血压好转，肾之封藏功能恢复，蛋白尿消退。

十五、乙型肝炎相关性肾炎

【概要】乙型肝炎相关性肾炎(HBV - GN)简称乙肝肾炎,是由乙型肝炎病毒(HBV)感染导致的免疫复合物性肾小球肾炎。其临床表现多种多样,如蛋白尿、血尿、肾病综合征,以及伴有不同程度的高血压、水肿,或肾功能改变。常见于儿童或青壮年,男性居多。其肾脏损害的病理类型也复杂多样,典型的病理改变为膜性肾病。我国是乙型肝炎感染的高发区,人群乙型肝炎携带率高达15%左右。肾脏是慢性乙型肝炎最常受累的肝外器官之一。

【诊断要点】乙型肝炎相关性肾炎的诊断:①血清乙型肝炎病毒抗原阳性;②患肾小球肾炎,并排除狼疮性肾炎等继发性肾小球疾病;③病理标本上找到乙型肝炎病毒抗原。

【辨治要点】乙型肝炎相关性肾炎的中医辨治:本病的形成多因肝肾虚弱、情志失和、湿热疫毒所伤。所以本病多为本虚标实证。初期以标实为主,以湿热、疫毒为常见,治疗先治其标,采用清利湿热、清热解毒之法;中期则标实本虚,标实以水湿、湿热、疫毒为常见,本虚以肝肾阴虚、脾肾气虚为多见,治疗宜标本同治,采用利水化湿、清利湿热、清热解毒、滋补肝肾、健脾补肾之法,尤其注重《金匮要略》“见肝之病,知肝传脾,当先实脾,四季脾旺不受邪,即勿补之”的基本原则;后期则以本虚为主,或兼有邪实。本虚以气阴虚弱、脾肾气虚、脾肾阳虚为多,标实以水湿、湿热、疫毒、

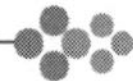

浊毒、瘀血为常见。治疗以治本为主,或标本同治。采用补益气阴、健脾补肾、温补脾肾、利水化湿、清利湿热、清热解毒、通腑排毒、化瘀通络等法。总之,湿热疫毒贯穿于本病各期,临床当明辨湿重于热或热重于湿,而区别治之。

【验案选编】

水湿毒瘀案

原某某,男,58 岁。2013 年 6 月 4 日初诊。

主诉:肢体浮肿 3 年,加重 2 个月。

患者 15 年前曾经患有乙型肝炎,当时乙肝五项检查呈大三阳,治疗时断时续,病情时好时差。3 年前因肢体浮肿,到河南省某医院诊治,肾穿刺病理诊断:乙型肝炎相关性肾炎(膜性肾病)。住院治疗 1 个月,水肿好转出院。2 个月前肢体浮肿加重,食欲不振,到当地县医院诊治,诊断为乙型肝炎相关性肾炎;慢性肾功能不全。住院治疗 1 个月,水肿减轻,饮食好转,但肾功能未见好转,且逐渐加重。来诊时,双下肢浮肿,按之凹陷,肢体困乏,腰膝酸困,食欲不振,恶心呕吐,畏寒肢冷,舌淡胖嫩、边有齿痕,苔白水滑,舌底络脉稍瘀暗,脉象细弱。尿常规检查:蛋白 + + +。24 小时尿蛋白定量:3.16 g。血生化检查:白蛋白 29.5 g,谷丙转氨酶 98 u/L,谷草转氨酶 62 u/L,尿素氮 8.9 mmol/L,血肌酐 191.4 μmol/L。测血压:136/80 mmHg。西医诊断:①乙型肝炎相关性肾炎;②慢性肾衰竭。中医诊断:①水肿;②呕吐。中医辨证:水湿毒瘀。中医病机:脾肾阳虚,水湿停留,浊毒内蕴,瘀血阻络。治法:降逆和中,化浊通腑,利水化湿。

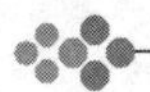

处方：姜半夏10 g　云茯苓20 g　陈皮10 g　炒大黄10 g
砂仁10 g(后下)　桂枝15 g　生白术20 g　泽泻12 g
猪苓15 g　玉米须30 g

用法：凉水浸泡1小时，连续煎煮2次，第一煎大火煮沸后小火煎30分钟，煎至25分钟加后下药，第二煎煮沸后小火煎25分钟，合并2次滤液300～400毫升，分2次温服（早晚饭后1～2小时服用），每日1剂。

2013年7月2日复诊：上方随证加减服用4周，水肿减轻，恶心呕吐明显好转，饮食增多，舌淡胖、边有齿痕，苔薄白，舌底络脉稍瘀暗，脉细。尿常规检查：蛋白＋＋。血生化检查：白蛋白34.4 g，谷丙转氨酶47 u/L，谷草转氨酶42 u/L，尿素氮8.1 mmol/L，血肌酐153.2 μmol/L。此乃浊毒中阻减轻，水湿渐去。继以温补脾肾，化湿利水，通腑排毒。

处方：生晒参15 g　生白术15 g　干姜10 g　淡附子10 g(先煎)
桂枝10 g　云茯苓20 g　猪苓15 g　泽泻10 g
炒大黄10 g　土茯苓30 g　砂仁10 g(后下)　炙甘草6 g

用法：同肾病综合征阳虚水泛案初诊处方用法。

2013年9月27日复诊：上方随证加减服用近3个月，水肿、呕吐完全消退，畏寒肢冷明显好转，舌淡红、稍胖，苔薄白，舌底络脉稍瘀暗，脉细。尿常规检查：蛋白＋。血生化检查：白蛋白39.3 g，谷丙转氨酶51 u/L，谷草转氨酶46 u/L，尿素氮7.13 mmol/L，血肌酐139.2 μmol/L。此乃脾肾阳虚好转，继以补益气阴，化瘀通络，解毒祛湿为法。

处方：黄芪30 g　生晒参12 g　麦冬10 g　当归10 g
炒白芍20 g　赤芍15 g　丝瓜络15 g　柴胡10 g
茵陈30 g　大青叶20 g　垂盆草20 g　地耳草20 g

玉米须 30 g　炙甘草 6 g

用法：同慢性肾小球肾炎阴虚湿热毒瘀案初诊处方用法。

2014 年 4 月 18 日复诊：上方随证加减服用近 7 个月，诸症消失，体力增强。尿常规检查未见异常。血生化检查：无异常。

按语：本病的形成多因素体虚弱，肝肾亏虚，湿热疫毒袭肝，肝失疏泄，气机不利。从而，一方面“肝木乘土”，不能助脾胃运化水谷，则乏力、纳呆、腹胀，不能助脾胃运化水湿，水湿停留，发为水肿；另一方面“子病及母”，肝病及肾，导致肾主水的功能失职，更加重水肿。肾的封藏功能失司，则见蛋白尿、血尿。本病的治疗宜分期论治：初期以标实为主，治疗以治标为主，多用清利湿热、清热解毒之法；中期标实本虚，治疗宜标本同治，常用利水化湿、清利湿热、清热解毒、滋补肝肾、健脾补肾等法；后期则以本虚为主，或本虚标实。治疗以治本为主，或标本同治。常用补益气阴、健脾补肾、温补脾肾、利水化湿、清利湿热、清热解毒、通腑排毒、化瘀通络等法。本案证系水湿毒瘀。因患病日久，湿毒伤阳，脾肾阳虚，水湿停留，浊毒内蕴，瘀血阻络所致。治疗先以降逆和中，化浊通腑，利水化湿治其标。经 4 周辨证调治，浊毒中阻减轻，水湿渐去，邪去正虚，继以温补脾肾，化湿利水，通腑排毒治之。经 3 个月的辨证调治，水肿、呕吐完全消退，尚有舌底络脉稍瘀暗、脉细、蛋白尿等表现，此乃邪去正虚，血瘀络阻，以补益气阴，化瘀通络，解毒祛湿治之。经 7 个月的辨证调治，诸症消失，体力增强。尿常规检查未见异常。

湿热毒蕴案 1

李某某，男，21 岁。2012 年 3 月 9 日初诊。

主诉：肢体浮肿 2 个月，加重 2 周。

患者于 2 年前发热，在当地医院对症治疗后热退，热退后面目开始发黄,到当地县医院诊治,诊断为乙型肝炎,转入某市医院诊治,经住院治疗2个月,黄疸消退,病情好转,出院后停药。于2个月前偶然发现眼睑和下肢浮肿,在当地医院尿常规检查发现蛋白尿,转入河南省某医院诊治,肾穿刺病理诊断:乙型肝炎相关性肾炎。住院治疗3周,水肿、蛋白尿有所好转出院。来诊时,患者面色红赤,眼睑浮肿,下肢轻度水肿,两胁胀痛不舒,口苦口干,心烦失眠,两面颊部粉刺,小便短赤,大便秘结,舌红,苔黄厚腻少津,脉滑数。尿常规检查:蛋白++。24小时尿蛋白定量:2.08 g。肝肾功能检查未见异常。西医诊断:乙型肝炎相关性肾炎。中医诊断:①水肿;②胁痛。中医辨证:湿热毒蕴。中医病机:湿热疫毒,伤肝及肾(子病及母),湿热毒蕴,肾失封藏。治法:清热祛湿,解毒疏肝。方用自拟乙肾清热解毒汤加减。

处方:龙胆草10 g　茵陈30 g　焦栀子10 g　柴胡10 g
泽泻10 g　玉米须30 g　炒大黄10 g　垂盆草30 g
败酱草30 g　白花蛇舌草30 g　猪苓10 g　黄柏10 g
滑石20 g　甘草6 g

用法:同慢性肾小球肾炎阴虚湿热毒瘀案初诊处方用法。

2012年9月7日复诊:上方随证加减服用6个月,水肿、粉刺等基本消退,但自感口干,眩晕,腰膝酸困,舌红,苔薄黄少津,脉细数。尿常规检查:蛋白+。24小时尿蛋白定量:0.98 g。治法:滋补肝肾,清利湿热,解毒疏肝。

处方:生地黄15 g　天冬15 g　当归10 g　炒白芍20 g
枸杞子10 g　茵陈30 g　焦栀子10 g　柴胡10 g
垂盆草30 g　败酱草30 g　白花蛇舌草30 g　玉米须30 g
黄柏10 g　砂仁10 g(后下)　炙甘草6 g

用法:凉水浸泡1小时,连续煎煮2次,第一煎大火煮沸后小火煎30

分钟，煎至25分钟加后下药，第二煎煮沸后小火煎25分钟，合并2次滤液300～400毫升，分2次温服(早晚饭后1～2小时服用)，每日1剂。

2013年5月16日复诊：上方随证加减服用8个月，诸症消退。多次尿常规检查均未见异常。24小时尿蛋白定量：0.13 g。

按语：本案系湿热疫毒之邪，侵及于肝，日久伤及于肾(子病及母)，形成湿热毒蕴，毒热伤阴，毒热壅滞，肾失封藏的证候。其证标实本虚。标实为湿热毒蕴，毒热壅滞；本虚为肝肾阴虚，肾失封藏。依据中医"急则治其标"的原则，先以清热祛湿，解毒疏肝为法治其标实。经6个月的辨证调治，患者水肿、粉刺等基本消退，但自感口干，眩晕，腰膝酸困，舌红，苔薄黄少津，脉细数。此乃湿热毒邪衰减，肝肾阴虚显现。改以滋补肝肾，清利湿热，解毒疏肝法治疗。又经8个月的辨证调治，患者自感未有不适，尿蛋白转阴。本案以湿热毒蕴为主证，治疗过程始终贯穿清利湿热，解毒疏肝。

湿热毒蕴案2

程某某，女，45岁。2013年7月5日初诊。

主诉：下肢浮肿1年，加重2周。

患者15年前体检时发现乙型肝炎表面抗原阳性，到当地医院就诊，诊断为乙型肝炎，无明显不适，未系统治疗。1年前因颜面、双下肢浮肿，到河南省某医院诊治，经肾穿刺病理诊断为乙型肝炎相关性肾炎(膜性肾病)，住院3周出院。出院后生活以休息为主，服用些保肝药和中成药。近2周因水肿加重来诊。来诊时，患者颜面浮肿，双下肢水肿，按之凹陷，倦怠乏力，头身困重，胃痞纳差，胁胀胸闷，渴不欲饮，小便短赤，大便黏滞，舌淡红，苔黄腻，脉弦细滑。尿常规检查：蛋白+++。血生化检查：总胆固醇7.8 mmol/L，三酰甘油3.1 mmol/L，总蛋白47.6 g/L，白蛋白24.5 g/L，谷

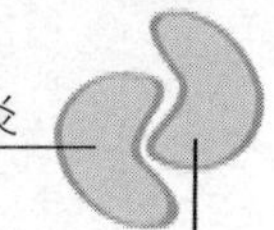

丙转氨酶 97 u/L,谷草转氨酶 72 u/L。西医诊断:乙型肝炎相关性肾炎。中医诊断:水肿。中医辨证:湿热毒蕴。中医病机:湿热疫毒,伤肝及肾(子病及母),脾肾气虚,水湿停留,肾失封藏。治法:利水祛湿,清热解毒,理气疏肝。方用自拟乙肾化湿解毒汤。

处方:茵陈 30 g　生薏苡仁 30 g　猪苓 12 g　泽泻 10 g
法半夏 10 g　炒白术 15 g　醋香附 10 g　垂盆草 30 g
败酱草 30 g　白花蛇舌草 30 g　当归 10 g　炒白芍 20 g
茯苓 30 g　玉米须 30 g

用法:同慢性肾小球肾炎阴虚湿热毒瘀案初诊处方用法。

2013 年 11 月 8 日复诊:上方随证加减服用 4 个月,水肿明显好转,尚有倦怠乏力,头身困重,舌淡红,苔薄黄腻,脉细滑。尿常规检查:蛋白 +。血生化检查:总胆固醇 7.1 mmol/L,三酰甘油 2.3 mmol/L,总蛋白 52.6 g/L,白蛋白 31.2 g/L。继以健脾补肾,理气和胃,清利湿热,通腑解毒为法。

处方:党参 15 g　炒苍术 15 g　炒白术 15 g　炒杜仲 15 g
怀山药 30 g　云茯苓 20 g　陈皮 10 g　砂仁 10 g(后下)
茵陈 30 g　大青叶 20 g　垂盆草 20 g　地耳草 30 g
炒大黄 10 g　草决明 20 g　荷叶 15 g　炙甘草 6 g

用法:凉水浸泡 1 小时,连续煎煮 2 次,第一煎大火煮沸后小火煎 30 分钟,煎至 25 分钟加后下药,第二煎煮沸后小火煎 25 分钟,合并 2 次滤液 300 ~400 毫升,分 2 次温服(早晚饭后 1 ~2 小时服用),每日 1 剂。

2014 年 5 月 9 日复诊:上方随证加减服用 6 个月,饮食恢复正常,但感觉腰膝酸困,坐久腰痛,舌淡红、苔薄白,脉细。尿常规检查:蛋白 +。血生化检查:总胆固醇 5.7 mmol/L,三酰甘油 1.6 mmol/L,总蛋白 62.1 g/L,白蛋白39.3 g/L,谷丙转氨酶31 u/L,谷草转氨酶27 u/L。继以补益脾肾,疏肝健脾,固肾涩精法治疗。

处方:生晒参15 g　炒白术15 g　怀山药20 g　云茯苓15 g
陈皮10 g　柴胡10 g　当归10 g　炒白芍15 g
菟丝子15 g　芡实30 g　金樱子15 g　桑螵蛸10 g
沙苑子30 g　黄柏10 g　砂仁6 g(后下)　炙甘草6 g

用法:同本案复诊处方用法。

2014年11月7日复诊:上方随证加减服用6个月,精力充沛,体重增加4 kg。尿常规检查未见异常;血生化检查未见异常。

按语:乙型肝炎相关性肾炎多数起病隐匿,病程漫长,病情虚实夹杂、寒热互结、气机升降失司,所以治疗常常寒热并调、攻补兼施、升降并用、通固并施等多法合用。由于多法合用,组成的方剂往往比较大,而大方有大方的优点。大方适应于错综复杂的病情,能兼顾到寒热虚实错杂、升降失司相因和体质差异等情况,并且避免了单一治疗的片面性,然而,大方配伍不能杂乱无章。本案患者乙型肝炎病史15年,发现肾病1年。证候表现为湿热毒蕴。因感受湿热疫毒,侵及于肝,伤肝及肾(子病及母),湿毒伤气,脾肾气虚,水湿停留,湿重于热,肾失封藏所致。因病变是由肝引起,所以治疗先从肝论治,以利水祛湿,清热解毒,理气疏肝法治之。经4个月的辨证调治,水肿明显好转,尚有倦怠乏力、头身困重等症。此乃水湿热毒渐轻,正气虚弱显现,以健脾补肾,理气和胃,清利湿热,通腑解毒为法治之。经6个月的随证治疗,饮食恢复正常,肝功能恢复正常,但感觉腰膝酸困、坐久腰痛,仍有蛋白尿时,是湿热毒邪已去,脾肾虚弱凸显,故改用补益脾肾,疏肝健脾,固肾涩精法治疗。经6个月的随证治疗,患者精力充沛,体重增加4 kg,尿常规、血生化等检查均未见异常。

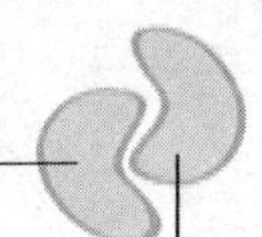

湿热毒瘀案

李某某,男,36岁。2013年7月16日初诊。

主诉:小便混浊,泡沫多4个月,加重1个月。

患者素有胃痞纳呆,以为是消化不良,未予重视。于2013年3月初因小便泡沫多到当地县医院就诊,尿常规检查发现蛋白尿,转至河南省某医院诊治,经肾穿刺病理诊断为乙型肝炎相关性肾炎,经用干扰素、缬沙坦等药物治疗,无明显效果。来诊时,面色晦暗,形体偏瘦,两胁胀痛,口干口苦,纳食减少,食后胃胀,小便短少,泡沫多,大便稀溏,舌质暗红、体胖,苔黄腻,舌底络脉瘀暗,脉弦滑。尿常规检查:蛋白 + + +。24小时尿蛋白定量:3.67g。血生化检查:总胆固醇7.3 mmol/L,三酰甘油3.13 mmol/L,总蛋白47.6 g/L,白蛋白24.9 g/L,谷丙转氨酶52 u/L,谷草转氨酶46 u/L。西医诊断:乙型肝炎相关性肾炎。中医诊断:①尿浊;②胁痛。中医辨证:湿热毒瘀。中医病机:湿热疫毒,侵及于肝,伤肝及肾(子病及母),瘀毒互结,肝郁脾虚,肾失封藏。治法:清热解毒,活血化瘀,疏肝健脾。方用自拟乙肾化瘀解毒汤加减。

处方:虎杖30 g　败酱草30 g　丹参15 g　赤芍20 g
柴胡10 g　当归10 g　炒白芍20 g　炒白术15 g
云茯苓20 g　垂盆草30 g　炒大黄10 g　黄柏10 g
砂仁10 g(后下)　炙甘草6 g

用法:凉水浸泡1小时,连续煎煮2次,第一煎大火煮沸后小火煎30分钟,煎至25分钟加后下药,第二煎煮沸后小火煎25分钟,合并2次滤液300~400毫升,分2次温服(早晚饭后1~2小时服用),每日1剂。

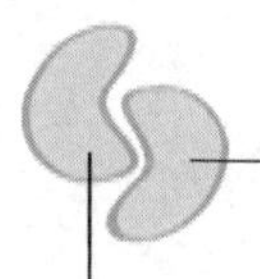

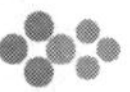

2014 年 1 月 7 日复诊：上方随证加减服用近 6 个月，两胁胀痛，口干口苦基本消退，饮食明显好转，尚有身体困乏，腰膝酸困，舌质暗红、体胖，苔薄白，舌底络脉瘀暗，脉弦。尿常规检查：蛋白 +。24 小时尿蛋白定量：1.54g。血生化检查：总胆固醇 6.4 mmol/L，三酰甘油 1.9 mmol/L，总蛋白 54.3 g/L，白蛋白 36.1 g/L。继以补气健脾，清热解毒，疏肝化瘀治疗。

处方：黄芪 30 g　生晒参 10 g　炒白术 15 g　云茯苓 20 g
茵陈 30 g　当归 10 g　炒白芍 20 g　丹参 15 g
赤芍 20 g　柴胡 10 g　垂盆草 30 g　地耳草 30 g
败酱草 30 g　玉米须 30 g　炙甘草 6 g

用法：同慢性肾小球肾炎阴虚湿热毒瘀案初诊处方用法。

2014 年 10 月 21 日复诊：上方随证加减服用 9 个多月，诸症消退，体力恢复，体重增加 5 kg。尿常规检查未见异常。血生化检查未见异常。

按语：本案患者素有胃痞纳呆，未予重视。因小便泡沫多而诊断为乙型肝炎相关性肾炎。其成因是湿热疫毒侵及于肝，日久湿热毒瘀互结，肝病传脾，又伤及于肾，形成湿热毒蕴，瘀毒互结，肝郁脾虚，肾失封藏的病理变化。所以治疗先以清热解毒，活血化瘀，疏肝健脾。经过近 6 个月的辨证调治，患者湿热毒蕴的临床表现明显好转，但病久正虚的症状逐渐显现，此乃湿热毒蕴渐减，邪去正虚。故改用补气健脾，清热解毒，疏肝化瘀法治疗。经过 9 个月的随证加减调治，诸症消退，体力恢复，尿蛋白转阴，肝功能、血脂等恢复正常。

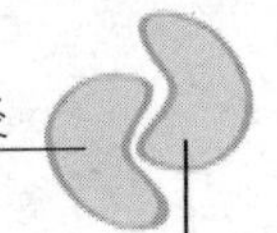

【验方集锦】

乙肾化湿解毒汤

组成：茵陈 30 g　生薏苡仁 30 g　猪苓 12 g　泽泻 10 g　法半夏 10 g　炒白术 15 g　醋香附 10 g　垂盆草 30 g　败酱草 30 g　白花蛇舌草 30 g

用法：同“慢肾燥清汤”。

功效：利水祛湿，清热解毒，理气疏肝。

主治：乙型肝炎相关性肾炎。证系湿热毒蕴，湿重热轻，湿阻气滞。临床表现为头身困重，胁肋胀满，胸脘痞闷，纳呆腹胀，渴不欲饮，肢体困倦，小便短少，大便黏滞不爽，尿常规检查有蛋白尿，肾穿刺病理诊断为乙型肝炎相关性肾炎，舌淡红，苔白腻或黄腻，脉弦滑。

方解：“乙肾化湿解毒汤”是通过利水祛湿，清热解毒，理气疏肝作用，治疗乙型肝炎相关性肾炎的方剂。乙型肝炎相关性肾炎是指乙肝病毒直接或间接诱发的肾小球肾炎，经肾活检证实，并除外肝肾两种疾病同时存在，以及其他病因如系统性红斑狼疮等引起肝肾病变的一种疾病。中医认为，本病多由于湿热疫毒侵及于肝，日久“子病及母”，伤及于肾，形成本病。本方证为湿热疫毒侵及于肝，日久伤及于肾，形成湿热毒蕴，湿重热轻，湿阻气滞的证候。湿性重浊，湿重热轻，故头身困重；湿为阴邪，易阻遏气机，湿热疫毒侵及于肝，肝之经脉布胸胁，故胁肋胀闷，胸脘痞闷；肝病传脾，正所谓“见肝之病，知肝传脾”，脾胃之运化、升降失常，则出现纳呆、腹胀；湿重热轻，故渴不欲饮；湿性黏滞，湿阻气滞，故小便短少，大便黏滞不爽；舌、脉均为湿热毒蕴，湿重热轻之象。治宜利水祛湿，清热解毒，理气疏肝。方用茵陈、薏苡仁为君药，以利水、祛湿、清热。茵陈利湿清热；薏苡仁利水渗湿。中药药理研究：茵陈有利胆、保肝、利尿、抗炎、降血脂、降血压、

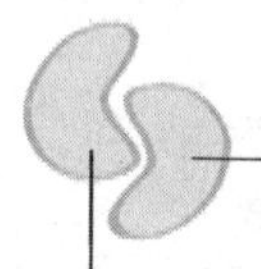

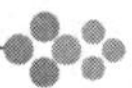

增强机体免疫力等作用;薏苡仁有抗病毒、抗炎、调节免疫功能、降血糖、降血压、降血脂等作用。用猪苓、泽泻协助君药利水祛湿,共为臣药。中药药理研究:猪苓有利尿、增强机体免疫功能、保肝、防治肝炎等作用;泽泻有利尿、增加尿素与氯化物的排泄、抗实验性肾结石、抗炎、降血压、降血糖等作用。用法半夏、炒白术、醋香附、垂盆草、败酱草、白花蛇舌草共为佐药,以燥湿健脾,清热解毒,理气疏肝。脾恶湿,湿热疫毒侵及于肝,伤及于脾,故用法半夏、炒白术燥湿健脾;因湿邪易阻遏气机,湿热疫毒侵及于肝,易致肝郁气滞,故用醋香附疏肝理气;因湿热疫毒蕴结伤肝,故用垂盆草、败酱草、白花蛇舌草以清热解毒、利湿。中药药理研究:半夏有抗溃疡、降血脂、降血压、抑制胃液分泌、抑制胃液酸度等作用;白术有保肝、增强机体免疫功能、调整胃肠运动功能、利尿、降血糖、抗血凝、扩张血管、降血压等作用;香附有增加胆汁流量、对肝细胞功能保护、降低肠管紧张性、降血压等作用;垂盆草有保肝、抗病原体、降低丙氨酸转氨酶和天冬氨酸转氨酶等作用;败酱草有促进肝细胞再生、改善肝功能、镇静、催眠等作用;白花蛇舌草有消炎、保肝、镇静、镇痛、利胆等作用。诸药合用,共奏利水祛湿,清热解毒,理气疏肝之功效。

乙肾清热解毒汤

组成:龙胆草 10 g　茵陈 30 g　焦栀子 10 g　柴胡 10 g　泽泻 10 g　玉米须 30 g　炒大黄 10 g　垂盆草 30 g　败酱草 30 g　白花蛇舌草 30 g

用法:同"慢肾燥清汤"。

功效:清热祛湿,泻火解毒,泄热疏肝。

主治:乙型肝炎相关性肾炎。证系湿热毒蕴,热重湿轻,毒热壅滞。临床表现为身热烦躁,胁肋胀痛,口苦口干,面、胸等处有粉刺,小便短赤,大便秘结,尿常规检查有蛋白尿,肾穿刺病理诊断为乙型肝炎相关性肾炎,舌红,苔黄厚腻少津,脉滑数。

方解:“乙肾清热解毒汤”是通过清热祛湿,泻火解毒,泄热疏肝作用,治疗乙型肝炎相关性肾炎的方剂。本方证为湿热疫毒侵及于肝,日久伤及于肾,形成湿热毒蕴,热重湿轻,毒热壅滞的证候。由于湿热疫毒侵及于肝,热毒鸱张,故身热烦躁;湿热疫毒阻滞肝胆,气血运行不畅,则胁肋胀痛;火热上扰,肝胆气逆,则口干口苦;热毒上攻,郁结于皮肤,则见头、胸等处粉刺;湿热下注,膀胱气化不利,则小便短赤;毒热壅滞,肠胃热结,则大便秘结;舌、脉均为湿热毒蕴,热重湿轻,毒热壅滞之象。治疗宜清热祛湿,泻火解毒,泄热疏肝。方用龙胆草清热祛湿,泻肝胆火,为君药。中药药理研究:龙胆草有保肝、抗病原体、抗炎、调节免疫、利胆、降血压等作用。用茵陈、栀子清利湿热,使湿热从小便而出,协助君药清热祛湿,共为臣药。中药药理研究:茵陈有利胆、保肝、利尿、抗炎、降血脂、降血压、增强机体免疫功能等作用;栀子有保肝利胆、抗病原体、抗炎、镇静催眠、镇痛等作用。用柴胡、泽泻、玉米须、炒大黄、垂盆草、败酱草、白花蛇舌草共为佐药,以利水渗湿,泻火解毒,泄热疏肝。因湿热疫毒侵及于肝,阻滞肝胆,肝郁气滞,故用柴胡疏肝解郁,使肝气条达,气机舒畅;用泽泻、玉米须利水渗湿,使湿热毒从小便而出;用炒大黄泄热通便,使湿热毒从大便而下;用垂盆草、败酱草、白花蛇舌草以清热解毒、利湿。中药药理研究:柴胡有抗脂肪肝、抗肝损伤、降低转氨酶、保肝、利胆、解热、抗炎、增强机体免疫功能、镇痛、镇静、降血脂等作用;泽泻有利尿、增加尿素与氯化物的排泄、抗实验性肾结石、抗炎、降血压、降血糖等作用;玉米须有利尿、降血压、利胆、抗病原体、降血糖、降血脂、缓解肾炎蛋白尿等作用;大黄有泻下、保肝、利胆、利尿、改善肾功能、降血脂、降血压、抗病原体、抗炎、调节免疫功能等作用;垂盆草有保肝、抗病原体、降低丙氨酸转氨酶和天冬氨酸转氨酶等作用;败酱草有促进肝细胞再生、改善肝功能、镇静、催眠等作用;白花蛇舌草有消炎、保肝、镇静、镇痛、利胆等作用。诸药合用,共奏清热祛湿,泻火解毒,泄热疏肝之功效。

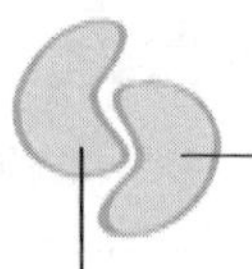

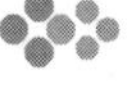

乙肾化瘀解毒汤

组成:虎杖 30 g　败酱草 30 g　丹参 15 g　赤芍 20 g　柴胡 10 g　当归 10 g　炒白芍 20 g　炒白术 15 g　炒大黄 10 g　炙甘草 6 g

用法:同“慢肾燥清汤”。

功效:清热解毒,活血化瘀,疏肝健脾。

主治:乙型肝炎相关性肾炎。证系湿热毒蕴,瘀毒互结,肝脾不调。临床表现为两胁疼痛,固定不移,口干口苦,面色晦暗,脘腹痞满,纳食减少,食后胀甚,小便短少,泡沫多,尿常规检查有蛋白尿,肾穿刺病理诊断为乙型肝炎相关性肾炎,舌质暗红,苔薄黄腻,舌底络脉瘀暗,脉弦。

方解:“乙肾化瘀解毒汤”是通过清热解毒,活血化瘀,疏肝健脾作用,治疗乙型肝炎相关性肾炎的方剂。乙型肝炎相关性肾炎湿热疫毒深伏于肝,阻遏气机,影响血液运行,血瘀络阻,湿热毒瘀互结,会致病情更加缠绵难愈。本方证为湿热疫毒侵及于肝,肝病传脾,伤及于肾,形成湿热毒蕴,瘀毒互结,肝脾不调的证候。肝之经脉布两胁,湿热毒瘀蕴结于肝,故两胁疼痛,固定不移;湿热毒瘀扰及于胆,则口干口苦;毒瘀互结,血行瘀滞,则面色晦暗;肝病及脾,脾胃纳化失常,则脘腹痞满、纳食减少、食后胀甚;湿热下注,膀胱气化不利,则小便短少、泡沫多;舌质暗红,苔薄黄腻,舌底络脉瘀暗,脉弦均为湿热毒蕴,瘀毒互结,肝脾不调之象。治疗宜清热解毒,活血化瘀,疏肝健脾。方用虎杖清热解毒,活血化瘀,为君药。中药药理研究:虎杖有改善微循环、降血脂、抗炎、对肝损伤具有保护作用等。用败酱草、赤芍、丹参协助虎杖清热解毒,活血化瘀,共为臣药。中药药理研究:败酱草有促进肝细胞再生、改善肝功能、镇静、催眠等作用;丹参有改善微循环、抗凝血、抗菌、抗炎、增强机体免疫功能、降血糖、降低胆固醇、抑制血小板凝聚、抑制血栓形成等作用;赤芍有扩张冠状动脉、抑制血小板聚集、镇静、抗炎、对肝细胞 DNA 的合成有明显的增强作用、对多种病原微生物有

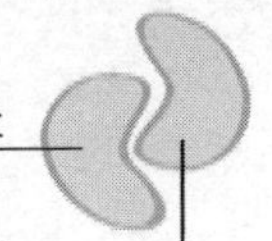

较强的抑制作用等。用柴胡、当归、炒白芍、炒白术、炒大黄共为佐药，以疏肝健脾，活血化瘀。其中柴胡疏肝解郁，使肝气条达，气机舒畅；当归养血活血；炒白芍养血敛阴，柔肝缓急，与当归合用以补养肝之阴血；肝郁易现“木郁土壅”，“肝病及脾”的变化，根据《金匮要略》“见肝之病，知肝传脾，当先实脾”的原则，用炒白术补脾益气，燥湿利水，既可“实土以抑木”，又能使营血生化有源；炒大黄荡涤瘀滞败血，导瘀下行。中药药理研究：柴胡有抗脂肪肝、抗肝损伤、降低转氨酶、保肝、利胆、解热、抗炎、增强机体免疫功能、镇痛、镇静、降血脂等作用；当归有扩张冠脉、抗心肌缺血、抗心律失常、对肝损伤有保护作用，并能促进肝细胞再生、扩张血管、抗血小板聚集、抗血栓、降血脂等作用；白芍有降血压、扩张血管、镇静、镇痛、抑菌、抗炎、免疫调节等作用；白术有保肝、增强机体免疫功能、调整胃肠运动功能、利尿、降血糖、抗血凝、扩张血管、降血压等作用；大黄有泻下、保肝、利胆、利尿、改善肾功能、降血脂、降血压、抗病原体、抗炎、调节免疫功能等作用。用炙甘草益气补中，调和诸药为使药。甘草的中药药理研究参见“慢肾燥清汤”。诸药配伍，共奏清热解毒，活血化瘀，疏肝健脾之功效。

十六、尿路感染

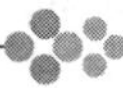

【概要】尿路感染(UTI)简称尿感,是指各种病原微生物在尿路中生长、繁殖而引起的炎症性疾病。本病是人类最常见的感染性疾病之一。按病原分为细菌性(以革兰氏阴性菌为多,少数由革兰氏阳性菌所致)和真菌性(以念珠菌为多,多见于长期使用广谱抗生素、留置导尿管)等;按部位分为上尿路感染(肾盂肾炎和输尿管炎)和下尿路感染(膀胱炎和尿道炎);按症状分为有症状和无症状;按有无尿路异常(如畸形、结石、梗阻、膀胱-输尿管反流等)分为复杂性和非复杂性。本病发病率除婴儿和老年人外,女性尿路感染发病率明显高于男性,比例约为8:1。

【诊断要点】尿路感染的诊断:分为典型的尿路感染和非典型的尿路感染两类。典型的尿路感染指有尿路刺激征(尿急、尿频、尿痛)、感染中毒症状(寒战、高热、乏力、食欲减退等)、腰部不适、尿细菌检查阳性和/或尿细菌培养阳性者;非典型的尿路感染又称无症状性细菌尿,通常无尿路刺激征,但尿细菌培养阳性。非典型的尿路感染的诊断主要依靠尿细菌学检查,两次细菌培养均为同一种的真性菌尿者。

尿路感染的定位诊断:真性菌尿的存在表明有尿路感染,但不能判定感染是上尿路或下尿路,需要进行定位诊断。(1)根据临床表现定位:上尿路感染多有发热、寒战,甚至出现毒血症症状,伴有明显的腰痛,输尿管和/或肋脊点压痛、肾区叩击痛等;而下尿路感染,常以膀胱刺激征为突出

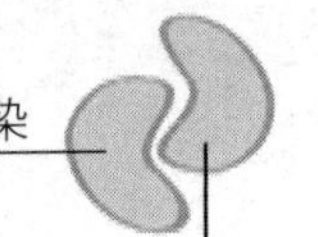

表现,一般少有发热、腰痛等。(2)根据实验室检查定位:上尿路感染者膀胱冲洗后尿培养阳性;尿沉渣镜检有白细胞管型,并排除间质性肾炎、狼疮性肾炎等疾病;尿 NAG 升高、尿 β_2 微球蛋白(β_2 - MG)升高;尿渗透压降低。(3)慢性肾盂肾炎的诊断:除反复发作尿路感染病史之外,尚需结合影像学及肾脏功能检查:①肾外形凹凸不平,且双肾大小不等;②静脉肾盂造影可见肾盂、肾盏变形、缩窄;③持续性肾小管功能损害。具备上述第(1)、(2)条的任何一项,再加第(3)条可诊断慢性肾盂肾炎。

【辨治要点】本病初起以标实为主,证候以湿热毒邪,蕴结膀胱为多,治疗宜治标、祛邪为主,多采用清利湿热,清热解毒,利尿通淋之法;病久或反复发作,湿热蕴结,阻遏气机,影响气血运行,致气滞血瘀者,治疗宜治标、祛邪为主,多采用理气止痛,化瘀止血,利尿通淋之法;病久或反复发作,湿热毒邪伤及气阴,致气阴虚弱,湿热留恋者,治疗宜标本同治,扶正祛邪并举,多采用补益气阴,清利湿热,利尿通淋之法;病至后期,阴损及阳,致阴阳两虚,湿热缠绵者,病情以本虚为主,或见本虚标实,治疗宜治本为主,或标本同治,多采用阴阳双补,清热利湿,利尿通淋之法。

【验案选编】

热淋案

李某某,女,31 岁。2013 年 4 月 12 日初诊。

主诉:尿频、尿急、尿痛 1 天。

患者昨天外出旅游归来,出现尿频、尿急、尿痛,当晚发热,恶寒,经大量饮水,病情未能缓解。来诊时,恶寒、发热(体温 38.5 ℃),尿频尿急,尿道灼热涩痛,并于尿前、尿中疼痛,小便黄赤,滴沥不畅,恐惧排尿,头痛恶

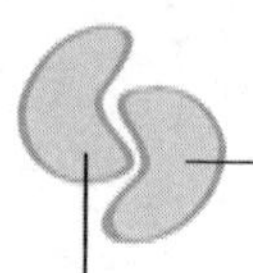

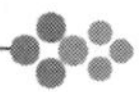

心，腰部胀痛，双肾区叩击痛，舌质红，苔黄腻，脉滑数。尿常规检查：白细胞 + + +，红细胞 +1，白细胞 282/μL。清洁中段尿培养：结果未出。西医诊断：急性肾盂肾炎。中医诊断：淋证。中医辨证：热淋。中医病机：湿热毒邪，下注膀胱，耗气伤阴。治法：利尿通淋，清热利湿，泻火解毒。方用自拟尿感急性通淋汤加减。

处方：石韦 20 g　瞿麦 20 g　萹蓄 20 g　滑石 30 g
车前草 20 g　蒲公英 30 g　白花蛇舌草 30 g　白茅根 30 g
黄柏 10 g　焦栀子 10 g　知母 10 g　肉桂 6 g
柴胡 12 g　芦根 30 g　甘草 6 g

用法：凉水浸泡 1 小时，连续煎煮 2 次，第一煎大火煮沸后小火煎 30 分钟，第二煎大火煮沸后小火煎 25 分钟，合并 2 次滤液 400 ~ 500 毫升，每日 2 剂（分 4 次温服，每 6 小时 1 次）。

2013 年 4 月 16 日复诊：上方服用 2 天后，恶寒、发热消退，尿频、尿急、尿痛好转，排尿已无恐惧感。但有口干，腰部酸困，舌质红，苔薄白少津，脉滑。清洁中段尿培养：葡萄球菌生长。尿常规检查：白细胞 +。治宜利尿通淋，清热利湿，泻火解毒，滋养肾阴。仍用自拟尿感急性通淋汤加减。

处方：石韦 20 g　瞿麦 20 g　萹蓄 20 g　滑石 30 g
车前草 20 g　蒲公英 30 g　白花蛇舌草 30 g　白茅根 30 g
黄柏 10 g　焦栀子 10 g　知母 10 g　芦根 30 g
生地黄 15 g　天冬 15 g　甘草 6 g

用法：同慢性肾小球肾炎阴虚湿热毒瘀案初诊处方用法。

2013 年 4 月 19 日复诊：上方服用 3 剂，尿常规检查未见异常。尿路刺激症状基本消退，仅仅小便时有轻微热感，肢体乏力，舌质红，苔薄白，脉细。治法改以补益气阴，清利湿热。

处方:太子参20 g　天冬15 g　生地黄10 g　焦栀子10 g

　　车前草20 g　滑石20 g　甘草6 g

用法:同慢性肾小球肾炎阴虚湿热毒瘀案初诊处方用法。

2013 年 4 月 26 日复诊:上方服用 7 剂,诸症消退,自感未有不适,尿常规检查未见异常。

按语:急性肾盂肾炎是指病原体从尿道上行进入肾脏,引起一侧肾盂或两侧肾盂和肾实质的炎性改变,即所谓"上行感染",又叫急性上尿路感染,是以尿频、尿急、尿痛、脓尿及腰痛为特征的疾病。根据其临床表现,本病可归属于中医"淋证""发热""腰痛"等病范畴。本病大多起病急骤,患者常有尿频、尿急、尿痛等膀胱刺激症状,伴有恶寒或寒战高热、头身疼痛;大部分患者会有腰痛、少腹拘急引痛、肾区叩击痛、肋腰点有压痛。本案患者外出旅游 1 周,回家后突然发病,证候表现为热淋。因外出旅游,饮食不节,酿生湿热毒,下注膀胱,耗气伤阴所致。开始治疗采用利尿通淋,清热利湿,泻火解毒法以祛邪为主。临床中病急时祛邪多宜重剂,本案就采用了日服两剂法,以重剂祛邪,邪去则正安。4 天后湿热毒邪已减,肾阴虚弱显露。治疗采用利尿通淋,清利湿热,清热解毒,滋养肾阴法。又服药 3 天,尿路刺激症状基本消退,尿常规检查未见异常。但尚有肢体乏力,小便时有轻微热感。邪去正虚,改用调补气阴,清热利湿之法巩固治疗。1 周后症状完全消退,尿常规检查未见异常,身体康复。

热淋血淋案 1

杨某某,女,51 岁。2013 年 9 月 20 日初诊。

主诉:间断性尿道灼热疼痛、尿频 3 年,加重 2 天。

患者于 2010 年 8 月排尿时出现尿道灼热疼痛、尿频、尿赤,在当地市医院就诊,诊断为急性膀胱炎,接收住院治疗,10 天后病愈出院,之后 3

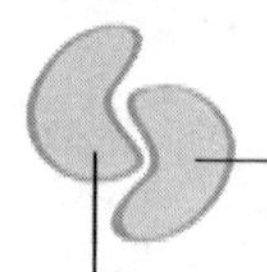

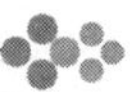

年,每年都因膀胱炎急性发作,住院治疗 3 ~4 次。每次都用左氧氟沙星等药治疗。自觉感染频率愈来愈高。来诊时,小便红赤,排尿时尿道烧灼疼痛、尿频、尿急,腰膝酸困,肢体乏力,舌质红,苔薄黄腻,脉细滑数。尿常规检查:白细胞 + + +,红细胞 + + +。清洁中段尿培养:变形杆菌生长。西医诊断:膀胱炎急性发作。中医诊断:淋证。中医辨证:热淋、血淋。中医病机:湿热毒邪,下注膀胱,热伤血络,迫血妄行。治法:利尿通淋,清热利湿,泻火解毒,凉血止血。方用自拟尿感急性通淋汤加减。

处方:石韦 20 g　瞿麦 20 g　萹蓄 20 g　滑石 30 g
车前草 20 g　蒲公英 30 g　白花蛇舌草 30 g　白茅根 30 g
黄柏 10 g　焦栀子 10 g　知母 10 g　生地黄 15 g
芦根 30 g　小蓟 20 g　甘草 6 g

用法:同慢性肾小球肾炎阴虚湿热毒瘀案初诊处方用法。

2013 年 9 月 27 日复诊:上方服用 1 周,小便红赤,排尿时尿道烧灼、尿频、尿急、尿痛明显好转,但肢体困乏,腰部酸困,尿后尿道、小腹不舒,小便短黄,伴口干咽干,舌质红,苔薄白少津,脉细数无力。尿常规检查:白细胞 +,红细胞 + +。治宜补益气阴,清热利湿,利尿通淋。方用自拟尿感气阴双补通利汤加减。

处方:黄芪 20 g　生地黄 10 g　党参 15 g　天冬 10 g
黄柏 15 g　焦栀子 10 g　石韦 20 g　灯心草 15 g
瞿麦 20 g　滑石 30 g　车前草 20 g　蒲公英 30 g
白茅根 30 g　甘草 6 g

用法:同慢性肾小球肾炎阴虚湿热毒瘀案初诊处方用法。

2014 年 3 月 28 日复诊:上方随证加减服用 6 个月,膀胱刺激症状等完全消退。尿常规检查未见异常。随访半年,膀胱炎未再发作。

按语:急性膀胱炎与急性肾盂肾炎的区别在于急性膀胱炎无发热、腰痛、肾区叩击痛等症,提示感染的部位局限于膀胱。频发性膀胱炎临床分为复发性膀胱炎与再感染性膀胱炎两种。复发性膀胱炎是指治疗后不久原致病菌又引发,常在停药后 1 ~6 周发生,尿培养和药敏试验结果与初发时相同;再感染性膀胱炎是指治疗后又发生新的细菌感染,尿培养证实再感染是由另一种细菌引起,常发生在上次停药的 6 周以后。本案患者膀胱炎反复发作,近两次感染,清洁中段尿培养均是变形杆菌生长,提示患者是复发性膀胱炎。从病情演变来看,由于膀胱炎反复发作,伤及气阴,致气阴虚弱。气阴虚弱,正不胜邪,抗病力降低,加之湿热毒邪素有蕴结,又易于感染。正所谓“邪之所凑,其气必虚”,形成恶性循环。所以对本病的治疗,在开始急性发作阶段,病情以邪实、标急为主。按中医“急则治其标”的原则,开始先以利尿通淋,清热利湿,泻火解毒,凉血止血以治其标。治疗 1 周后,膀胱炎症状缓解,湿热毒邪轻减,气阴虚弱显现,故而改用补益气阴,清热利湿,利尿通淋以标本同治。经过半年的求本治疗,正气逐渐恢复、邪气逐渐消退。随访 1 年余膀胱炎未再复发。

气淋案

陈某某,女,50 岁。2013 年 3 月 5 日初诊。

主诉:小便淋沥不畅 3 年余,加重 3 天。

患者 3 年前因夫妻不和,绝食 1 天,第 2 天出现小便淋沥不畅,排尿时涩痛,未予治疗,又 3 天后,病情加重,急到当地市医院就诊,诊断为急性肾盂肾炎,接收住院治疗,两周后病愈出院。出院后两个月又因情绪郁闷恼怒复发一次。之后每因情绪郁闷恼怒,或长时间行走,或长时间不饮水,都会引发本病,反复治疗反复发作。3 天前去商场购物,5 个多小时未饮水,随即出现小便不畅,加之心情不好,症状逐渐加重。来诊时,小便艰涩疼痛,淋沥不畅,小腹胀痛,尿频尿急,夜尿 3 ~4 次,小便短黄,腰部酸痛,肋腰点压痛,左肾区叩击痛,午后低热,口干口黏,舌淡红,苔薄黄腻,脉弦滑。尿常规检查:白细胞+++,蛋白±,白细胞218/μL。清洁中段尿培养:变形杆菌生长。肾盂静脉造影:肾盂肾盏瘢痕狭窄。西医诊断:慢性肾盂肾炎急性发作。中医诊断:淋证。中医辨证:气淋。中医病机:肝失条达,气机郁滞,热毒内生,肾与膀胱气化不利。治法:理气止痛,利尿通淋,清利湿热。方用自拟尿感理气通淋汤加减。

处方:乌药 10 g　荔枝核 15 g　柴胡 10 g　灯心草 10 g
冬葵子 20 g　瞿麦 20 g　白花蛇舌草 30 g　鱼腥草 30 g
滑石 20 g　车前草 20 g　黄柏 15 g　焦栀子 10 g
蒲公英 30 g　甘草 6 g

用法:同慢性肾小球肾炎阴虚湿热毒瘀案初诊处方用法。

2013 年 4 月 2 日复诊:上方随证加减服用 4 周,小便艰涩疼痛、淋沥不畅、小腹胀痛、尿频尿急等症明显减轻,但肢体困力,腰膝酸困,心烦多梦,口干咽干,舌质红,苔薄黄腻,脉弦细。尿常规检查:白细胞+,白细胞53/μL。治法改以补益气阴,理气止痛,清热利湿,利尿通淋。

处方:太子参 20 g　生地黄 10 g　荔枝核 15 g　柴胡 10 g
黄柏 15 g　焦栀子 10 g　石韦 20 g　灯心草 15 g
冬葵子 20 g　白花蛇舌草 30 g　鱼腥草 30 g　蒲公英 30 g
瞿麦 20 g　滑石 20 g　车前草 20 g　甘草 6 g

用法:同慢性肾小球肾炎阴虚湿热毒瘀案初诊处方用法。

2013 年 11 月 29 日复诊:上方随证加减服用 7 个月,诸症消退;多次尿常规检查未见异常。

按语:慢性肾盂肾炎是由病原菌感染所引起的一种慢性肾盏、肾盂及肾间质性炎症,多数慢性肾盂肾炎无急性病史。根据其临床表现,本病可

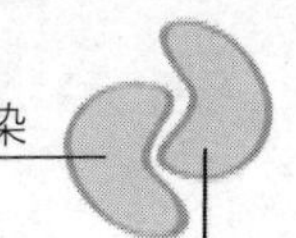

归属于中医“淋证”“腰痛”等范畴。其成因多因湿热毒邪，伤及肾与膀胱，引起肾与膀胱气化功能失司所致；或因平素过食辛辣肥甘厚味，酿生湿热，蕴结于肾与膀胱，每当下阴不洁，或长时间行走，或长时间不饮水等外因引动，造成肾与膀胱气化功能失司；或因情志不舒，肝郁气滞，肾与膀胱气化不利而诱发本病。本案证系气淋。病已3年，反复发作，因于肝郁气滞，热毒内生，加之情绪郁闷恼怒、长时间行走、长时间不饮水，造成毒热蕴结，伤及肾和膀胱，气化功能失司所致。治疗以理气止痛，利尿通淋，清利湿热为法，先以祛邪为主，以治其标。4周后湿热毒邪逐渐清解，气机逐渐疏利，邪去正虚，证候表现出气阴虚弱的症状，治疗改以补益气阴，理气止痛，清热利湿，利尿通淋之法，以扶正祛邪，标本同治。经7个月的调理，正复邪祛，身体康复，多次尿常规检查均未见异常。随访1年未再复发。

热淋血淋案2

王某某，女，52岁。2013年11月1日初诊。

主诉：反复发作性小便热涩刺痛1年余。

患者1年前因过于劳累，突然出现尿急、尿频、尿痛，到当地市医院诊治，尿常规检查：潜血+++，白细胞+++，红细胞466/μL，白细胞375/μL。清洁中段尿培养：葡萄球菌生长。静脉肾盂造影：肾盂肾炎。接收住院治疗2周，病情控制后出院。出院后1年内此病复发3次。3天前又因工作繁忙复发。来诊时，小便热涩刺痛，尿色黄赤，尿频尿急，腰部酸痛，肋腰点压痛，左肾区叩击痛，口干口黏，舌质暗红，苔薄黄腻，舌底络脉瘀暗，脉弦。尿常规检查：潜血+++，白细胞+++，蛋白+，红细胞563/μL，白细胞279/μL。清洁中段尿培养：葡萄球菌生长。西医诊断：慢性肾盂肾炎急性发作。中医诊断：淋证。中医辨证：热淋、血淋。中医病机：湿热留恋，血瘀络阻，脾肾两虚，气化不利。治法：化瘀止血，利尿通淋，祛湿解毒。方用自拟尿感理血通淋汤加减。

处方：炒蒲黄 12 g　三七粉 4 g（冲服）　茜草 15 g　当归 10 g
炒白芍 15 g　焦栀子 10 g　滑石 20 g　车前草 30 g
瞿麦 20 g　萹蓄 15 g　蒲公英 30 g　鱼腥草 30 g
白茅根 3 g　甘草 6 g

用法：同慢性肾小球肾炎阴虚湿热毒瘀案初诊处方用法；三七粉每次冲服 2 g。

2014 年 1 月 10 日复诊：上方随证加减服用 2 个多月，小便热涩刺痛、尿色黄赤等症基本消退，但仍有肢体困乏，食欲不振，腰膝酸困，舌淡红，苔薄黄腻，脉弦细。尿常规检查：潜血 +，白细胞 +，白细胞 53/μL。治宜补益脾肾，化瘀止血，清利湿热。

处方：黄芪 30 g　党参 15 g　炒白术 15 g　云茯苓 20 g
陈皮 10 g　炒杜仲 15 g　怀山药 20 g　滑石 20 g
当归 10 g　炒白芍 15 g　三七粉 4 g（冲服）　焦栀子 10 g
车前草 30 g　白茅根 3 g　甘草 6 g

用法：同本案初诊处方用法。

2014 年 5 月 9 日复诊：上方随证加减服用 4 个月，诸症消退；尿常规检查未见异常。

按语：慢性肾盂肾炎迁延日久，久病入络，常伴血瘀证候。血瘀的成因：一则与湿热久稽，阻遏气血运行有关；二则与气虚无力推动血液运行有关。湿热造成的病理损害主要有二：一是湿胜伤阳、热胜伤阴，致正气虚弱；二是湿阻气滞、热盛血壅，致血行不畅，血液瘀滞。而瘀血形成后又易与湿热互结，致湿热之邪更难祛除。这也是慢性肾盂肾炎迁延不愈的一个重要原因。瘀血在机体病理过程中往往不单独出现，常与湿热、寒湿、气虚等合并。本案证系热淋、血淋。因素有湿热毒蕴，久病入络，血瘀络阻，血不循经，湿热毒邪伤及脾肾，气化不利所致。患者既有瘀血，又有红细胞尿

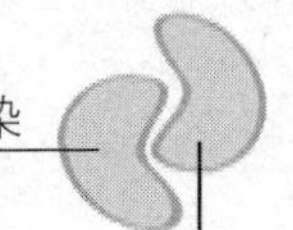

之出血，且瘀血与湿热毒合并。开始治疗采用化瘀止血，利尿通淋，祛湿解毒法，以祛邪、治标为主，邪去则正安。随证调治2个多月后，患者镜下血尿控制，湿热毒清解，邪去正虚，脾肾气虚，气虚血瘀，继以补益脾肾，化瘀止血，清利湿热，以扶正祛邪，标本同治。经过4个月的辨证调治，诸症消退。多次尿常规检查均未见异常。随访半年未再复发。

劳淋案

陈某某，女，59岁。2013年8月6日初诊。

主诉：间断性尿急、尿频6年余，加重1周。

患者6年前因劳累，出现尿急、尿频、尿痛，在当地诊所就诊，给予氟哌酸、三金片等药治疗，病情控制。之后经常因劳累复发，时常服用抗菌药及三金片等中成药。1周前又因劳累，出现尿频、尿急、尿痛、小便频数短涩，服用抗菌药及三金片等，病情不见好转，前来就诊。来诊时，尿频、尿急、尿痛、小便频数短涩，淋沥不已，夜尿多，神疲乏力，畏寒肢冷，下肢轻度指陷性水肿，腰膝酸软，腰部疼痛，肋腰点压痛，左肾区叩击痛，舌质淡，苔薄黄腻，脉虚弱。尿常规检查：白细胞＋＋，尿糖＋＋，蛋白±，白细胞125/μL。清洁中段尿培养：变形杆菌生长。彩超：双肾大小不等。西医诊断：慢性肾盂肾炎急性发作。中医诊断：淋证。中医辨证：劳淋。中医病机：阴阳两虚，湿热久羁，湿重热轻，肾与膀胱气化、封藏失司。治法：阴阳双补，补肾固摄，利尿通淋。方用自拟尿感阴阳双补通淋汤加减。

处方：菟丝子20 g　黄精15 g　炒杜仲15 g　川断10 g
沙苑子20 g　女贞子15 g　云茯苓15 g　泽泻10 g
瞿麦15 g　黄柏15 g　肉桂10 g　玉米须30 g

用法：同慢性肾小球肾炎阴虚湿热毒瘀案初诊处方用法。

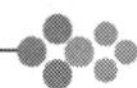

2014 年 1 月 17 日复诊：上方随证加减服用 5 个多月，尿急、尿频、尿痛等症状逐渐缓解、水肿逐渐消退。多次尿常规检查均未见异常。随访半年未复发。

按语：肾虚是慢性肾盂肾炎反复发作、遇劳即发的主要原因，所以补肾法是治疗慢性肾盂肾炎的主要治法，也是取得远期疗效的关键所在。临床上若忽略扶正而一味祛邪，则只能解除标证于一时。只有注重扶正，使肾虚恢复，才能达到治愈慢性肾盂肾炎之目的。具体应用补法时，临床要视何种正虚，如气虚、阴虚、阳虚等的不同，分别施以补气、补阴、补阳等相应的补法。本案证属劳淋。因久病多虚，阴阳两虚，湿热久羁，湿重热轻，肾与膀胱气化、封藏失司所致。正虚为阴阳两虚，肾虚不固；标实为湿热久羁，湿重热轻。病情以正虚为主，邪实为次。所以治疗采用阴阳双补，补肾固摄为主，兼以利尿通淋。经过 5 个月的辨证调治，诸症逐渐消退。多次尿常规检查均正常。随访半年未复发。

【验方集锦】

尿感急性通淋汤

组成：石韦 20 g　瞿麦 20 g　萹蓄 20 g　滑石 30 g　车前草 20 g　蒲公英 30 g　白花蛇舌草 30 g　白茅根 30 g　黄柏 10 g　知母 10 g　肉桂 6 g　甘草 6 g

用法：凉水浸泡 1 小时，连续煎煮 2 次，第一煎大火煮沸后小火煎 30 分钟，第二煎大火煮沸后小火煎 25 分钟，合并 2 次滤液 400 ~ 500 毫升，分 2 次早晚温服，每日 1 剂。

功效：利尿通淋，清利湿热，清热解毒。

主治:急性尿路感染或慢性尿路感染急性发作。证系热淋证。临床表现为尿频尿急,尿道灼热涩痛,尿前、尿中痛,小便滴沥不畅,尿色黄赤,腰部和小腹胀痛,发热口渴或口干,尿常规检查有白细胞和/或尿细菌培养阳性,舌质红,苔黄腻,脉濡数或滑数。

方解:"尿感急性通淋汤"是通过利尿通淋,清利湿热,清热解毒等作用,治疗急性尿路感染或慢性尿路感染急性发作的方剂。根据尿路感染的发病及临床表现,本病可归属于中医"淋证""腰痛""尿血"等病范畴。其成因多因饮食不节,过食辛甘厚味,酿生湿热,下注膀胱;或下阴不洁,湿热之邪乘虚入侵膀胱;或因长时间行走,饮水过少,湿热内生,下注膀胱所致。病位主要在膀胱与肾。本方证属热淋证,是因外感湿热毒邪,或内生湿热毒邪,湿热毒邪下注膀胱,气化功能失司所致。由于湿热毒邪下注,膀胱气化不利,则尿频尿急,小便滴沥不畅,尿色黄赤,小腹胀痛;因湿热毒蕴,阻遏气血运行,不通则痛,故小便灼热涩痛,尿前、尿中疼痛;腰为肾之府,湿热毒邪侵犯肾脏,阻遏肾络,故腰部胀痛;湿热毒邪内蕴,邪正交争,灼伤津液,则可见发热口渴或口干;舌质红,苔黄腻,脉濡数或滑数均为湿热毒蕴之象。治疗宜利尿通淋,清利湿热,清热解毒。方用石韦利尿通淋,为君药。中药药理研究:石韦有抗菌、抗病毒、降血压、降血糖、抗泌尿系感染、抗泌尿系结石等作用。用瞿麦、萹蓄、滑石、车前草利尿通淋,清利湿热,协助君药利尿通淋,共为臣药。中药药理研究:瞿麦有利尿、抑菌、降血压等作用;萹蓄有利尿、抑菌、促进血液凝固等作用;滑石有抗菌、阻止毒物在胃肠道吸收等作用;车前草有利尿、抗菌、预防肾结石形成等作用。用蒲公英、白花蛇舌草、白茅根、黄柏、知母、肉桂为佐药,以清热解毒,凉血利尿,滋肾通关。其中蒲公英、白花蛇舌草以清热解毒,利尿通淋;白茅根凉血止血,清热利尿;滋肾通关丸(黄柏、知母、肉桂)以滋肾清热,化气通关。中药药理研究:蒲公英有抗菌、抗病毒、利尿等作用;白花蛇舌草有抗菌、消炎、镇静、镇痛等作用;白茅根有缩短凝血时间、利尿、抗菌等作用;黄柏有抗病原体、抗毒素、抗炎、解热、降血压等作用;知母有抗病原体、抗炎、解热、降血糖等作用;肉桂有促进肾上腺皮质功能、抗炎、镇痛、抗菌、解热等

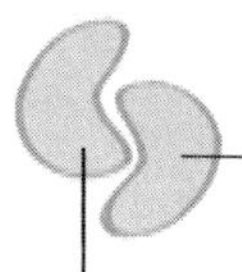

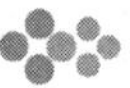

作用。用甘草清热解毒,调和药性为使药。甘草的中药药理研究参见“慢肾燥清汤”。诸药配伍,共奏利尿通淋,清热利湿,清热解毒之功效。

尿感理气通淋汤

组成:乌药 10 g　荔枝核 15 g　柴胡 10 g　灯心草 10 g　冬葵子 20 g　瞿麦 20 g　白花蛇舌草 30 g　鱼腥草 30 g　黄柏 15 g　甘草 6 g

用法:同“慢肾燥清汤”。

功效:理气止痛,利尿通淋,祛湿解毒。

主治:尿路感染反复发作型。证系气淋证。临床表现为小腹胀痛,小便艰涩疼痛,淋沥不已,尿频尿急,小便短黄,口干口黏,尿常规检查有白细胞和/或尿细菌培养阳性,舌淡红,苔薄黄腻,脉弦滑。

方解:“尿感理气通淋汤”是通过理气止痛,利尿通淋,祛湿解毒作用,治疗尿路感染反复发作的方剂。本方证是湿阻气滞,湿热毒邪,下注膀胱,导致膀胱气化功能失司所致。由于湿阻气滞于下焦,不通则痛,故小腹胀痛;湿热毒邪,蕴结膀胱,膀胱气化不利,故小便艰涩疼痛,淋沥不已,尿频尿急,小便短黄;湿热上扰,则口干口黏;舌淡红,苔薄黄腻,脉弦滑均为湿阻气滞,湿热毒蕴之象。方用乌药下走膀胱,理气止痛,为君药。中药药理研究:乌药有抗菌、抗炎、镇痛、抗组胺等作用。用荔枝核、柴胡行气解郁,散结止痛,协助君药理气止痛,共为臣药。中药药理研究:荔枝核有抗病毒、降血糖、降血脂等作用;柴胡有抗病原微生物、抗炎、增强机体免疫功能、降血脂、镇静、镇痛等作用。用灯心草、冬葵子、瞿麦、白花蛇舌草、鱼腥草、黄柏共为佐药,以利尿通淋,祛湿解毒。其中灯心草、冬葵子、瞿麦利尿通淋;黄柏清热燥湿;白花蛇舌草、鱼腥草清热解毒,利尿通淋。中药药理研究:灯心草有利尿、止血等作用;冬葵子有利尿、抗菌、预防肾结石形成等作用;瞿麦有利尿、抑菌、降血压等作用;黄柏有抗病原体、抗毒素、抗炎、解热、降血压等作用;白花蛇舌草有抗菌、消炎、镇静、镇痛等作用;鱼腥草有

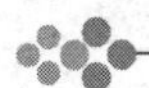

抗菌、抗炎、提高机体免疫力、利尿、镇痛、止血等作用。用甘草清热解毒，调和药性为使药。甘草的中药药理研究参见“慢肾燥清汤”。诸药配伍，共奏理气止痛，利尿通淋，祛湿解毒之功效。

尿感理血通淋汤

组成：炒蒲黄 12 g　三七粉 4 g（冲服）　茜草 15 g　当归 10 g　炒白芍 15 g　焦栀子 10 g　滑石 20 g　车前草 30 g　蒲公英 30 g　鱼腥草 30 g　甘草 6 g

用法：同“慢肾燥清汤”。

功效：化瘀止血，利尿通淋，祛湿解毒。

主治：尿路感染反复发作型。证系血淋证。临床表现为尿中夹血，热涩刺痛，尿色红赤，尿频尿急，腰部酸痛，肋腰点压痛，肾区叩击痛，口干口黏，尿常规检查有红细胞、白细胞和/或尿细菌培养阳性，舌淡红，苔薄黄腻，舌底络脉瘀暗，脉弦。

方解：“尿感理血通淋汤”是通过化瘀止血，利尿通淋，祛湿解毒作用，治疗尿路感染反复发作的方剂。本方证是血瘀络阻，湿毒蕴结膀胱，致膀胱气化功能失司所致。由于血瘀络阻，血不循经，或湿毒蕴结膀胱，伤及血络，则尿中夹血；因湿毒蕴结膀胱，膀胱气化不利，故小便热涩刺痛，尿色黄赤，尿频尿急；腰为肾之府，湿毒蕴结，瘀血阻于肾络，不通则痛，则腰部酸痛，肋腰点压痛，肾区叩击痛；湿热上扰，则口干口黏；舌淡红，苔薄黄腻，舌底络脉瘀暗，脉弦均为血瘀络阻，湿热毒蕴之象。方用炒蒲黄化瘀止血，利尿，为君药。中药药理研究：蒲黄有抗血小板聚集、降血压、改善微循环、降血脂、抑菌、抗炎、镇痛等作用。用三七粉、茜草协助君药化瘀止血，共为臣药。中药药理研究：三七有止血、抗血栓、增强造血功能、扩血管、降血压等作用；茜草有止血、抑菌等作用。用当归、炒白芍、焦栀子、滑石、车前草、蒲公英、鱼腥草共为佐药，以养血活血，利尿通淋，祛湿解毒。其中当归、炒白

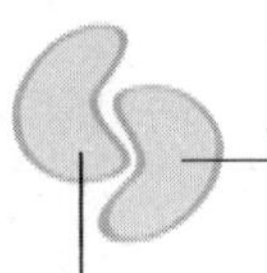

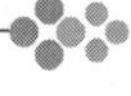

芍养血活血；焦栀子清利湿热；滑石、车前草利尿通淋；蒲公英、鱼腥草清热解毒，利尿通淋。中药药理研究：当归有增强造血功能、抗血栓形成、扩张血管、抗血小板聚集、降血脂、增强机体免疫功能等作用；白芍有降血压、扩张血管、镇静、镇痛、抑菌、抗炎、调节免疫功能等作用；栀子有抗病原体、抗炎、镇静催眠、镇痛等作用；滑石有抗菌、阻止毒物在胃肠道吸收等作用；车前草有利尿、抗菌、预防肾结石形成等作用；蒲公英有抗菌、抗病毒、利尿等作用；鱼腥草有抗菌、抗炎、提高机体免疫力、利尿、镇痛、止血等作用。用甘草清热解毒，调和药性为使药。甘草的中药药理研究参见“慢肾燥清汤”。诸药配伍，共奏化瘀止血，利尿通淋，祛湿解毒之功效。

尿感气阴双补通淋汤

组成：黄芪 20 g　生地黄 10 g　党参 15 g　天冬 10 g　黄柏 15 g　焦栀子 10 g　石韦 20 g　灯心草 15 g　瞿麦 20 g　甘草 6 g

用法：同“慢肾燥清汤”。

功效：补益气阴，清利湿热，利尿通淋。

主治：尿路感染病久不愈。证系劳淋，属气阴虚弱，湿热留恋。临床表现为小便频数短涩，小便黄浊，尿后尿道、小腹隐痛，肢体困乏，腰膝酸困，腰部隐痛，手足心热，口干咽干，尿常规检查有白细胞和/或尿细菌培养阳性，舌淡红，苔薄黄腻，脉细数无力。

方解：“尿感气阴双补通淋汤”是通过补益气阴，清利湿热，利尿通淋作用，治疗尿路感染病久不愈，气阴虚弱，湿热留恋之劳淋证的方剂。由于尿路感染病久不愈，气阴虚弱，湿热留恋，导致膀胱气化功能失司所致。湿热毒邪蕴结于膀胱和肾。热伤阴、湿伤气，日久气阴两伤，加之湿热留恋，久蕴不解，形成本证。因气阴虚弱，湿热留恋，膀胱与肾气化功能失司，故小便频数短涩，小便黄浊；因膀胱与肾气阴虚弱，尿后膀胱空虚，血脉挛急，故尿后尿道、小腹隐痛不舒尤甚；气阴虚弱，肢体、腰膝失养，则见肢体困

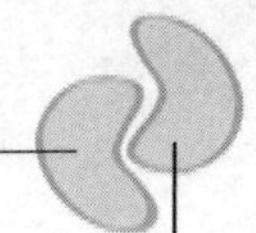

乏，腰膝酸困，腰部隐痛；阴虚生内热，则手足心热；阴虚津不上承，故口干咽干；舌淡红，苔薄黄腻，脉细数无力均为气阴虚弱，湿热留恋之象。方用黄芪补气，生地黄养阴，合用以补益气阴，共为君药。中药药理研究：黄芪有抗疲劳、增强和调节机体免疫功能、提高机体抗病能力、利尿、消除实验性肾炎蛋白尿、减少血栓形成、降血脂等作用；生地黄有降血压、镇静、抗炎、利尿、对抗连续服用地塞米松后血浆皮质酮浓度下降，并能防止肾上腺皮质萎缩等作用。用党参、天冬协助君药补益气阴，共为臣药。中药药理研究：党参有增强机体免疫功能、增强造血功能、调节血压、降血脂、抑制血小板聚集、镇静催眠等作用；天冬有增强机体免疫功能、抗炎等作用。用黄柏、焦栀子、石韦、灯心草、瞿麦为佐药，以清利湿热，利尿通淋。其中黄柏、焦栀子清热祛湿，泻火解毒；石韦、灯心草、瞿麦利尿通淋。中药药理研究：黄柏有抗病原体、抗毒素、抗炎、解热、降血压等作用；栀子有抗病原体、抗炎、镇静催眠、镇痛等作用；石韦有抗菌、抗病毒、降血压、降血糖、抗泌尿系感染、抗泌尿系结石等作用；灯心草有利尿、止血等作用；瞿麦有利尿、抑菌、降血压等作用。用甘草清热解毒，调和药性为使药。甘草的中药药理研究参见“慢肾燥清汤”。诸药配伍，共奏补益气阴，清利湿热，利尿通淋之功效。

尿感阴阳双补通淋汤

组成：菟丝子 20 g　黄精 15 g　炒杜仲 15 g　川续断 10 g　沙苑子 20 g　女贞子 15 g　云茯苓 15 g　泽泻 10 g　瞿麦 15 g　黄柏 15 g　肉桂 10 g

用法：同“慢肾燥清汤”。

功效：阴阳双补，补肾固摄，利尿通淋。

主治：尿路感染病久不愈。证系劳淋，属阴阳两虚，湿重热轻。临床表现为久淋不愈，小便频数短涩，淋沥不已，时作时止，遇劳即发，腰膝酸软，神疲乏力，畏寒肢冷，尿常规检查有白细胞和/或尿细菌培养阳性，舌质淡，

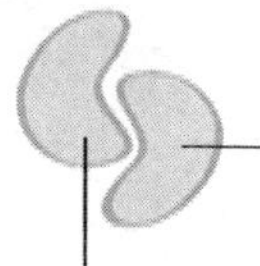

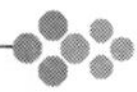

苔薄黄腻，脉虚弱。

方解："尿感阴阳双补通淋汤"是通过阴阳双补，补肾固摄，利尿通淋作用，治疗尿路感染病久不愈阴阳两虚之劳淋证的方剂。本方证为阴阳两虚，肾虚不固，湿热久羁，湿重热轻，导致膀胱气化功能失司所致。由于病久不愈，或反复发作，湿热之邪久羁不去，热伤阴、湿伤阳，导致阴阳两虚，肾虚不固，膀胱与肾气化功能失司，故见小便频数短涩，淋沥不已；过劳则进一步伤及阴阳，加重肾虚，故遇劳即发；肾虚，腰膝、肢体失养，则腰膝酸软，神疲乏力；阳虚失于温煦，则畏寒肢冷；阴阳两虚，湿重热轻，故舌质淡，苔薄黄腻，脉虚弱。治疗宜补泻合法，固利并用，采用阴阳双补，补肾固摄，利尿通淋之法。方用菟丝子温补肾阳，固精缩尿；黄精补益肾阴，益气健脾，二药阴阳双补，补肾固摄，为君药。中药药理研究：菟丝子有增强机体免疫功能、促进造血功能、降低胆固醇、软化血管、降血压、抑菌、延缓衰老等作用；黄精有提高机体免疫功能、抑菌、抗炎、降血脂、抗疲劳、抗衰老等作用。用炒杜仲、川续断、沙苑子、女贞子协助君药阴阳双补，补肾固摄，共为臣药。中药药理研究：杜仲有利尿、延缓衰老、增强机体免疫功能、抗疲劳、抑菌、镇痛、镇静、增强肾上腺皮质功能等作用；川续断有免疫调节、抗衰老、神经保护、抗菌、抗炎、降血压、镇痛、镇静、减轻肾功能损伤等作用；沙苑子有提高机体免疫功能、抗炎、降血压等作用；女贞子有利尿、增强机体免疫功能、增强造血功能、抗动脉粥样硬化、抗菌、抗衰老等作用。用云茯苓、泽泻、瞿麦、黄柏、肉桂为佐药，以利尿通淋。其中云茯苓、泽泻利水渗湿；瞿麦利尿通淋；黄柏清热燥湿，泻火解毒；肉桂引火归元。中药药理研究：茯苓有利尿、镇静、增强免疫力、抗衰老等作用；泽泻有利尿、增加尿素与氯化物的排泄、抗实验性肾结石、抗炎、降血压、降血脂等作用；瞿麦有利尿、抑菌等作用；黄柏有抗病原体、抗毒素、抗炎、解热、降血压等作用；肉桂有促进肾上腺皮质功能、抗炎、镇痛、抗菌、解热等作用。诸药合用，共奏阴阳双补，补肾固摄，利尿通淋之功效。

十七、间质性肾炎

【概要】间质性肾炎又称“小管－间质性肾炎”，是指主要影响肾小管及肾间质疾病的总称。由于肾小管和肾间质在结构和功能上既相互独立，又密不可分，故病变累及一个，最终必然影响另一个，即病则同病，所以间质性肾炎又称为小管－间质性肾炎。按发病和病程特点，本病分为急性间质性肾炎和慢性间质性肾炎两种。急性间质性肾炎（AIN）是一组以肾间质水肿、炎性细胞浸润及肾小管变性为主要病理表现，以急性肾小管功能和肾滤过功能下降为临床特征的急性肾脏病。常见病因有药物过敏、感染、自身免疫性疾病、恶性肿瘤，以及代谢性疾病等。慢性间质性肾炎（CIN）是一组以肾间质纤维化及肾小管萎缩为主要病理表现，以隐匿起病、缓慢进展成慢性肾衰竭为临床特征的慢性肾脏病。

【诊断要点】急性间质性肾炎的诊断分典型和非典型两类。典型的急性间质性肾炎的诊断：①近期用药史；②药物过敏表现；③尿常规检查异常；④肾小管及肾小球功能损害。有上述表现中前两项，再加后两项中任何一项，即可确立临床诊断；非典型的急性间质性肾炎的诊断（尤其是由非甾体类抗炎药致病者）必须依靠肾穿刺病理检查确诊。

慢性间质性肾炎的诊断：①病史有肾毒性药物使用史，或长期痛风、肾盂肾炎发作史；②临床表现以肾小管性酸中毒（如多尿、肌无力等）、肾浓缩功能减退（如多饮、多尿、夜尿增多）等表现为主，多无水肿、高血压，尿蛋白少量；③实验室检查有肾小管酸中毒、肾浓缩功能减退(尿相对密度、尿渗透压下降等)；④肾穿刺病理呈慢性小管－间质性炎症伴肾小球硬化。

【辨治要点】 急性间质性肾炎的中医辨治，分感染型和过敏型两类：急性间质性肾炎感染型初起以毒热、标实为主，气阴虚弱、本虚为次，治疗宜治标、祛邪为主，兼补益气阴，多采用清热解毒，补益气阴之法；恢复期以气阴虚弱、本虚为常见，兼有毒热内蕴，治疗以治本、扶正为主，多采用补益气阴，补肾固摄，清热解毒之法；急性间质性肾炎过敏型初起以异毒、标实为主，气虚、本虚为次，治疗宜治标、祛邪为主，兼补益肾气。多采用祛风透邪解毒，补益肾气之法；恢复期以气阴虚弱、本虚为常见，兼有异毒内蕴，治疗以治本、扶正为主，兼以祛风透邪解毒。多采用补益气阴，补肾固摄，透邪解毒之法。

慢性间质性肾炎的中医辨治：慢性间质性肾炎多由肾虚不固，络脉瘀阻，浊毒内蕴所致，故治疗多采用补肾固摄，化瘀通络，化浊解毒之法。

【验案选编】

药毒伤肾案

杨某某，男，32岁。2012年9月11日初诊。

主诉：尿少、尿血10天。

患者两周前因发热、咽痛，在当地诊所就诊，给予阿莫西林、维C银翘片等药物服用3天，发热、咽痛控制。4天后出现尿少、尿血，急到河南省某医院就诊，经肾穿刺，诊断为急性间质性肾炎。医生欲用激素治疗，患者拒绝应用，故出院转投中医。来诊时，患者尿少尿赤，发热，口干，肢体乏力，腰部酸痛，肾区叩击痛，舌质红，苔黄少津，脉数无力。尿常规检查：白

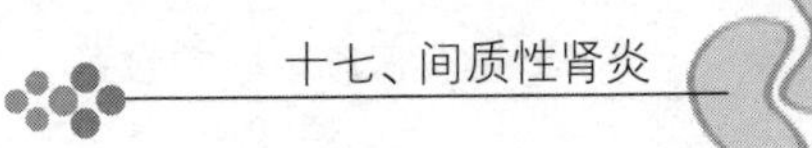

细胞 + +,红细胞满视野,白细胞 282/μL。血常规检查:白细胞 13.92 × 10^9/L,中性粒细胞 0.81。西医诊断:急性间质性肾炎。中医诊断:尿血。中医辨证:毒热内蕴,药毒伤肾。中医病机:热毒内蕴,药毒伤肾,气阴虚弱,气化不利,热毒伤络,血不循经。治法:清热解毒,凉血止血,补益气阴。方用自拟急间解毒益肾汤加减。

处方:板蓝根 30 g　金银花 15 g　连翘 15 g　鱼腥草 30 g
生晒参 10 g　怀山药 20 g　生地黄 15 g　黄柏 10 g
柴胡 12 g　焦栀子 10 g　炒大黄 10 g　白茅根 30 g
小蓟 20 g　滑石 20 g　芦根 20 g　甘草 6 g

用法:同慢性肾小球肾炎阴虚湿热毒瘀案初诊处方用法。

2012 年 9 月 18 日复诊:上方服用 6 剂,发热、口干消退,尿色转清,尿量增加,尚有肢体困乏,脉数无力等症。尿常规检查:白细胞 +,红细胞 15/μL,白细胞 12/μL。血常规检查:白细胞 10.71 × 10^9/L,中性粒细胞 0.73。继以补益气阴,清热解毒,凉血止血治之。

处方:生晒参 10 g　怀山药 20 g　生地黄 15 g　天冬 15 g
板蓝根 30 g　金银花 15 g　连翘 15 g　鱼腥草 30 g
知母 10 g　焦栀子 10 g　炒大黄 10 g　白茅根 30 g
小蓟 20 g　滑石 20 g　芦根 20 g　甘草 6 g

用法:同慢性肾小球肾炎阴虚湿热毒瘀案初诊处方用法。

2012 年 10 月 16 日复诊:上方随证加减服用 4 周,自感身体康复,未有不适。尿常规、血常规检查均未见异常。

按语:急性间质性肾炎是一组临床病理综合征,也是造成急性肾衰竭的重要原因。引起急性间质性肾炎的原因很多,其中药物因素是最重要因素,尤其是抗生素的滥用更为多见。急性间质性肾炎临床表现多种多样,

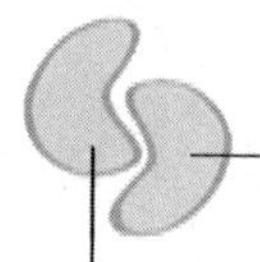

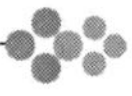

以“发热、皮疹、关节痛”三联症为典型。根据其临床表现，本病可归属于中医“尿血”“药疹”“发热”“腰痛”等病范畴。本病大多起病急骤，中医辨治分感染型和过敏型两类，感染型初起多以毒热、标实为主，正虚、本虚为次，治疗宜治标、祛邪为主，兼以扶正；过敏型初起以异毒、药毒、标实为主，正虚、本虚为次，治疗也宜治标、祛邪为主，兼以扶正。本案证系毒热内蕴，药毒伤肾。因感染，服用阿莫西林，致热毒内蕴，药毒伤肾，气阴虚弱，气化不利，热毒伤络，血不循经，引发急性间质性肾炎。所以治疗采用清热解毒，凉血止血，补益气阴法治之。经治疗 1 周，患者热毒清解，邪去正虚，气阴虚弱，继以补益气阴，清热解毒，凉血止血治之。经 4 周辨证治疗，诸症消退，尿常规、血常规检查均未见异常。

药毒瘀血案

丁某某，男，45 岁。2013 年 7 月 12 日初诊。

主诉：皮疹 1 周。

患者 3 周前体检时发现高尿酸血症，用别嘌呤醇治疗，2 周后出现皮疹、瘙痒，肢体关节痛，尿常规检查有白细胞、少量蛋白。来诊时，皮肤稀疏皮疹，瘙痒，发热（37.8 ℃），小便短黄，口干，心烦，肢体乏力，关节酸痛，腰部酸痛，肾区叩击痛，舌质暗红，苔黄，舌底络脉瘀暗，脉弦细数。尿常规检查：白细胞 + +，蛋白 +，红细胞 +。肾功能：尿素氮 9.7 mmol/L，血肌酐 162.4 μmol/L，尿酸 546 μmol/L。尿放免：β_2 – MG2.25 ng/mL。西医诊断：急性间质性肾炎。中医诊断：①瘾疹；②腰痛。中医辨证：药毒蕴结，血瘀络阻。中医病机：血瘀络阻，气阴虚弱，药毒伤肾，风毒内蕴。治法：消风脱敏，清热解毒，补益气阴。方用自拟急间脱敏益肾汤加减治疗。

处方：蝉蜕 10 g　防风 10 g　徐长卿 15 g　地肤子 15 g
　　板蓝根 30 g　鱼腥草 30 g　土茯苓 30 g　黄芪 30 g

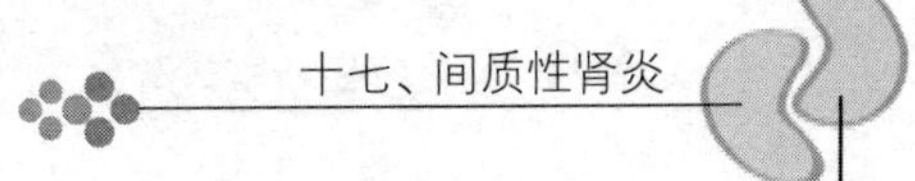

太子参 20 g　生地黄 10 g　玄参 15 g　甘草 6 g

用法:同慢性肾小球肾炎阴虚湿热毒瘀案初诊处方用法。

医嘱:饮食宜清淡,忌肉类、豆类、奶类、蛋类等食物。

2013 年 7 月 19 日复诊:上方加减服用 6 剂,发热控制,皮疹消退,但仍有腰部酸痛,舌质暗红,舌底络脉瘀暗等症。尿常规检查:白细胞 +,蛋白 ±,红细胞 10/μL。肾功能检查:尿素氮 8.5 mmol/L,血肌酐 143 μmol/L,尿酸 521 μmol/L。继以消风脱敏,活血化瘀,清热解毒,补益气阴法治之。

处方:蝉蜕 10 g　防风 10 g　地肤子 15 g　当归 10 g

赤芍 15 g　泽兰 10 g　泽泻 10 g　板蓝根 30 g

鱼腥草 30 g　土茯苓 30 g　黄芪 30 g　太子参 20 g

生地黄 10 g　玄参 15 g　甘草 6 g

用法:同慢性肾小球肾炎阴虚湿热毒瘀案初诊处方用法。

2013 年 9 月 20 日复诊:上方随证加减服用 2 个月,关节酸痛、腰痛等症控制,舌淡红,苔薄白,脉弦。尿常规检查未见异常。肾功能检查:尿素氮 7.5 mmol/L,血肌酐 121.3 μmol/L,尿酸 343 μmol/L。尿放免:β_2-MG 1.07 ng/mL。

按语:本案属中医“瘾疹”“腰痛”。中医辨证系药毒蕴结,血瘀络阻。因素有血瘀络阻,气阴虚弱,后因药毒内侵,伤及于肾,正邪交争,产生风毒所致。病证的先后当是先有血瘀阻络,气阴虚弱;后因高尿酸血症服用别嘌呤醇治疗,机体对别嘌呤醇不耐,产生药物性风毒,出现过敏所致。遵照中医有旧疾、有新病,宜先治新病的原则,所以开始先以消风脱敏,清热解毒治其新证为主,兼以补益气阴治其旧证。1 周后发热控制,皮疹消退,此乃风毒渐消,但血瘀络阻、气阴虚弱等症仍存。继以消风脱敏,活血化瘀,清热解毒,补益气阴法治之。经 2 个月的辨证调治,患者临床症状消退。尿常规、尿放免、肾功能等检查均未见异常。尿酸恢复到正常范围。

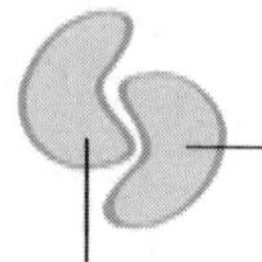

浊毒络阻案

张某某,男,60岁。2011年10月11日初诊。

主诉:呕吐1月余。

患者10年前因患胆囊炎(口干、口苦),长期服用龙胆泻肝丸1年之久。2001年7月间因小便泡沫多、多尿,到河南省某医院就诊,尿常规检查发现红细胞、白细胞和尿糖,接收住院治疗。肾穿刺:肾间质-小管病变,住院治疗1个月,病情好转出院。出院后长期接受中医药调治。于今年9月出现恶心、呕吐,发现肾功能异常。来诊时,恶心呕吐,食欲不振,尿频尿多,夜尿增多明显,肢体乏力,畏寒肢冷,腰部酸痛,肾区叩击痛,尿相对密度、尿渗透压下降。舌质暗红,苔薄白腻,舌底络脉瘀暗,脉沉弦尺弱。尿常规检查:尿糖++,红细胞++,蛋白+,白细胞++。尿放免:β_2-MG 2.37 ng/mL。肾功能检查:尿素氮10.1 mmol/L,血肌酐203.2 μmol/L,尿酸446 μmol/L。西医诊断:慢性间质性肾炎。中医诊断:①呕吐;②腰痛。中医辨证:浊毒内蕴,络脉瘀阻。中医病机:药毒蓄积,伤于脾肾,浊毒内生,气虚血瘀。治法:补益脾肾,活血通络,通腑解毒,和胃降逆。方用自拟慢间补肾双通解毒汤加减治疗。

处方:姜半夏12 g　云茯苓20 g　陈皮10 g　炒白术15 g
　　菟丝子15 g　益智仁15 g　沙苑子20 g　当归10 g
　　丹参15 g　络石藤20 g　忍冬藤30 g　炒大黄10 g
　　土茯苓30 g　板蓝根30 g　炙甘草6 g

用法:同慢性肾小球肾炎阴虚湿热毒瘀案初诊处方用法。

2011年11月1日复诊:上方随证加减服用3周,恶心呕吐控制,食欲好转,尿频尿多等症减轻,尚有畏寒肢冷,腰部酸痛,舌底络脉瘀暗等症。尿

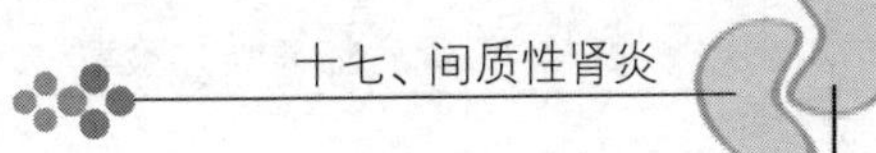

常规检查:尿糖+,红细胞+,蛋白±,白细胞+。查尿放免:β_2 - MG 1.92 ng/mL。肾功能检查:尿素氮 8.8 mmol/L,血肌酐 169.5 μmol/L,尿酸 407 μmol/L。继以益气健脾,补肾固摄,通络通腑,化瘀解毒为法治之。

处方:党参 15 g　云茯苓 20 g　陈皮 10 g　炒白术 15 g
砂仁 10 g(后下)　菟丝子 15 g　益智仁 15 g　沙苑子 20 g
当归 10 g　丹参 15 g　络石藤 20 g　忍冬藤 30 g
炒大黄 10 g　土茯苓 30 g　板蓝根 30 g　炙甘草 6 g

用法:凉水浸泡 1 小时,连续煎煮 2 次,第一煎大火煮沸后小火煎 30 分钟,煎至 25 分钟加后下药,第二煎大火煮沸后小火煎 25 分钟,合并 2 次滤液 300~400 毫升,分 2 次温服(早晚饭后 1~2 小时服用),每日 1 剂。

2011 年 11 月 1 日复诊:上方随证加减服用 5 个月,饮食恢复正常,夜尿 1 次。尿常规检查未见异常。尿放免:β_2 - MG1.12 ng/mL。肾功能检查未见异常。

按语:慢性间质性肾炎是一组以肾间质广泛纤维化,肾小管萎缩、坏死,间质细胞浸润为病变特征的疾病。其肾小球及肾血管病变较轻。由于慢性间质性肾炎的原发疾病不同,其临床表现也不完全相同,但都会表现出肾小管功能障碍,如尿浓缩稀释障碍、尿酸化功能障碍等,疾病后期也都会进展为慢性肾衰竭。本案因服用龙胆泻肝丸导致慢性间质性肾炎,属马兜铃酸肾病,10 年后导致慢性肾衰竭。中医辨证属浊毒内蕴,络脉瘀阻。因素体肝胆湿热,气虚血瘀,长期服用龙胆泻肝丸,药毒蓄积,更伤脾肾,升降失司,浊毒内生所致。治疗采用补益脾肾,活血通络,通腑解毒,和胃降逆之法。辨证调治 3 周,患者胃气和降,尚有脾肾虚弱,浊毒内蕴,络脉瘀阻,治法改为益气健脾,补肾固摄,通络通腑,化瘀解毒。经过 5 个月的辨证调治,诸症消退,尿常规、尿放免、肾功能等检查均未见异常。

【验方集锦】

急间解毒益肾汤

组成:板蓝根 30 g　金银花 15 g　连翘 15 g　鱼腥草 30 g　生晒参 10 g　怀山药 20 g　生地黄 10 g　黄柏 10 g　焦栀子 10 g　炒大黄 10 g　甘草 6 g

用法:同“慢肾燥清汤”。

功效:清热解毒,补益气阴。

主治:急性间质性肾炎感染型初起。证系毒热伤肾,气阴虚弱。临床表现为发热,尿少口干,肢体乏力,肢节酸痛,腰部酸痛,肾区叩击痛,尿常规检查有红细胞尿、白细胞尿或少量蛋白尿,舌质红,苔黄少津,脉数无力。

方解:“急间解毒益肾汤”是通过清热解毒,补益气阴作用,治疗急性间质性肾炎感染型初起的方剂。急性间质性肾炎感染型初起多以毒热伤肾,气阴虚弱,导致肾与膀胱气化功能失司为常见,可归属于中医“发热”“腰痛”“尿血”等病范畴。本方证为毒热伤肾,气阴虚弱证。由于感受毒热,正邪交争,故发热;毒热伤肾,热伤阴津,则尿少口干;毒热伤及气阴,肢节失养,故肢体乏力,肢节酸痛;腰为肾之府,毒热之邪伤及于肾,阻遏肾络,故腰部酸痛,肾区叩击痛;毒热之邪伤及肾络,故尿常规检查有红细胞尿、白细胞尿或少量蛋白尿;舌质红,苔黄少津,脉数无力均为毒热伤肾,气阴虚弱之象。治疗宜清热解毒,补益气阴。方用板蓝根清热解毒为君药。中药药理研究:板蓝根有抗病原体、抗炎、解热、抗血小板聚集、增强机体免疫功能等作用。用金银花、连翘、鱼腥草清热解毒,疏散风热,消痈散结,协助君药清热解毒,共为臣药。中药药理研究:金银花有抗病原体、抗毒素、抑菌、抗炎、解热、调节免疫功能等作用;连翘有抑菌、抗病原体、抗炎、解热、调节免疫功能、利尿、降血压等作用;鱼腥草有抗菌、抗炎、提高机体免疲力、利尿、镇痛、止血等作用。用生晒参、怀山药、生地黄、黄柏、焦栀子、炒大黄为佐药,以补益气阴,清泄湿热。其中生晒参、怀山药、生地黄补益气阴;黄柏、焦栀子清热燥湿,泻火解毒;炒大黄清泄湿热,荡涤热结。中药药理研究:生晒参有调节血压、增强机体免疫功能、促进造血功能、改善物质代谢、增强内分泌功能、扩张血管等作用;山药有增强机体免疫功能、抗衰老、抗氧化、降血糖、降血脂、消除蛋白尿等作用;生地黄有降血压、镇静、抗炎、利尿、对抗连续服用地塞米松后血浆皮质酮浓度下降,并能防止肾上腺皮质萎缩等作用;黄柏有抗病原体、抗毒素、抗炎、解热、降血压等作用;栀子有抗病原体、抗炎、镇静催眠、镇痛等作用;大黄有泻下、利尿、改善肾功能、降血脂、降血压、抗病原体、抗炎、调节免疫功能等作用。用甘草清热解毒,调和药性为使药。甘草的中药药理研究参见"慢肾燥清汤"。诸药配伍,共奏清热解毒,补益气阴之功效。

急间脱敏益肾汤

组成:蝉蜕 10 g　防风 10 g　徐长卿 15 g　地肤子 15 g　板蓝根 30 g　鱼腥草 30 g　黄芪 30 g　太子参 20 g　生地黄 10 g　玄参 15 g　甘草 6 g

用法:同"慢肾燥清汤"。

功效:消风脱敏,清热解毒,补益气阴。

主治:急性间质性肾炎过敏型初起。证系药毒伤肾,气阴虚弱。临床表现为皮疹,瘙痒,发热,小便黄赤,口干,心烦,肢体乏力,肢节酸痛,腰部酸痛,肾区叩击痛,尿常规检查有红细胞尿、白细胞尿或少量蛋白尿,血常规检查嗜酸性粒细胞增多,舌质红,苔黄,脉细数。

方解:"急间脱敏益肾汤"是通过消风脱敏,清热解毒,补益气阴作用,治疗急性间质性肾炎过敏型初起的方剂。急性间质性肾炎过敏型的发病,多是因服用某些药物,机体对其药毒不耐,产生药物性风毒,出现过敏现象所致。依据本病的临床表现,可归属于中医"药毒""瘾疹""发热""腰痛"

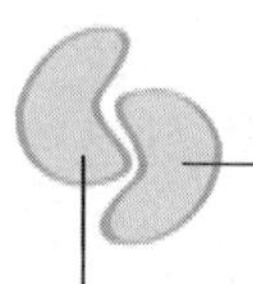

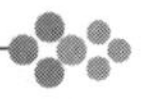

“尿血”等病范畴。本方证是药毒蕴结，伤及于肾，气阴虚弱，致肾与膀胱气化功能失司所致。由于药物性风毒蕴结皮肤，则见皮疹，瘙痒；药物性风毒蕴结皮肤，正邪交争，故发热；药毒伤肾，热伤阴津，故小便黄赤；毒热上扰，则口干，心烦；药毒伤及气阴，肢节失养，故肢体乏力，肢节酸痛；腰为肾之府，药毒之邪阻遏肾络，故腰部酸痛，肾区叩击痛；药毒之邪伤及肾络，肾失封藏，故尿常规检查有红细胞尿、白细胞尿或少量蛋白尿；舌质红，苔黄，脉细数均为药毒蕴结，气阴虚弱之象。治疗宜消风脱敏，清热解毒，补益气阴。方用蝉蜕质轻宣散，善于透疹止痒，用以消风脱敏，透疹止痒为君药。中药药理研究：蝉蜕有抗炎、抗过敏、免疫抑制、解热、镇静、抗惊厥等作用。用防风、徐长卿、地肤子为臣药，协助君药消风脱敏，止痒。其中防风为“风药中之润剂”，善于祛风胜湿；徐长卿有较强的祛风止痒作用；地肤子善于利湿清热止痒。中药药理研究：防风有抗过敏、解热、抗菌、抗病毒、镇痛、镇静、抗炎、增强机体免疫功能等作用；徐长卿有镇痛、镇静、抗炎、抗变态反应、抑制血小板聚集、抗血栓形成等作用；地肤子有抑菌、抗过敏等作用。用板蓝根、鱼腥草清热解毒；黄芪、太子参、生地黄、玄参补益气阴，共为佐药。中药药理研究：板蓝根有抗病原体、抗炎、解热、抗血小板聚集、增强机体免疫功能等作用；鱼腥草有抗菌、抗炎、提高机体免疫力、利尿、镇痛、止血等作用；黄芪有降血压、抗疲劳、增强和调节机体免疫功能、提高机体抗病能力、利尿、消除实验性肾炎蛋白尿、减少血栓形成、降血脂等作用；太子参有增强机体免疫功能、抗缺氧、抗衰老等作用；生地黄有降血压、镇静、抗炎、利尿、对抗连续服用地塞米松后血浆皮质酮浓度下降，并能防止肾上腺皮质萎缩等作用；玄参有降血压、增加冠脉流量、镇静、解热、抗炎、抑菌等作用。用甘草清热解毒，调和药性为使药。甘草的中药药理研究参见“慢肾燥清汤”。诸药配伍，共奏清热解毒，补益气阴之功效。

慢间补肾双通解毒汤

组成:菟丝子 15 g　益智仁 15 g　沙苑子 20 g　当归 10 g　丹参 15 g　络石藤 20 g　忍冬藤 30 g　炒大黄 10 g　土茯苓 30 g　板蓝根 30 g　炙甘草 6 g

用法:同"慢肾燥清汤"。

功效:补肾固摄,通络通腑,化瘀解毒。

主治:慢性间质性肾炎。证系肾虚络阻,热毒内蕴。临床表现为口干多饮,尿频尿多,肢体乏力,畏寒肢冷,腰部酸痛,肾区叩击痛,脚跟疼痛,尿常规检查有红细胞尿、白细胞尿或少量蛋白尿,尿相对密度、尿渗透压下降,舌质淡暗,苔薄白或薄黄,舌底络脉瘀暗,脉沉弱。

方解:"慢间补肾双通解毒汤"是通过补肾固摄,通络通腑,化瘀解毒作用,治疗慢性间质性肾炎的方剂。依据慢性间质性肾炎的发病、临床表现及发展预后,本病可归属于中医"虚劳""淋证""腰痛""尿血"等病范畴。本方证是肾虚不固,络脉瘀阻,热毒内蕴。由于肾虚不固,失其正常气化、统摄之职,则尿频尿多;由于尿频尿多,津不上承,饮水自救,故口干多饮;肾阳虚弱,失其温煦之职,则肢体乏力,畏寒肢冷;腰为肾之府,瘀血阻络,"不通则痛",故腰部酸痛,肾区叩击痛;肾之经脉循行脚跟,肾虚络阻,脚跟失养,故脚跟疼痛;舌质淡暗,苔薄白或薄黄,舌底络脉瘀暗,脉沉弱均为肾虚不固,络脉瘀阻,热毒内蕴之象。治疗宜补肾固摄,通络通腑,化瘀解毒。方用菟丝子补肾固摄,固精缩尿,为君药。中药药理研究:菟丝子有增强机体免疫功能、促进造血功能、降血压、抑菌、延缓衰老等作用。用益智仁、沙苑子协助君药补肾固摄,固精缩尿,共为臣药。中药药理研究:益智仁有抗利尿、抑制前列腺素合成酶的活性且有抗炎、升高白细胞等作用;沙苑子有提高机体免疫功能、降血脂、改善血流变、抗炎、降血压等作用。用当归、丹参、络石藤、忍冬藤、炒大黄、土茯苓、板蓝根为佐药,以通络通

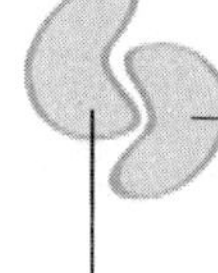

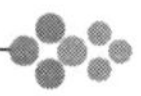

腑，化瘀解毒。其中当归、丹参活血化瘀；络石藤、忍冬藤清热通络；炒大黄泄热通腑；土茯苓、板蓝根清热解毒。中药药理研究：当归有促进骨髓造血、抗血小板聚集、抗血栓、降血脂、增强机体免疫功能、镇静、镇痛、抗炎、抗缺氧等作用；丹参有改善微循环、抗凝血、抗菌、抗炎、增强机体免疫功能、降血糖、降低胆固醇、抑制血小板凝聚、抑制血栓形成等作用；络石藤有抗痛风、抗炎、抑菌、抗氧化、促进血液循环、降血压等作用；忍冬藤有抗菌、消炎、解痉、增强毛细血管通透性、降低胆固醇等作用；大黄有增加肠蠕动、抑制肠内水分吸收、促进排便、改善肾功能、降血脂、降血压、抗病原体、抗炎、调节免疫功能等作用；土茯苓有抑菌、细胞免疫抑制、解毒、抗血栓、镇痛等作用；板蓝根有抗病原体、抗炎、解热、调节免疫功能、抗血小板聚集、抗氧化等作用。用炙甘草益气补中，调和诸药为使药。甘草的中药药理研究参见“慢肾燥清汤”。诸药配伍，共奏补肾固摄，通络通腑，化瘀解毒之功效。

十八、泌尿系结石

【概要】泌尿系结石又称尿石症,是指在泌尿系统中(包括肾、输尿管、膀胱、尿道)有晶体物质和有机物质异常积聚。泌尿系结石的形成多在肾盏和肾盂部位,可脱落到输尿管和膀胱。原发于膀胱的结石不多见。临床上一般将泌尿系结石分为含钙结石和不含钙结石两类:含钙结石为多,主要为草酸钙和磷酸钙。不含钙结石较少,主要有尿酸结石、磷酸镁铵结石和胱氨酸结石等。其临床表现因结石所在部位不同而异。肾结石以腰痛和血尿为主要症状,肾绞痛时往往伴有恶心呕吐、面色苍白、大汗淋漓,血尿可为肉眼血尿或镜下血尿。输尿管结石症状类似肾结石,腰痛多为一侧,向下腹部或会阴部放射,血尿更明显,更易造成梗阻,引起同侧肾积水和感染,甚至造成急性肾衰竭。膀胱结石可见排尿困难,或排尿突然中断,血尿,以及排尿疼痛,且极易引起膀胱炎,出现尿频、尿痛、脓尿和血尿。尿道结石则有尿线变细,或排尿突然中断,部分患者可出现尿潴留。本病好发于青壮年,男性多于女性,近些年发病率有升高趋势。

【诊断要点】泌尿系结石的诊断:根据病史、症状与体征、必要的X线片、超声波、CT等检查,诊断一般不难。①症状:发生急性梗阻或结石移动时,往往突然起病,患侧腰部钝痛或绞痛,难以忍受,可向下腹部或会阴部放射,多伴有恶心、呕吐等症状。②血尿:可见肉眼血尿或镜下血尿,以镜下血尿为多。③或有排砂石史。④X线、超声波或CT提示有结石。

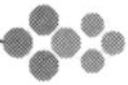

【辨治要点】泌尿系结石的治疗宜根据结石的病位、大小、对机体功能的影响程度做出选择。一般而言,结石小于1 cm,形态光滑,无尿路梗阻及感染者,可采用中药化石、排石治疗。结石较大,有梗阻和感染者,可选择体外震波碎石,肾镜、输尿管镜取石,手术取石等方法治疗。由于泌尿系结石是因砂石结于肾、输尿管、膀胱、尿道而成,砂石不除,尿石病不愈,所以无论何种原因所致的尿石病,治疗均宜排石化石,以消除结石。急则治其标,采用排石通淋以治标为主之法;缓则标本同治,采用清利湿热,排石通淋;或清热泻火,排石通淋;或化瘀散结,排石通淋;或健脾补肾,排石通淋等方法。

【验案选编】

热结砂石案

扬某某,男,32岁。2011年11月18日初诊。

主诉:小便黄赤、灼热疼痛1周。

患者1周前曾去新加坡旅游。当地天气炎热,出汗较多、饮水却少,回国当天即出现小便黄赤,灼热疼痛,右侧腰部疼痛,到当地医院检查,彩超发现肾结石,经休息、大量饮水,仍不见缓解,故来就诊。来诊时,小便黄赤,小便灼热疼痛,腰部酸痛,口干口苦,烦躁易怒,大便秘结,舌质红,苔黄少津,脉数。尿常规检查:潜血+++,红细胞173/μL。彩超检查:右肾盂多发结石(最大的约6 mm×5 mm)。西医诊断:右肾结石。中医诊断:淋证。中医辨证:石淋。中医病机:热蕴下焦,煎熬尿液,杂质沉积,生成砂石。治法:排石通淋,清热泻火。方用自拟化石排石散、排石清泻汤加减。

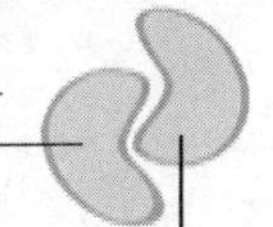

处方1:鸡内金300 g　琥珀100 g　滑石100 g　芒硝100 g　甘草100 g

用法:共研细末,每服5g,开水冲服,每日3次。

处方2:金钱草30 g　海金沙30 g　鸡内金20 g　黄柏10 g
焦栀子10 g　炒大黄10 g　生地黄15 g　玄参15 g
天冬10 g　肉桂6 g　滑石20 g　瞿麦20 g
车前草20 g　甘草6 g

用法:同慢性肾小球肾炎阴虚湿热毒瘀案初诊处方用法。

2011年11月25日复诊:服上方2天,小便转清,第4天过滤尿夜时,发现排出结石1个,约4 mm×4 mm。尿常规检查未见异常。效不更方,继以排石通淋,清热泻火治之,仍用自拟化石排石散、排石清泻汤加减。

处方:金钱草30 g　海金沙30 g　鸡内金20 g　焦栀子10 g
炒大黄10 g　生地黄15 g　玄参15 g　天冬10 g
肉桂6 g　滑石20 g　瞿麦20 g　车前草20 g
冬葵子30 g　核桃仁15 g　甘草6 g

用法:同慢性肾小球肾炎阴虚湿热毒瘀案初诊处方用法。

2011年12月9日复诊:上方随证加减服用2周,腰痛等症消退。服药第10天、第12天过滤尿液时均有结石排出,最大的约5 mm×4 mm。尿常规检查未见异常。复查彩超未见异常。

按语:泌尿系结石属中医“淋证”“腰痛”等范畴。中医认为本病与体质、情志、饮食等因素有关。体质方面,湿热体质、火热内盛体质、阴虚火旺体质等都会因邪热煎熬津液,杂质沉积,生成砂石;情志方面,多因长期情志抑郁、恼怒,气郁化火,煎熬津液,杂质沉积,生成砂石;饮食方面,多因饮食不节,恣食肥甘酒类,湿热内生,蕴结下焦,尿液受其煎熬,杂质沉积,生成砂石。临床上泌尿系结石因于湿热者多,因于火热者亦多。火热者多因气郁化火;或用情失度,相火妄动;或素体阴虚火旺,致火热内盛,热蕴下

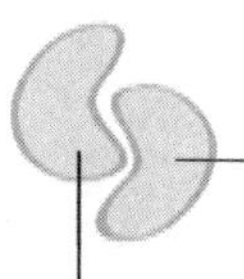

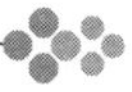

焦,尿液受其煎熬,日久尿中杂质结为砂石,留滞于肾、输尿管、膀胱、尿道,形成泌尿系结石。本案患者因去热带旅游,出汗多,饮水少,感受毒热,灼伤津液,尿液受其煎熬,杂质沉积,生成砂石。归属于中医“淋证”“腰痛”范畴,证系石淋。治疗采用排石通淋,清热泻火法。方用自拟尿石化石排石散和尿石排石清泻汤加减。服药治疗的第 4 天、第 10 天、第 12 天分别排出砂石,复查彩超未见异常。

湿热砂石案 1

王某某,男,33 岁。2009 年 7 月 14 日初诊。

主诉:左侧腰部疼痛 1 月余。

患者 1 个月前不明原因出现左侧腰部绞痛,到河南省某医院就诊,彩超检查诊断为左肾结石,给予氢氯噻嗪等药治疗,结石未排出。来诊时,左侧腰部酸痛,尿频,小便不利,排尿热感,尿色黄赤,舌质红,苔黄腻,脉滑数。查彩超:左肾盂多发结石(最大 6 mm × 7 mm),尿常规检查未见异常。西医诊断:左肾结石。中医诊断:①腰痛;②淋证。中医辨证:石淋。中医病机:湿热内生,蕴结下焦,煎熬尿液,生成砂石。治法:排石通淋,清利湿热。方用自拟化石排石散、排石清利汤加减。

处方 1:鸡内金 300 g　琥珀 100 g　滑石 100 g　芒硝 100 g
甘草 100 g

用法:共研细粉,每服 5g,开水冲服,每日 3 次。

处方 2:金钱草 30 g　海金沙 30 g　鸡内金 20 g　石韦 20 g
瞿麦 20 g　萹蓄 20 g　车前子 30 g(包煎)　滑石 20 g
炒白芍 30 g　白茅根 30 g　威灵仙 20 g　甘草 6 g

用法:同慢性肾小球肾炎阴虚湿热毒瘀案初诊处方用法。

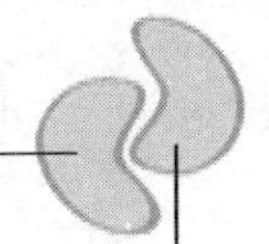

2009 年 7 月 21 日复诊：上方服用第 5 天，左侧腰部绞痛，向下腹部、会阴部放射约 3 分钟，痛后出现肉眼血尿，过滤尿液时，发现排出结石 1 枚，约 6 mm×7 mm。尿常规检查：红细胞 + +，白细胞 +。查彩超：①左肾结石；②左肾积水；③左输尿管上段扩张。仍以排石通淋，清利湿热法治之。方用自拟化石排石散、排石清利汤加减。

处方：金钱草 30 g　海金沙 30 g　鸡内金 20 g　石韦 20 g
瞿麦 20 g　萹蓄 20 g　车前子 30 g(包煎)　滑石 20 g
炒白芍 30 g　白茅根 30 g　泽泻 10 g　猪苓 10 g
核桃仁 15 g　甘草 6 g

用法：凉水浸泡 1 小时（车前子包煎），连续煎煮 2 次，第一煎大火煮沸后小火煎 30 分钟，第二煎大火煮沸后小火煎 25 分钟，合并 2 次滤液 300～400 毫升，分 2 次温服（早晚饭后 1～2 小时服用），每日 1 剂。

2009 年 9 月 22 日复诊：上方随证加减服用 2 个月，腰痛、排尿热感等症消退。服药至第 53 天过滤尿液时发现有结石排出。尿常规检查未见异常。泌尿系彩超检查未发现异常；肾积水消退。

按语：据报道，我国泌尿系结石的发病率，南方多于北方，男性多于女性，青壮年多于儿童、老年，高温作业者多于常温作业者。从地域气候、性别、年龄、工作环境等来看，南方多热、男性多阳热偏盛、青壮年阳气偏盛、高温作业者多阳盛阴虚等体质差异。显示泌尿系结石发病率高的人群多是湿热体质和热盛体质人群，提示泌尿系结石与湿热体质和热盛体质呈正相关。本病例归属于中医“腰痛”“淋证”病范畴，证系石淋。因饮食不节，恣食肥甘酒类，湿热内生，蕴结下焦，尿液受其煎熬，杂质沉积，生成砂石所致。治疗采用排石通淋，清利湿热法。方用自拟尿石化石排石散和尿石排石清利汤加减。服药至第 5 天，突然左侧腰部绞痛，向下腹部、会阴部放射，持续约 3 分钟，痛后出现明显肉眼血尿，过滤尿液，发现结石 1 枚，约

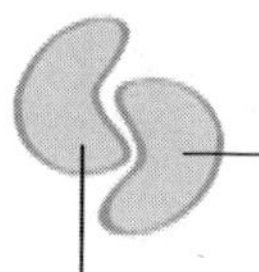

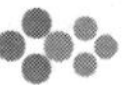

6 mm×7 mm。服药至第 53 天又发现结石排出,尿常规检查未见异常。泌尿系彩超未见异常。

湿热砂石案 2

章某某,女,43 岁。2012 年 2 月 17 日初诊。

主诉:阵发性腰痛 2 个月,小便涩滞不畅 1 周。

患者 2 个月前左侧腰部绞痛。到当地医院就诊,泌尿系彩超发现左输尿管上段结石及肾盂积水。曾先后两次住院,给予抗生素、甘露醇、呋塞米等药治疗,腰痛缓解,但结石和肾盂积水无变化。来诊时,形体偏胖,面色淡白,左侧腰部酸痛,畏寒肢冷,食欲不振,脘腹胀闷,肢体乏力,大便稀溏,小便涩滞不畅,尿色黄有热感,舌淡红体胖边有齿痕,苔白,脉沉细。尿常规检查:潜血 + +,红细胞 +。泌尿系彩超:①左输尿管上段结石(6 mm);②肾盂积水(肾窦液性暗区前后径 56 mm)。西医诊断:输尿管结石并肾盂积水。中医诊断:①淋证;②腰痛。中医辨证:石淋。中医病机:湿热蕴结,肾阳虚,气化失司,水道不利。治法:排石通淋,清化湿热,健脾补肾。方用自拟化石排石散、排石健补汤加减。

处方 1:鸡内金 300 g　琥珀 100 g　滑石 100 g　芒硝 100 g
　　甘草 100 g

用法:共研细粉,每服 5g,开水冲服,每日 3 次。

处方 2:金钱草 30 g　海金沙 30 g　鸡内金 20 g　党参 15 g
　　生薏苡仁 30 g　云茯苓 20 g　补骨脂 15 g　肉桂 10 g
　　核桃仁 30 g　怀牛膝 15 g　冬葵子 20 g　炙甘草 6 g

用法:同慢性肾小球肾炎阴虚湿热毒瘀案初诊处方用法。

2012 年 3 月 9 日复诊:上方随证加减服用 3 周,于服药第 12 天过滤尿

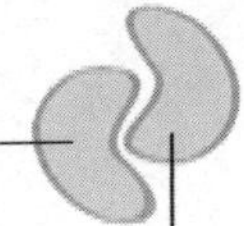

液时发现结石1个，直径约6 mm大小，排出后顿觉身体轻爽，体力好转，食欲恢复。泌尿系彩超复查未见异常。与原彩超对比：输尿管结石排出、肾盂积水消失。尿常规检查未见异常。

按语：输尿管结石以腰痛和血尿为主要症状。腰痛多为一侧，向下腹部或会阴部放射，血尿更明显，更易造成梗阻，引起同侧肾积水和感染，甚至造成急性肾衰竭。本案输尿管结石，伴肾盂积水，证属石淋。因结石日久，湿热蕴结，脾肾虚弱，气化失司，水道不利所致。本案湿热蕴结于下焦，同时脾肾阳气虚弱，形成虚实夹杂，寒热错杂的证候。治疗采用排石通淋，清化湿热，健脾补肾法，以扶正祛邪而不助邪，祛邪而不伤正，清热而不伤阳，温阳而不助热。经3周辨证调治，输尿管结石排出、肾盂积水消失。尿常规检查未见异常。梗阻等症状消失。

湿热砂石案3

常某某，男，60岁。2013年11月15日初诊。

主诉：右侧腰部酸痛2月余。

患者3年前因脚趾疼痛，到河南省某医院诊治，诊断为痛风，用别嘌呤醇等药物治疗，病情好转。2个月前因劳累，出现左侧腰部绞痛，查彩超：右肾盂结石。经用排石冲剂等药治疗，结石未排出。来诊时，左侧腰部酸痛，胃痞纳差，脚跟疼痛，肢体乏力，大便稀溏，小便涩滞不畅，尿色黄赤，舌淡红、体胖，苔黄腻，脉细。查泌尿系彩超：右肾盂多发结石（最大6 mm×5 mm）。尿常规检查：潜血++，红细胞+。血生化检查：尿素氮9.7 mmol/L，血肌酐134 μmol/L，尿酸615 μmol/L，总胆固醇6.15 mmol/L，三酰甘油1.93 mmol/L，低密度脂蛋白3.67 mmol/L。西医诊断：高尿酸血症并发泌尿系结石。中医诊断：淋证。中医辨证：石淋。中医病机：脾肾虚弱，下焦湿热，尿液受其煎熬，杂质沉积，生成砂石。治法：排石通淋，清化湿热，健脾补肾。方用自拟化石排石散、排石健补汤加减。

处方1：鸡内金300 g　琥珀100 g　滑石100 g　芒硝100 g　甘草100 g

用法：共研细粉，每服5 g，开水冲服，每日3次。

处方2：金钱草30 g　海金沙30 g　鸡内金20 g　党参15 g　生薏苡仁30 g　云茯苓20 g　补骨脂15 g　肉桂10 g　核桃仁30 g　黄柏10 g　知母10 g　车前子30 g(包煎)　砂仁10 g(后下)　炙甘草6 g

用法：凉水浸泡1小时(车前子纱布包)，连续煎煮2次，第一煎大火煮沸后小火煎30分钟，煎至25分钟加后下药，第二煎大火煮沸后小火煎25分钟，合并2次滤液300～400毫升，分2次温服(早晚饭后1～2小时服用)，每日1剂。

医嘱：忌海鲜、动物内脏，以及菠菜、油菜、海带、巧克力、芝麻酱等食品。

2013年12月13日复诊：上方随证加减服用4周，小便清利，体力、饮食恢复。复查泌尿系彩超未找到结石。尿常规检查未见异常。血生化检查：尿素氮8.1 mmol/L，血肌酐126 μmol/L，尿酸563 μmol/L。

按语：肾与膀胱结石的典型表现为肾绞痛与血尿，而在结石引起肾绞痛发作前，患者无任何症状，往往因某种诱因，如剧烈运动、劳累、长途跋涉等，突然出现一侧腰部绞痛，并向会阴部放射，常伴恶心、呕吐，以及程度不同的血尿。本案就是因过劳诱发肾绞痛，发现了肾结石。其肾结石是因高尿酸血症所致。因尿酸盐结晶沉积于肾盂，形成肾盂结石，造成高尿酸血症并发泌尿系结石的疾病。中医辨证为石淋。因于素体下焦湿热，脾肾虚弱，尿液受其煎熬，杂质沉积，生成砂石所致。治疗采用排石通淋，清化湿热，健脾补肾之法。经过4周的辨证加减调治，患者小便清利，体力、饮食恢复；复查泌尿系彩超：右肾盂结石消失；尿常规检查未见异常。但于服药4周时间里过滤尿液未见结石排出，这可能与中药化石有关。

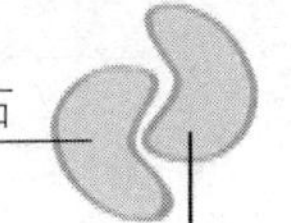

【验方集锦】

化石排石散

组成：鸡内金 300 g　琥珀 100 g　滑石 100 g　芒硝 100 g　甘草 100 g

用法：共研细末，每服 5 g，开水冲服，每日 3 次。

功效：化石排石，利尿通淋。

主治：泌尿系结石。证属石淋。临床表现为腰腹疼痛，少腹胀满，小便涩滞不畅，灼热刺痛，尿色黄赤，尿中带血，大便秘结，B 超、X 线片显示泌尿系结石，舌质红，苔黄腻，脉滑数。

方解：“化石排石散”是通过化石排石，利尿通淋作用，治疗泌尿系结石的散剂。泌尿系结石可归属于中医“石淋”“血淋”“腰痛”等范畴。本方证属石淋。由于湿热蕴结，煎熬尿液，尿中杂质沉积，日久结为砂石；砂石已成，梗阻于肾、输尿管、膀胱，以及尿道。腰为肾之府，砂石梗阻，不通则痛，故腰部疼痛；肾之经从小腹浅出于前（中极穴），沿腹中线旁开 0.5 寸上行，砂石梗阻于肾，经脉不通，则见腹痛、少腹胀满；湿热下注，热灼膀胱，气化不利，故小便涩滞不畅，灼热刺痛，尿色黄赤；热伤膀胱血络，则尿中带血；湿热蕴结，波及大肠，则大便秘结；舌质红，苔黄腻，脉滑数均为湿热蕴结之象。治疗宜化石排石，利尿通淋。方用鸡内金化石排石，生用通淋化石作用更强，为君药。中药药理研究：鸡内金有增强膀胱括约肌收缩的作用。用琥珀、滑石、芒硝为臣佐药，三药协助君药化石排石、通淋。其中琥珀通淋排石、活血散瘀，擅治肾结石伴血尿者；滑石性寒而滑，寒能清热，滑可利窍，主归膀胱经，善于利尿通淋；芒硝软坚散结，配鸡内金能增强化石作用。中药药理研究：琥珀有镇静催眠、对中性粒细胞有抑制作用；滑石有抗菌、阻止毒物在胃肠道吸收等作用；芒硝有泻下、抗菌、抗炎、利尿等作

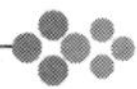

用。用甘草清热解毒,泻火而直达茎中而止痛,调和诸药,为使药。甘草的中药药理研究参见"慢肾燥清汤"。诸药合用,共奏化石排石,利尿通淋之功效。

排石清利汤

组成:金钱草 30 g　海金沙 30 g　鸡内金 20 g　石韦 20 g　车前子 30 g(包煎)　滑石 20 g　瞿麦 20 g　萹蓄 20 g　炒白芍 30 g　甘草 6 g

用法:凉水浸泡 1 小时(车前子纱布包煎),连续煎煮 2 次,第一煎大火煮沸后小火煎 30 分钟,第二煎大火煮沸后小火煎 25 分钟,合并 2 次滤液 300 ~ 400 毫升,分 2 次温服(早晚饭后 1 ~ 2 小时服用),每日 1 剂。

功效:排石通淋,清利湿热。

主治:泌尿系结石。证系下焦湿热,砂石留滞。临床表现为腰酸腰痛,小便频数,小便涩滞不畅,或小便热痛,或小便排出砂石,或排尿突然中断,尿色黄赤,尿中带血,大便秘结,泌尿系彩超、X 线片显示泌尿系结石,舌质红,苔黄腻,脉滑数。

方解:"排石清利汤"是通过排石通淋,清利湿热作用,治疗泌尿系结石的方剂。本方证为下焦湿热,砂石留滞。由于下焦湿热,尿液受其煎熬,日久尿中杂质沉积,结为砂石,留滞于肾、输尿管、膀胱、尿道,不通则痛,则腰酸腰痛;湿热蕴结于下焦,膀胱气化失司,故小便频数,小便涩滞不畅,或小便灼热刺痛;砂石在肾盏和肾盂内形成后,小的砂石会随着尿液下行随尿排出,则见小便中有砂石;若砂石堵于尿道,则见排尿突然中断,腰腹绞痛;湿热煎熬尿液,则尿色黄赤;热伤血络,则尿中带血;湿热蕴结,波及大肠,则大便秘结;舌质红,苔黄腻,脉滑数均为湿热蕴结之象。治疗宜排石通淋,清利湿热。方用金钱草、海金沙、鸡内金三药为治石淋之要药,以排石通淋,清利湿热,为君药。中药药理研究:金钱草有利尿、抗病原体、抗炎、抑制尿结石等作用;海金沙有利尿、抑菌等作用;鸡内金有增强膀胱括

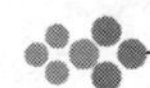

约肌收缩，与金钱草、海金沙配伍可以增强化石、排石的作用。用石韦、车前子、滑石为臣药，协助君药排石通淋，清利湿热。其中石韦利尿通淋。《本草纲目》"治石淋、茎痛"；车前子利水通淋。《神农本草经》"主气癃，止痛，利水道小便"；滑石性寒而滑，寒能清热，滑可利窍，主归膀胱经，善于利尿通淋，清泻膀胱之热结而通利水道。《药性论》："能疗五淋，……偏主石淋。"中药药理研究：石韦对金黄色葡萄球菌、变形杆菌、大肠杆菌等有不同程度的抑制作用，并有抗病毒等作用；车前子有利尿、抗病原体、抗炎、预防肾结石形成等作用；滑石有抗菌、阻止毒物在胃肠道吸收等作用。用瞿麦、萹蓄、炒白芍为佐药，以利尿通淋，养血敛阴。其中瞿麦、萹蓄利尿通淋；炒白芍养血敛阴，与甘草配伍方名为"芍药甘草汤"，以缓急止痛。中药药理研究：瞿麦有利尿、降血压、抑菌等作用；萹蓄有利尿、抗病原体、止血等作用；白芍有解痉、镇痛、镇静、降血压、抗炎、抗血栓、调节免疫功能等作用。用甘草清热解毒，泻火而直达茎中，调和药性为使药。甘草的中药药理研究参见"慢肾燥清汤"。诸药配伍，共奏排石通淋，清利湿热之功效。

排石清泻汤

组成：金钱草 30 g　海金沙 30 g　鸡内金 20 g　黄柏 10 g　焦栀子 10 g　炒大黄 10 g　生地黄 15 g　玄参 15 g　天冬 10 g　肉桂 6 g　甘草 6 g

用法：同"慢肾燥清汤"。

功效：排石通淋，清热泻火。

主治：泌尿系结石。证系下焦热盛，结为砂石。临床表现为腰酸腰痛，小便黄赤，小便灼热刺痛，尿血鲜红，或小便排出砂石，口干口苦，烦躁易怒，大便秘结，泌尿系彩超、X 线片显示泌尿系结石，舌质红，苔黄少津，脉数。

方解："尿石排石清泻汤"是通过排石通淋、清热泻火作用，治疗泌尿

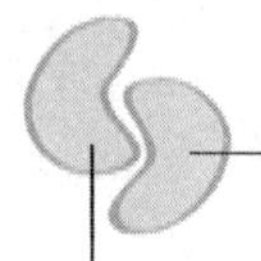

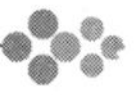

系结石的方剂。泌尿系结石因于湿热者多,因于火热者亦多。火热者多因气郁化火;或用情失度,相火妄动;或素体阴虚火旺等,致火热内盛,热蕴下焦,尿液受其煎熬,日久尿中杂质沉积,结为砂石,留滞于肾、输尿管、膀胱、尿道,形成泌尿系结石。腰为肾之府,不通则痛,则腰酸腰痛;热蕴下焦,热蒸尿液,则小便黄赤;热伤尿路,膀胱气化失司,则小便灼热刺痛。热伤血络,则尿血鲜红;已形成的小的砂石随着尿液下行排出,则见小便中排出砂石;热邪扰及肝胆,则口干口苦,烦躁易怒;热盛津伤,则大便秘结;舌质红,苔黄少津,脉数均为火热蕴结之象。治疗宜排石通淋,清热泻火。方用金钱草、海金沙、鸡内金三药为治石淋之要药,以排石通淋,清利湿热,为君药。中药药理研究:金钱草有利尿、抗病原体、抗炎、抑制尿结石等作用;海金沙有利尿、抑菌等作用;鸡内金有增强膀胱括约肌收缩,与金钱草、海金沙配伍可以增强化石、排石的作用。用黄柏、焦栀子、炒大黄为臣药,以清热泻火,祛下焦热结。其中黄柏苦寒沉降,清热燥湿,泻火解毒,善清下焦湿热;焦栀子清利湿热,清热解毒,清泻三焦之火;炒大黄苦寒沉降,泻下存阴,清热泻火,活血祛瘀,清泄湿热。中药药理研究:黄柏有抗病原体、抗毒素、抗炎、解热、降血压、降血糖等作用;栀子有抗病原体、抗炎、镇静催眠、镇痛、降血压等作用;大黄有泻下、利尿、改善肾功能、降血脂、降血压、抗病原体、抗炎、调节免疫功能等作用。用生地黄、玄参、天冬、肉桂为佐药,以养阴生津,引火归元。其中生地黄、玄参、天冬养阴生津,清热凉血;肉桂引火归元。中药药理研究:生地黄有降血压、镇静、抗炎、利尿、对抗连续服用地塞米松后血浆皮质酮浓度下降,并能防止肾上腺皮质萎缩等作用;玄参有降血压、镇静、抗惊厥、解热、抗炎、抑菌等作用;天冬有增强机体免疫功能、抗炎等作用;肉桂有保护肾上腺皮质功能、促进血液循环、抗炎、镇痛、抗菌、解热等作用。用甘草清热解毒,泻火而直达茎中,调和药性为使药。甘草的中药药理研究参见“慢肾燥清汤”。诸药配伍,共奏排石通淋,清热泻火之功效。

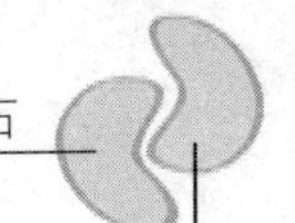

排石健补汤

组成：金钱草 30 g　海金沙 30 g　鸡内金 20 g　补骨脂 15 g　肉桂 10 g　核桃仁 30 g　党参 15 g　生薏苡仁 30 g　云茯苓 20 g　炙甘草 6 g

用法：同“慢肾燥清汤”。

功效：排石通淋，健脾补肾。

主治：泌尿系结石。证系结石日久，脾肾虚弱。临床表现为结石日久，腰部酸痛，倦怠乏力，畏寒肢冷，食欲不振，脘腹胀闷，大便稀溏，排尿无力，小便淋沥，泌尿系彩超、X 线片显示泌尿系结石，舌质淡、体胖、边有齿痕，苔白，脉沉细。

方解：“排石健补汤”是通过排石通淋，健脾补肾作用，治疗泌尿系结石的方剂。本方证的形成是罹患结石日久不愈，正气耗伤，脾肾虚弱所致。腰为肾之府，肾系结石，阻塞肾络，不通则痛，则腰酸腰痛；脾肾阳气虚弱，推动、温煦功能减弱，故见倦怠乏力、畏寒肢冷；脾虚则运化无权，升清失常，故见食欲不振、脘腹胀闷、大便稀溏；肾虚则固摄无权，气化失司，故见排尿无力、小便淋沥；舌质淡、体胖、边有齿痕苔白，脉沉细均为脾肾两虚之象。故治疗宜排石通淋，健脾补肾。方用金钱草、海金沙、鸡内金三药为治石淋之要药，以排石通淋，为君药。中药药理研究：金钱草有利尿、抗病原体、抗炎、抑制尿结石等作用；海金沙有利尿、抑菌等作用；鸡内金有增强膀胱括约肌收缩，与金钱草、海金沙配伍可以增强化石、排石的作用。用补骨脂、肉桂、核桃仁为臣药，以补肾助阳，散寒排石。其中补骨脂温肾助阳，补肾温脾；肉桂补火助阳，引火归元，温通经脉；胡桃仁补肾填精，润燥排石。中药药理研究：补骨脂有增强机体免疫功能和内分泌功能、促进骨髓造血、升高白细胞、缩短凝血时间、抗衰老、抑菌等作用；肉桂有保护肾上腺皮质功能、促进血液循环、抗炎、镇痛、抗菌、解热等作用；核桃仁有提高血清蛋白、抗氧化、抗衰老及排石的作用。用党参、生薏苡仁、云茯苓为佐药，以补

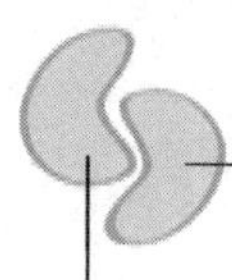

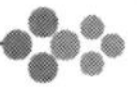

气健脾，利水渗湿。其中党参既能补气，又能补血；生薏苡仁利水渗湿，健脾除痹，清热排脓；云茯苓利水渗湿，健脾宁心。中药药理研究：党参有增强机体免疫功能、增强造血功能、调节血压、降血脂、抑制血小板聚集、镇静催眠等作用；薏苡仁有抗病毒、抗炎、免疫调节、降血糖、降血压、降血脂等作用；茯苓有利尿、镇静、增强机体免疫功能、降血糖、抗衰老等作用。用炙甘草益气补中，调和诸药为使药。甘草的中药药理研究参见“慢肾燥清汤”。诸药配伍，共奏排石通淋，健脾补肾之功效。

十九、囊肿性肾脏病

【概要】囊肿性肾脏病是指在肾脏出现单个或多个内含液体的良性囊肿的一组疾病。传统可分为单纯性肾囊肿、多囊肾、肾髓质囊肿性疾病、多囊性肾发育不良、获得性肾囊肿病,以及其他各种肾囊肿。单纯性肾囊肿(SRC)是临床上最常见的一种囊肿性肾脏病,主要见于成人,后天形成,多无临床症状,偶有血尿和局部疼痛,也可出现肾盏梗阻和继发感染;多囊肾(PKD)系肾脏皮质和髓质出现无数囊肿的一种遗传性肾脏疾病。按遗传方式分为两型:常染色体显性多囊肾病和常染色体隐性多囊肾病。常染色体显性多囊肾病是最常见的遗传性肾脏病,一般到成年才出现症状,故又称成人型多囊肾病,主要表现为双侧肾脏出现大小不等的囊肿,囊肿进行性增大,最终破坏肾脏结构和功能,导致肾衰竭。常染色体隐性多囊肾病,发病率低,起病早,一般在婴儿即表现明显,故又称婴儿型或儿童型多囊肾病。肾髓质囊肿性疾病有二:髓质海绵肾和髓质囊肿病。髓质海绵肾由先天性发育异常引起,多在 40 ~ 50 岁发病,预后良好,很少发生肾功能不全;髓质囊肿病,多见于 4 ~ 10 岁儿童,表现为多尿、烦渴、嗜睡、面色苍白和发育障碍,在 20 岁前逐渐发展成尿毒症。多囊性肾发育不良是婴儿最常见的肾囊肿性疾病,双侧病变的婴儿不能存活,存活者多为单侧病变,发育不良的一侧肾脏布满囊肿,无泌尿功能,健侧肾脏可无囊肿。获得性肾囊肿病发生在终末期慢性肾衰竭,长期血液透析或腹膜透析患者尤

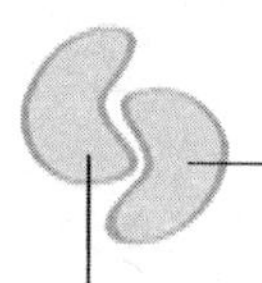

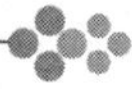

易发生,无家族史,一般情况下,患者无临床症状,但囊肿恶变率较高。

【诊断要点】单纯性肾囊肿的诊断主要依靠彩超和/或 CT。必要时还可在 B 超引导下穿刺囊肿,吸取囊液进行化验,以及做肾动脉造影协助诊断和鉴别诊断。

多囊肾的诊断主要根据家族遗传史、临床表现(腰腹部不适疼痛、腹部痞块、镜下或肉眼血尿、蛋白尿和白细胞尿、高血压症群、肾功能损害等)、影像学检查及分子遗传学诊断。

肾髓质囊肿性疾病的诊断:①髓质海绵肾多在中年以后因结石或尿路感染并发症被发现;X 线片或静脉肾盂造影可见髓质乳头区钙化或充盈的囊肿。②髓质囊肿病多见于少年,表现为多尿、烦渴、嗜睡、面色苍白和发育障碍,在 20 岁前逐渐发展成尿毒症;B 超和 CT 检查对诊断有帮助,但确诊有时需开放性肾活检。

多囊性肾发育不良的诊断:新生儿腹部包块,常伴输尿管梗阻,影像学检查等有助于诊断。

获得性肾囊肿病的诊断:慢性尿毒症长期透析的患者,B 超和 CT 检查有囊肿发生。

【辨治要点】《素问·阴阳应象大论》曰:"阳化气,阴成形。"囊肿性肾脏病的形成主要由于禀赋不足,先天畸形,或阳气虚弱,痰湿瘀血等阴邪结聚,积聚于肾所致。本病发病之始即是本虚标实、虚实夹杂。本虚以阳、气亏虚为多见;标实以痰湿、瘀血结聚,或痰瘀互结为多。治疗宜扶正祛邪,攻补兼施。扶正宜注重温补阳气,补益先天,亦可采取补后天以养先天之法;祛邪选用化痰利湿、化瘀通络、消积散结之法。

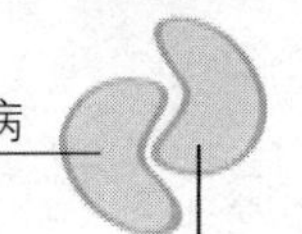

【验案选编】

阳气虚痰湿囊肿案

魏某某,男,56岁。2011年9月9日初诊。

主诉:发现腹部肿块1个月。

患者1个月前平卧时偶然摸到腹部肿块,到河南省某医院就诊,彩超检查:左肾囊肿伴少量积水。经应用抗生素等药物保守治疗10天,复查彩超提示:左肾囊肿、肾积水无明显变化。拟手术治疗,患者不同意手术,出院转投中医。来诊时,左腹部肿块,扪之如鸡蛋大小,固定不移,按之疼痛,腰部酸痛,手足欠温,形体偏胖,身重困倦,小便不利,大便溏泄,下肢轻度指陷性水肿,舌质淡胖边有齿痕,苔白腻,脉细弱。彩超检查:①左肾囊肿(4.9 cm×4.5 cm)。②左肾积水(肾窦液性分离32 mm)。尿常规检查:红细胞+。CT检查:①左肾囊肿;②左肾积水。西医诊断:①单纯性左肾囊肿;②左肾积水。中医诊断:①肾积;②腰痛。中医辨证:阳气虚弱,痰湿结聚。中医病机:脾肾阳虚,痰湿内生,痰湿结聚,阴邪凝聚,结于肾脏,形成囊肿。治法:温补阳气,化痰渗湿,消积散结。方用自拟囊肿温肾消结散、囊肿补气化痰化湿汤加减治疗。

处方1:鹿茸20 g　肉桂100 g　炙鳖甲100 g　炮山甲60 g
浙贝母100 g

用法:共研细末,每服5g,开水冲服,每日3次。

处方2:黄芪50 g　生晒参10 g　怀山药20 g　法半夏10 g
浙贝母10 g　生薏苡仁50 g　云茯苓20 g　生牡蛎20 g
泽泻10 g　炒白术15 g　陈皮10 g　炙甘草6 g

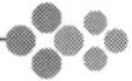

用法：同慢性肾小球肾炎阴虚湿热毒瘀案初诊处方用法。

医嘱：(1)低盐、低脂饮食。

(2)晚餐食用薏苡红豆粥。

2011年9月23日复诊：上方服用2周，手足转温，左腹肿块按之痛减，腰痛、水肿等症减轻，舌质淡、体胖、边有齿痕，苔白腻，脉细。尿常规检查：红细胞+。继以补益肾气，化痰渗湿，消积散结为法治之。

处方：黄芪50 g　生晒参10 g　炒山药20 g　法半夏10 g
浙贝母10 g　生薏苡仁50 g　茯苓20 g　生牡蛎20 g
泽泻10 g　炒白术15 g　炒苍术15 g　陈皮10 g
白花蛇舌草30 g　炙甘草6 g

用法：同慢性肾小球肾炎阴虚湿热毒瘀案初诊处方用法。

2011年10月21日复诊：上方随证加减调治4周，下肢水肿等症消退，左腹部肿块缩小，身重困倦、大便溏泄等症明显好转，舌质淡、体胖、边有齿痕，苔薄白，脉细。查彩超：①左肾囊肿(2.1 cm×1.8 cm)；②左肾积水(肾窦液性分离6 mm)。尿常规检查未见异常。

按语：单纯性肾囊肿是临床最常见的良性囊肿病。本病囊肿小者，多无临床症状，一般无须治疗；若囊肿偏大，可以扪及，压迫肾内产生相应的病变和症状，应予治疗。本案患者56岁，平卧时偶然发现腹部肿块，到医院就诊检查发现肾囊肿病。患者囊肿较大，有按之疼痛、腰部酸痛等临床表现，属中医肾积、腰痛病范畴。中医辨证为阳气虚弱，痰湿结聚。因素体脾肾阳虚，痰湿内生，痰湿结聚，阴邪凝聚，结于肾脏，形成囊肿所致。依据《临证指南医案·积聚》："著而不移，是为阴邪聚络，……大旨以辛，温入血络治之。"故治疗采用温补阳气，化痰渗湿，消积散结法治疗。经2周调治，痰湿消减，阳气恢复。继以补益肾气，化痰渗湿，消积散结为法治之。经4周调治，患者下肢水肿等症消退，囊肿明显减小，尿常规检查未见异常。

气虚瘀滞囊肿案

柴某某,男,59 岁。2013 年 2 月 19 日初诊。

主诉:右侧腰痛 2 月余,加重 1 周。

患者两个月前不明原因突然右侧腰部疼痛,到当地某市医院就诊。彩超检查:右肾囊肿;腰椎 CT 未见明显异常。诊断为肾囊肿。对症治疗未见明显效果。来诊时,右侧腰部疼痛,按之痛甚,右腹部肿块,如核桃大小,胁腹胀闷,肢体乏力,排尿无力,舌质暗边有瘀斑,苔白腻,舌底络脉瘀暗,脉细涩。彩超检查:右肾囊肿(3.4 cm×3.1 cm)。尿常规检查:红细胞 ++。CT 检查:右肾囊肿。西医诊断:单纯性右肾囊肿。中医诊断:①腰痛;②肾积。中医辨证:肾气虚弱,湿瘀互结。中医病机:肾气虚弱,湿浊内生,气虚血瘀,湿瘀互结,结于肾脏,形成囊肿。治法:温补肾气,化湿祛瘀,消积散结。方用自拟囊肿温肾消结散、囊肿补气祛瘀散结汤加减治疗。

处方 1:鹿茸 20 g　肉桂 100 g　炙鳖甲 100 g　炮山甲 60 g
　　浙贝母 100 g

用法:共研细末,每服 5 g,开水冲服,每日 3 次。

处方 2:黄芪 50 g　生晒参 10 g　怀山药 20 g　生牡蛎 20 g
　　三棱 10 g　莪术 10 g　桃仁 10 g　红花 10 g
　　荔枝核 15 g　生薏苡仁 30 g　炒白术 15 g　炒杜仲 15 g

用法:同慢性肾小球肾炎阴虚湿热毒瘀案初诊处方用法。

2013 年 3 月 19 日复诊:上方随证加减调治 4 周,腰痛症状消失,触摸右腹部肿块缩小,肢体乏力等症明显好转,舌边瘀斑消退,脉细。彩超检查:右肾囊肿(2.1 cm×1.8 cm)。尿常规检查未见异常。

按语:单纯性肾囊肿归属于中医“肾积”“腰痛”“虚劳”等病范畴。本病形成多因素体阳气虚弱、年老体弱,以致痰湿瘀血等阴邪结聚,积聚于肾,发为囊肿;或素体阳气虚弱、年老体弱,不能正常推动血液运行,气虚血瘀,络脉瘀阻,瘀浊互结,积聚于肾,发为囊肿,形成单纯性肾囊肿。本病证候表现本虚标实、虚实夹杂。治疗宜扶正祛邪,攻补兼施。本案因腰部疼痛发现肾囊肿病。中医辨证属肾气虚弱,湿瘀互结。因素体肾气虚弱,湿浊内生,气虚血瘀,湿瘀互结,结于肾脏,形成囊肿。治疗采用温补肾气,化湿祛瘀,消积散结法治疗。共加减调治 4 周,囊肿明显减小,尿常规检查未见异常。

气虚痰瘀互结囊肿案

岳某某,男,55 岁。2013 年 7 月 23 日初诊。

主诉:间断性眩晕头痛 15 年,加重 1 周。

患者 15 年前因眩晕头痛发现高血压、多囊肾。15 年中因血压过高在河南省某医院做了 3 次多囊肾手术,手术后血压下降,恢复正常。但维持时间不长,每次手术后血压最多稳定 4 年左右就又逐渐升高。近 1 周眩晕头痛又发作。来诊时,眩晕头痛,胸闷恶心,倦怠乏力,腰部酸痛,波及腹部,舌质淡,苔白腻,脉沉细。血压检查:150/110 mmHg。尿常规检查:潜血 + +,红细胞 42 个/HP。彩超检查:双侧多囊肾;右肾 172 mm × 105 mm × 92 mm(最大囊 35 mm × 34 mm);左肾 158 mm × 100 mm × 81 mm(最大囊 34 mm × 30 mm)。CT 检查:①多囊肾;②多囊肝。查肾功能:尿素氮 6.44 mmol/L,血肌酐 121 μmol/L,尿酸 384 μmol/L。西医诊断:①多囊肾;②多囊肝。中医诊断:①眩晕;②肾积。中医辨证:脾肾气虚,痰瘀互结,风痰上扰。中医病机:脾肾气虚,痰湿内生,气虚血瘀,痰瘀互结,囊肿渐大,风痰上扰。治法:燥湿化痰,散结息风,化瘀通络。方用自拟囊肿温肾消结散、半夏白术天麻汤加减治疗。

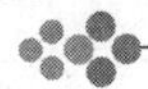

处方1:鹿茸20 g　肉桂100 g　炙鳖甲100 g　炮山甲60 g
　　浙贝母100 g

用法:共研细末,每服5g,开水冲服,每日3次。

处方2:半夏10 g　炒白术15 g　天麻10 g　茯苓20 g
　　橘红10 g　蜈蚣2条(去头足)　生薏苡仁30 g　浙贝母12 g
　　炒杜仲15 g　炙甘草6 g

用法:同慢性肾小球肾炎阴虚湿热毒瘀案初诊处方用法。

2013年9月24日复诊:上方随证加减调治2个月,眩晕、头痛症状消失,腰部酸痛好转,舌苔白腻消退,尚有倦怠乏力,脉沉细。查血压:146/94 mmHg。尿常规检查:潜血++,红细胞41个/HP。彩超检查:双侧多囊肾;右肾169 mm×100 mm×90 mm(最大囊33 mm×32 mm);左肾152 mm×98 mm×80 mm(最大囊32 mm×28 mm)。继以温补阳气,消积散结,保肾固精为法。方用自拟囊肿温肾消结散、囊肿补气散结保肾汤加减治疗。

处方1:鹿茸20 g　肉桂100 g　炙鳖甲100 g　炮山甲60 g
　　浙贝母100 g

用法:共研细末,每服5g,开水冲服,每日3次。

处方2:黄芪50 g　生晒参10 g　怀山药20 g　丹参15 g
　　浙贝母10 g　生薏苡仁30 g　菟丝子20 g　芡实30 g
　　金樱子20 g　炒杜仲15 g　川续断10 g　黄柏10 g
　　砂仁10 g(后下)　炙甘草6 g

用法:凉水浸泡1小时,连续煎煮2次,第一煎大火煮沸后小火煎30分钟,煎至25分钟加后下药,第二煎煮沸后小火煎25分钟,合并2次滤液300~400毫升,分2次温服(早晚饭后1~2小时服用),每日1剂。

2013年12月17日复诊:上方随证加减服用3个月,体力恢复,腰部酸痛

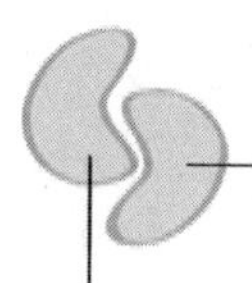

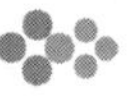

消退。血压检查:142/90 mmHg。彩超检查:双侧多囊肾;右肾 165 mm×101 mm×87 mm(最大囊 27 mm×25 mm);左肾 151 mm×96 mm×75 mm(最大囊 27 mm×26 mm)。尿常规检查未见异常。

按语:成人型多囊肾病,顾名思义常见成人发病,随时间推移囊肿不断发生、增多、增大,以致肾脏也逐渐增大,同时囊肿压迫正常肾组织引发症状和并发症,最终破坏肾脏结构和功能,导致肾衰竭。其临床表现较多,如腹部肿块;腰腹疼痛;尿常规检查异常,可见镜下血尿和少量蛋白尿等;高血压、肾浓缩功能下降、缓慢出现肾衰竭,以及并发尿路感染、尿路结石、尿路梗阻等。根据多囊肾的临床表现,本病可归属于中医"肾积""腰痛""尿血""虚劳"等范畴。中医认为本病的发生多由于禀赋不足,先天畸形,正气虚弱,加之后天劳倦,饮食失调,更伤正气,痰湿瘀浊结聚于肾,囊肿渐显,伴随生长,肾囊肿逐渐增大,形成成人型多囊肾病。本案患者 40 岁时发现患有多囊肾,15 年中做了 3 次多囊肾手术,55 岁时因眩晕、头痛来看中医,中医诊断:眩晕、肾积。中医辨证为脾肾气虚,痰瘀互结,风痰上扰。因先天禀赋不足,痰湿凝聚,结于肾脏,形成多囊,后天脾肾气虚,痰湿内生,气虚血瘀,痰瘀互结,囊肿逐渐增大,风痰上扰所致。治疗先以燥湿化痰,散结息风,化瘀通络为法;风痰渐消后,邪去正虚,继以温补阳气,消积散结,保肾固精治之。经 3 个月的辨证调治,患者体力恢复,腰部酸痛消退,血压下降,囊肿缩小,尿常规检查恢复正常。

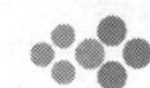

【验方集锦】

囊肿温肾消结散

组成：鹿茸 20 g　肉桂 100 g　炙鳖甲 100 g　炮山甲 60 g　浙贝母 100 g

用法：共研细末，每服 5g，开水冲服，每日 3 次。

功效：温肾助阳，消积散结，化瘀化痰。

主治：囊肿性肾脏病。证系肾阳虚弱，气血瘀阻，痰湿结聚。临床表现为肢体困乏，腰膝酸软，形寒肢冷，小便清长，腹部肿块，腰痛腹胀，B 超、CT 检查显示囊肿性肾脏病，舌质淡暗有瘀点或瘀斑，苔白腻，舌底络脉瘀暗，脉沉细。

方解："囊肿温肾消结散"是通过温肾助阳，消积散结，化瘀化痰作用，治疗囊肿性肾脏病的方剂。根据囊肿性肾脏病的临床表现可归属于中医"肾积""腰痛""虚劳"等范畴。本方证是肾阳虚弱，气血瘀阻，痰湿结聚。由于肾阳虚弱，阳气不足，失其温煦、推动之职，则肢体困乏、腰膝酸软，形寒肢冷；肾阳虚弱，膀胱失于约束，水液失于蒸化，则小便清长；肾阳虚弱，气血瘀阻，痰湿结聚，阻遏气机，不通则痛，故腰痛腹胀；痰湿瘀血等有形之邪结聚，则见腹部肿块；舌质淡暗有瘀点或瘀斑，苔白腻，舌底络脉瘀暗，脉沉细均为肾阳虚弱，气血瘀阻，痰湿结聚之象。《临证指南医案·积聚》："著而不移，是为阴邪聚络，……大旨以辛，温入血络治之。"故治疗宜温肾助阳，消积散结，化瘀化痰。方用鹿茸补肾壮阳，托毒生肌为君药。中药药理研究：鹿茸有性激素样作用，以及调节内分泌和新陈代谢、增强机体免疫功能、增强体力、减轻疲劳、抗应激、延缓衰老、抗神经损伤、调节血压、抗炎等作用。用肉桂协助君药补肾壮阳，为臣药。中药药理研究：肉桂有保护

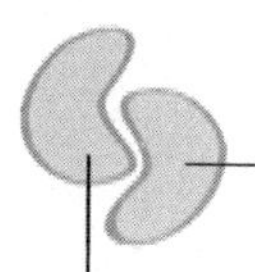

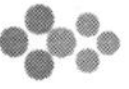

肾上腺皮质功能、促进血液循环、增加血流量、抑制血小板聚集、抗血栓、抗凝血、抗炎、镇痛、抗菌、解热等作用。用炙鳖甲、炮山甲、浙贝母为佐药,以消积散结,化瘀化痰。其中炙鳖甲软坚散结;炮山甲活血消癥,消肿排脓;浙贝母化痰散结。中药药理研究:鳖甲有增强机体免疫功能、抗应激、抑制结缔组织增生、消散肿块、促进造血功能、提高血红蛋白含量等作用;穿山甲有降低血液黏度、升高白细胞、抗炎、提高缺氧耐受力等作用;浙贝母有祛痰、降血压、镇痛、镇静等作用。诸药合用,具有温肾助阳,消积散结,化瘀化痰之功效。

囊肿补气化痰渗湿汤

组成:黄芪 50 g　生晒参 10 g　怀山药 20 g　法半夏 10 g　浙贝母 10 g　生薏苡仁 50 g　云茯苓 20 g　生牡蛎 20 g　泽泻 10 g

用法:同“慢肾燥清汤”。

功效:补气消肿,化痰渗湿,消积散结。

主治:囊肿性肾脏病。证系肾气虚弱,痰湿结聚,囊肿结肾。临床表现为倦怠乏力,排尿无力,腰部酸痛,腹部肿块,身体困重,小便不利,B 超、CT 检查显示囊肿性肾脏病,舌质淡、体胖、边有齿痕,苔白腻,脉细弱。

方解:“囊肿补气化痰渗湿汤”是通过补气消肿,化痰渗湿,消积散结作用,治疗囊肿性肾脏病的方剂。本方证为肾气虚弱,痰湿结聚,积聚于肾,结为囊肿。由于肾气虚弱,气化功能失司,则倦怠乏力,排尿无力;腰为肾之府,痰湿结聚,积聚于肾,不通则痛,故腰部酸痛;痰湿等有形之邪结聚,则见腹部肿块;湿性重浊,阻遏气机,痰湿结聚,则身体困重,小便不利;舌质淡、体胖、边有齿痕,苔白腻,脉细弱均为肾气虚弱,痰湿结聚之象。治疗宜补气消肿,化痰渗湿,消积散结。方用黄芪补气消肿,为君药。中药药理研究:黄芪有升高低血糖、降低高血糖、消除实验性肾炎蛋白尿、增强机体免疫功能、清除自由基、强心、降血压、降血脂、降低血小板黏附力、减少血栓形成、增强造血功能、延缓衰老等作用;用生晒参、怀山药协助君药补气,共为臣药。中药药理研究:生晒参有升高白细胞、增强机体免疫功能、健脑益智、降血糖、降血脂、清除自由基、强心、降血压、增强造血功能等作用。山药有增强机体免疫功能、抗衰老、抗氧化、降血糖、降血脂、消除蛋白尿等作用。用法半夏、浙贝母、生薏苡仁、云茯苓、生牡蛎、泽泻为佐药,以化痰渗湿,消积散结。其中法半夏、浙贝母化痰散结;生薏苡仁、云茯苓、生牡蛎、泽泻利水渗湿散结。中药药理研究:法半夏有镇咳、镇吐、抗溃疡、降血脂、降血压、抑制胃液分泌、抑制胃液酸度等作用;浙贝母有祛痰、降血压、镇痛、镇静等作用;薏苡仁有解热、镇痛、镇静、抗肿瘤、抗多发性脂肪瘤、抗病毒、抗炎、调节免疫功能、降血糖、降血压、降血脂、促进尿酸排泄、抑制骨质疏松等作用;茯苓有利尿、镇静、增强机体免疫功能、降血糖、抗衰老等作用;牡蛎有增强机体免疫功能、抗酸、镇静、消炎等作用;泽泻有利尿、增加尿素与氯化物的排泄、抗实验性肾结石、抗炎、降血压、降血糖等作用。诸药合用,具有补气消肿,化痰渗湿,消积散结之功效。

囊肿补气祛瘀散结汤

组成:黄芪 50 g　生晒参 10 g　怀山药 20 g　生牡蛎 20 g　三棱 10 g　莪术 10 g　桃仁 10 g　红花 10 g　荔枝核 15 g

用法:同“慢肾燥清汤”。

功效:补气消肿,行气祛瘀,消积散结。

主治:囊肿性肾脏病。证系肾气虚弱,血瘀气滞,囊肿结肾。临床表现为倦怠乏力,排尿无力,腰部疼痛,按之痛甚,腹部肿块,或伴胁腹胀痛,B超、CT 检查显示囊肿性肾脏病,舌质淡暗有瘀点或瘀斑,苔白腻,舌底络脉瘀暗,脉细涩。

方解:“囊肿补气祛瘀散结汤”是通过补气消肿,行气祛瘀,消积散结作用,治疗囊肿性肾脏病的方剂。本方证为肾气虚弱,瘀血气滞,积聚于肾,结为囊肿。由于肾气虚弱,气化功能失司,则倦怠乏力、排尿无力;腰为肾之府,瘀血气滞,积聚于肾,不通则痛,故腰部疼痛,按之痛甚,或伴胁腹胀痛;瘀血等有形之邪结聚,则见腹部肿块;舌质淡暗有瘀点或瘀斑,苔白腻,舌底络脉瘀暗,脉细涩均为肾气虚弱,血瘀气滞之象。治疗宜补气消肿,行气祛瘀,消积散结。方用黄芪补气消肿,为君药。中药药理研究:黄芪有升高低血糖、降低高血糖、消除实验性肾炎蛋白尿、增强机体免疫功能、清除自由基、强心、降血压、降血脂、降低血小板黏附力、减少血栓形成、增强造血功能、延缓衰老等作用;用生晒参、怀山药协助君药补气,共为臣药。中药药理研究:生晒参有升高白细胞、增强机体免疫功能、健脑益智、降血糖、降血脂、清除自由基、强心、降血压、增强造血功能等作用;山药有增强机体免疫功能、抗衰老、抗氧化、降血糖、降血脂、消除蛋白尿等作用。用生牡蛎、三棱、莪术、桃仁、红花、荔枝核为佐药,以行气祛瘀,消积散结。其中生牡蛎软坚散结;三棱、莪术破血行气,消积止痛;桃仁、红花活血祛瘀,通络散结;荔枝核行气散结,散寒止痛,亦增强行瘀之力。中药药理研究:牡蛎有增强机体免疫功能、抗胃酸分泌过多、镇静、消炎等作用;三棱有扩张血管、抑制血小板聚集、抗血栓形成、抗肿瘤、镇痛等作用;莪术有抑制血小板聚集、抗血栓形成、抗肿瘤、抗菌、保肝、延缓衰老等作用;桃仁有降低血管阻力、改善血流动力学、抗血栓形成、润肠通便、保肝、抗肝硬化、抗炎、镇痛、抗过敏、抗氧化等作用;红花有抗凝血、抗血栓形成、扩张血管、改善微循环、抗心肌缺血、抗脑缺血、降血脂、调节免疫功能、抗肿瘤等作用;荔枝核有抗病毒、降血糖、降血脂等作用。诸药合用,具有补气消肿,行气祛瘀,消积散结之功效。

囊肿补气散结保肾汤

组成:黄芪 50 g　生晒参 10 g　怀山药 20 g　炙鳖甲 15 g　丹参 15 g　浙贝母 10 g　生薏苡仁 30 g　菟丝子 20 g　芡实 30 g　金樱子 20 g　黄柏

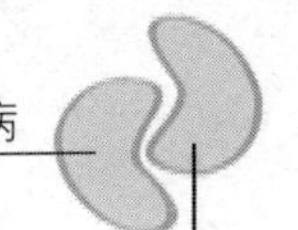

10 g　砂仁 10 g（后下）　炙甘草 6 g

用法：凉水浸泡 1 小时，连续煎煮 2 次，第一煎大火煮沸后小火煎 30 分钟，煎至 25 分钟加后下药，第二煎煮沸后小火煎 25 分钟，合并 2 次滤液 300～400 毫升，分 2 次温服（早晚饭后 1～2 小时服用），每日 1 剂。

功效：补气消肿，化瘀化痰，消积散结，保肾固精。

主治：囊肿性肾脏病。证系肾气虚弱，痰瘀互结，肾失封藏。临床表现为倦怠乏力，排尿无力，腰部酸痛，腹部肿块，尿频量少，小便混浊，B 超、CT 检查显示囊肿性肾脏病，尿常规检查有蛋白尿、血尿，舌质淡，苔薄白腻，舌底络脉瘀暗，脉沉细。

方解："囊肿补气散结保肾汤"是通过补气消肿，化瘀化痰，消积散结，保肾固精作用，治疗囊肿性肾脏病的方剂。本方证多因禀赋不足，先天畸形，正气虚弱，形成多囊肾病；或正气虚弱，形成单纯性肾囊肿，随着囊肿日久、囊肿渐渐增大，累及于肾，肾失封藏所致。由于肾气虚弱，气化功能失司，则倦怠乏力，排尿无力；腰为肾之府，痰瘀互结，积聚于肾，不通则痛，故腰部酸痛；痰瘀等有形之邪结聚，则见腹部肿块；肾气虚弱，痰瘀互结，肾失封藏，气化功能失司，则尿频量少，小便混浊；肾失封藏，尿常规检查有蛋白尿、血尿；舌质淡，苔薄白腻，舌底络脉瘀暗，脉沉细均为肾气虚弱，痰瘀互结之象。治疗宜补气消肿，化瘀化痰，消积散结，保肾固精。方用黄芪补气消肿，为君药。中药药理研究：黄芪有升高低血糖、降低高血糖、消除实验性肾炎蛋白尿、增强机体免疫功能、清除自由基、强心、降血压、降血脂、降低血小板黏附力、减少血栓形成、增强造血功能、延缓衰老等作用。用生晒参、怀山药协助君药补气，共为臣药。中药药理研究：生晒参有升高白细胞、增强机体免疫功能、健脑益智、降血糖、降血脂、清除自由基、强心、降血压、增强造血功能等作用；山药有增强机体免疫功能、抗衰老、抗氧化、降血糖、降血脂、消除蛋白尿等作用。用炙鳖甲、丹参、浙贝母、生薏苡仁、菟丝子、芡实、金樱子、黄柏、砂仁为佐药，以化瘀化痰，消积散结，保肾固精。其中炙鳖甲、丹参、浙贝母、生薏苡仁化瘀化痰，化湿利水，消积散结；菟丝子、芡实、金樱子益肾固精；封髓丹（黄柏、砂仁、炙甘草）滋阴降火，固精封髓。

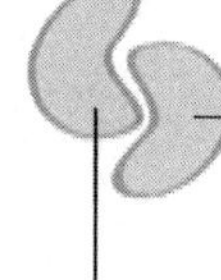

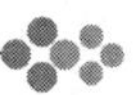

中药药理研究:鳖甲有增强机体免疫功能、抗应激、抑制结缔组织增生、消散肿块、增强造血功能、提高血红蛋白含量等作用;丹参有改善微循环、抗凝血、抗菌、抗炎、增强机体免疫功能、降血糖、降低胆固醇、抑制血小板聚集、抑制血栓形成、促进组织的修复与再生、增加肾小球滤过率、改善肾脏功能等作用;浙贝母有祛痰、降血压、镇痛、镇静等作用;薏苡仁有解热、镇痛、镇静、抗肿瘤、抗多发性脂肪瘤、抗病毒、抗炎、免疫调节功能、降血糖、降血压、降血脂、促进尿酸排泄、抑制骨质疏松等作用;菟丝子有增强机体免疫功能、强心、促进造血功能、降低胆固醇、软化血管、保肝、延缓衰老等作用;用水陆二仙丹(芡实、金樱子)有减轻肾病炎症性损害、减少肾病蛋白尿、阻缓肾脏损伤、改善机体营养状况、调节蛋白质代谢、改善脂质代谢等作用。黄柏有抗炎、降血压、抑制血小板聚集、降血糖等作用;砂仁有抑制血小板聚集、抗动脉血栓、抗凝血、降血糖、祛痰、抑菌、抗炎、镇痛、调节免疫功能等作用。用炙甘草益气补中,调和诸药为使药。甘草的中药药理研究参见"慢肾燥清汤"。诸药配伍,共奏补气消肿,消积散结,保肾固精之功效。

二十、慢性肾衰竭

【概要】慢性肾衰竭(CRF)是指原发性或继发性肾脏疾病,造成肾脏结构和功能上的损害,并引起代谢产物潴留,水、电解质及酸碱代谢失衡和全身各系统症状为表现的一种临床综合征,是各种慢性肾脏病持续进展的共同结局。慢性肾衰竭的发病率在逐年增高,其病因构成也在发生变化。本病的病因主要有糖尿病肾病、高血压肾小动脉硬化、原发性和继发性肾小球肾炎、慢性间质性肾炎、尿酸性肾病、慢性肾盂肾炎、梗阻性肾病、肾血管疾病、遗传性肾病(多囊肾病、遗传性肾炎)等。在发达国家,糖尿病肾病、高血压肾病是慢性肾衰竭的主要病因。目前我国及一些发展中国家仍以原发性肾小球肾炎为慢性肾衰竭的主要原因,但糖尿病肾病、高血压肾病所导致的慢性肾衰竭,近些年有明显增高趋势。

【诊断要点】慢性肾衰竭的诊断:主要依据病史、肾功能检查及相关临床表现,诊断一般无困难。①肾脏结构和功能损伤>3个月;②血肌酐(Scr)>133 μmol/L;③肾小球滤过率(GFR)<80 mL/min。

临床上,根据肾功能损害的不同程度,传统分期如下:

(1)肾功能不全代偿期:肾小球滤过率(GFR)50~80 mL/min,血肌酐133~177 μmol/L,无症状。

(2)肾功能不全失代偿期:肾小球滤过率50~20 mL/min,血肌酐186~442 μmol/L,出现乏力、轻度贫血、食欲减退等症状。

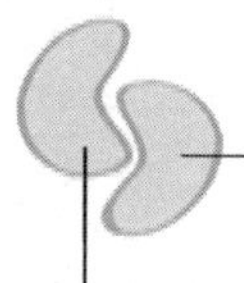

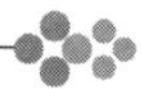

(3)肾衰竭期:肾小球滤过率20~10 mL/min,血肌酐451~707 μmol/L,出现夜尿、贫血、胃肠道症状、代谢性酸中毒、钙磷代谢紊乱、水电解质紊乱等。

(4)尿毒症期:肾小球滤过率在10 mL/min以下,血肌酐达707 μmol/L以上,酸中毒症状明显,全身各系统症状严重。

目前国际公认的慢性肾脏病(CKD)分期依据美国肾脏基金会制定的指南分为1~5期:

1期:GFR正常或升高,≥90 mL/(min·1.73m^2);

2期:GFR轻度降低,60~89 mL/(min·1.73m^2);

3期a:GFR轻到中度降低,45~59 mL/(min·1.73m^2);

3期b:GFR中到重度降低,30~44 mL/(min·1.73m^2);

4期:GFR重度降低,15~29 mL/(min·1.73m^2);

5期:终末期肾病(ESRD),GFR<15 mL/(min·1.73m^2)。

【辨治要点】慢性肾衰竭多为久病,正虚与邪实贯穿于本病始终。对其辨证首当明辨虚实。正虚可见精、阴、阳、气、血的虚损;邪实则有水、湿、浊、热、毒、瘀等病邪的留滞。慢性肾衰竭的病位主要在肾,涉及心、肺、肝、脾、胃等脏腑。治疗以温补阳气、补益肾气为主法;利水、化湿、化浊、清热、解毒、化瘀等祛邪之法相对为次。只有阳气得补,肾气恢复,则肾脏的功能活动才能得以恢复,水、湿、浊、热、毒、瘀等邪气才能得以化解、排出。由于慢性肾衰竭病因多种多样,病证错综复杂,所以治疗慢性肾衰竭不是一法、一方能实现的,而是需要多法、多方联合才能有效治疗。多法多方的应用要建立于辨证治疗和整体调治的基础上。简言之,慢性肾衰竭的治疗可概括为三个方面:一是扶助正气,恢复功能;二是祛除邪气,排出废物;三是祛除诱因,防止恶化。

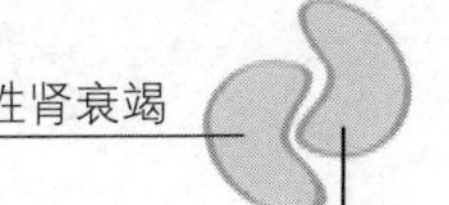

【验案选编】

阳亢湿毒案

温某某,男,48 岁。2013 年 6 月 11 日初诊。

主诉:肢体浮肿 1 年余,加重 1 周。

患者高血压病史 6 年,于 2011 年 3 月体检时发现蛋白尿,到河南省某医院就诊,诊断为慢性肾脏病 3 期,给予对症治疗,未见明显效果。来诊时,双下肢指陷性水肿,眩晕头痛,口干口黏,心烦不寐,腰部酸痛,小便短少而不利,舌质淡红、边有齿痕,苔薄黄,脉细弦。血压检查:150/90 mmHg。血常规:红细胞 3.6×10^{12}/L,血红蛋白 98 g/L。24 小时尿蛋白定量:1.49 g。尿常规检查:尿蛋白 + +。肾功能检查:尿素氮 20.1 mmol/L、血肌酐 284.3 μmol/L、尿酸 556 μmol/L、胱抑素 2.9 mg/L;肾小球滤过率 48 mL/min。彩超检查:①肝实质弥漫性回声损伤;②胆囊壁增厚毛糙;③双肾实质弥漫性损伤、双肾囊肿;④腹水少量;⑤全心增大,左室收缩舒张功能减退,肺动脉硬化,二尖瓣、三尖瓣重度关闭不全。西医诊断:①慢性肾衰竭;②高血压肾病。中医诊断:①水肿;②眩晕。中医辨证:肝阳上亢,湿毒留滞。中医病机:肝肾阴虚,肝阳上亢,水湿停留,肾失封藏,浊毒内生,留而不去。治法:平肝潜阳、利水解毒。方用自拟高肾平肝固肾汤合肾衰利水解毒汤加减。

处方:天麻 10 g　钩藤 20 g(后下)　石决明 20 g　罗布麻 10 g
生地黄 10 g　炒白芍 30 g　炒杜仲 12 g　地龙 15 g
猪苓 15 g　泽泻 10 g　云茯苓 30 g　生薏苡仁 30 g
车前子 30 g　蒲公英 30 g　白花蛇舌草 30 g

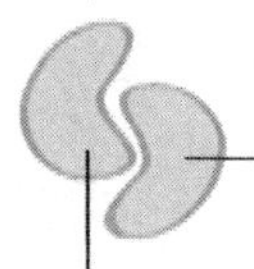

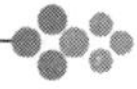

用法:凉水浸泡1小时,连续煎煮2次,第一煎大火煮沸后小火煎30分钟,煎至25分钟加后下药,第二煎煮沸后小火煎25分钟,合并2次滤液300~400毫升,分2次温服(早晚饭后1~2小时服用),每日1剂。

医嘱:低蛋白、低盐饮食。

2013年9月17日复诊:上方随证加减服用3个月,下肢水肿逐渐消退,小便不利、眩晕头痛等症明显好转。血压检查:140/84 mmHg;血常规检查:红细胞3.7×10^{12}/L,血红蛋白99 g/L。尿常规检查:尿蛋白+。24小时尿蛋白定量:1.02 g。肾功能检查:尿素氮16.2 mmol/L,血肌酐209.7 μmol/L,尿酸468 μmol/L,胱抑素2.1 mg/L;肾小球滤过率63 mL/min。彩超检查:腹水消退。继以滋补肾阴,利水排毒治疗。方用自拟肾衰滋阴汤合肾衰利水解毒汤加减。

处方:熟地黄15 g　天冬15 g　黄柏10 g　知母10 g
女贞子15 g　旱莲草20 g　炒白芍20 g　肉桂6 g
茯苓20 g　猪苓15 g　泽泻10 g　车前子30 g
蒲公英30 g　白花蛇舌草30 g

用法:同慢性肾小球肾炎阴虚湿热毒瘀案初诊处方用法。

2014年5月13日复诊:上方随证加减服用8个月,诸症逐渐消失,体质逐渐增强。血压检查:140/82 mmHg;血常规检查:红细胞4.3×10^{12}/L,血红蛋白118 g/L。尿常规检查:尿蛋白转阴。24小时尿蛋白定量:0.62 g。肾功能检查:尿素氮13.2 mmol/L,血肌酐130.2 μmol/L,尿酸408 μmol/L,胱抑素1.5 mg/L;肾小球滤过率78 mL/min。

按语:慢性肾衰竭是各种原因造成慢性进行性肾实质损害,致使肾脏不能维持正常的基本功能,从而呈现氮质血症、代谢紊乱和各系统受累等的临床综合征群。本病可归属于中医“水肿”“关格”“溺毒”等病的范畴。

中医学认为:本病的形成多因久病,失治误治,素体肾虚等因素所致,病位主要在肾,常涉及脾、胃、心、肺、肝等脏器,临床表现以水液代谢、升清降浊、藏精生血、主骨生髓等功能失常为多见。其病因病机错综复杂,证候表现多种多样。本案慢性肾衰竭因高血压病所致,证候表现为肝阳上亢,湿毒留滞。因肝肾阴虚,肝阳上亢,水湿停留,肾失封藏,浊毒内生,留而不去所致。开始治疗以平肝潜阳、利水解毒为法。经 3 个月的辨证调治,下肢水肿,眩晕头痛等症明显好转,血压下降。彩超检查:腹水消退。24 小时尿蛋白定量减少,肾功能好转。邪去正虚,患者水湿停留、肝阳上亢证等好转,但肾阴虚弱,浊毒内蕴等证仍存。继以滋补肾阴,利水排毒为法治疗。又经 8 个月的辨证调治,肝肾阴虚逐渐好转,症状逐渐消失,血压恢复正常,肾功能恢复,尿蛋白控制。

阳虚湿毒案

孙某某,男,30 岁。2010 年 5 月 21 日初诊。

主诉:恶心呕吐两月余,加重 1 周。

患者慢性肾小球肾炎病史 12 年。12 年前因眼睑浮肿到河南省某医院就诊,经肾穿刺,病理诊断为系膜增生性肾小球肾炎,给予雷公藤多苷片、贝那普利等药治疗,病情时好时差。2010 年 3 月初,患者出现恶心呕吐,又到河南省某医院诊治,查肾功能,发现血肌酐、尿素氮升高;肾小球滤过率下降,诊断为慢性肾功能不全。治疗两个多月,恶心呕吐稍有好转,但肾功能改善不理想。来诊时,肢体困重,神疲乏力,畏寒肢冷,腰膝发凉,食欲不振,恶心呕吐,口中黏腻,口有氨味,下肢轻度水肿,大便稀溏,夜尿多而清长,舌淡,苔白腻,脉细弱。尿常规检查:蛋白:+ +,潜血:+ +,红细胞 38 个/HP。肾功能检查:血肌酐 189 μmol/L,尿素氮 9.12 mmol/L;肾小球滤过率 52 mL/min。西医诊断:①慢性肾衰竭;②慢性肾小球肾炎。中医诊断:①呕吐;②水肿。中医辨证:脾肾阳虚,湿毒中阻。中医病机:脾肾阳虚，湿毒内生，湿毒中阻，升降失司。治法：降逆止呕，化湿排毒。方用自拟肾衰化湿排毒汤加减治疗。

处方：广藿香 20 g　姜半夏 10 g　炒苍术 15 g　姜厚朴 10 g
白豆蔻 10 g（后下）　生薏苡仁 30 g　炒大黄 10 g　川黄连 6 g
党参 15 g　炒白术 15 g　炙甘草 6 g

用法：凉水浸泡 1 小时，连续煎煮 2 次，第一煎大火煮沸后小火煎 30 分钟，煎至 25 分钟加后下药，第二煎煮沸后小火煎 25 分钟，合并 2 次滤液 300～400 毫升，分 2 次温服（早晚饭后 1～2 小时服用），每日 1 剂。

2010 年 11 月 26 日复诊：上方随证加减服用 6 月余，恶心呕吐控制，尚有神疲乏力、食欲不振、畏寒肢冷、夜尿多等症。肾功能复查：血肌酐 149 μmol/L，尿素氮 8.7 mmol/L。尿常规检查：蛋白＋，潜血＋＋，红细胞 15 个/HP。治法：温补肾阳，化湿排毒。方用自拟肾衰温肾汤合肾衰化湿排毒汤加减。

处方：肉桂 10 g　巴戟天 15 g　仙灵脾 15 g　炒杜仲 15 g
广藿香 20 g　姜半夏 10 g　炒苍术 15 g　姜厚朴 10 g
白豆蔻 10 g（后下）　生薏苡仁 30 g　炒大黄 10 g　炙甘草 6 g

用法：同本案初诊处方用法。

2011 年 3 月 25 日复诊：上方随证加减服用 4 个月，饮食正常，畏寒肢冷、腰膝发凉等症明显好转。肾功能复查：血肌酐 118 μmol/L，尿素氮 7.3 mmol/L；肾小球滤过率 83 mL/min。尿常规检查：潜血：＋，红细胞 8 个/HP。

按语：中医学中“毒”的范围很广，“久病多毒”为内生之毒，是疾病过程中所产生的病理产物。因脏腑功能失调，水、湿、痰、浊、热、瘀等多种病理产物酿生。凡水、湿、浊、热、瘀等邪气长期蕴结不解，或邪气过于偏盛，则会产生水毒、湿毒、浊毒、热毒、瘀毒等。其种类多样，且可交错互结。毒邪一旦形成，既是病变过程中病理产物，又是伤及正气、影响脏腑功能活动的病理因素。本案证系脾肾阳虚，湿毒中阻。因肾病日久，脾肾阳虚，湿毒内生，湿毒中阻，升降失司所致。治疗先以降逆止呕，化湿排毒以调理脾胃，排出湿毒。经随证调治 6 个多月，患者湿毒中阻好转，脾肾阳虚证凸显，继以温补肾阳，化湿排毒为法治之。又经 4 个月的辨证调治，脾肾阳虚证候好转，肾功能恢复正常，尿常规检查未见异常。

气血虚弱湿毒案

张某某，女，49 岁。2011 年 8 月 12 日初诊。

主诉：肢体浮肿时好时差 20 年，加重 2 周。

患者慢性肾小球肾炎病史 20 年，肢体浮肿，时好时差，长期接受中西药物调治，尿常规检查尿蛋白曾多次转阴，但病情又多次反复。5 年前因蛋白尿反复出现，到河南省某医院做肾穿刺，病理诊断为膜增生性肾小球肾炎。药物未有中断，但病情时好时差。2011 年 6 月因眩晕耳鸣，到河南省某医院就诊，检查发现肾功能异常，住院治疗两个月，肾功能未见好转反而恶化。来诊时，下肢轻度指陷性水肿，肢体倦怠，气短懒言，眩晕耳鸣，发脱齿松，健忘恍惚，面色少华，唇爪色淡，腰膝酸困，夜尿多而清长，舌质淡、边有齿痕，苔白，脉细弱。血压检查：135/82 mmHg。血常规检查：红细胞 2.66×10^{12}/L、血红蛋白 78 g/L。尿常规检查：尿蛋白 + +，潜血 + +，红细胞 41 个/HP。24 小时尿蛋白定量：1.87 g。肾功能检查：肾小球滤过率 45 mL/min；尿素氮 17.6 mmol/L，血肌酐 293 μmol/L。西医诊断：①慢性肾衰竭；②慢性肾小球肾炎。中医诊断①水肿；②眩晕。中医辨证：水湿停留，气血虚弱。中医病机：肾病日久，水湿停留，湿毒内生，气血虚弱。治法：补益气血，化湿排毒。方用自拟肾衰补气汤合肾衰补血汤加减。

处方:黄芪 50 g　生晒参 15 g　怀山药 30 g　炒白术 15 g
陈皮 10 g　制何首乌 20 g　当归 15 g　熟地黄 15 g
广藿香 15 g　姜半夏 10 g　炒大黄 10 g　炙甘草 6 g

用法:同慢性肾小球肾炎阴虚湿热毒瘀案初诊处方用法。

2011 年 11 月 18 日复诊:上方随证加减服用 3 个月,肢体倦怠、气短懒言、眩晕耳鸣等症明显好转,尚有食欲不振、口中黏腻等症。血常规检查:红细胞 3.25×10^{12}/L,血红蛋白 102 g/L。肾功能检查:肾小球滤过率 49 mL/min;血肌酐 228 μmol/L,尿素氮 9.3 mmol/L。尿常规检查:蛋白 +,潜血 +,红细胞 12 个/HP。治疗继以益肾健脾,化湿排毒为法。方用自拟肾衰补气汤合肾衰化湿排毒汤加减。

处方:黄芪 50 g　生晒参 15 g　怀山药 30 g　炒白术 15 g
陈皮 10 g　广藿香 20 g　姜半夏 10 g　炒苍术 15 g
姜厚朴 10 g　白豆蔻 10 g(后下)　生薏苡仁 30 g　炒大黄 10 g
川黄连 6 g　炙甘草 6 g

用法:凉水浸泡 1 小时,连续煎煮 2 次,第一煎大火煮沸后小火煎 30 分钟,煎至 25 分钟加后下药,第二煎煮沸后小火煎 25 分钟,合并 2 次滤液 300 ~400 毫升,分 2 次温服(早晚饭后 1 ~2 小时服用),每日 1 剂。

2012 年 5 月 25 日复诊:上方随证加减服用 6 个月,食欲不振等症消失,身体未有不适。血常规检查:红细胞 3.43×10^{12}/L,血红蛋白111 g/L。肾功能检查:肾小球滤过率 77 mL/min;血肌酐 142 μmol/L,尿素氮 8.4 mmol/L。尿常规检查:潜血 +。

按语:“久病多虚”是慢性肾衰竭常见的病理表现。慢性肾衰竭由肾病日久,或其他疾病日久,失治误治发展而来。因肾病日久或其他疾病日久,伤及于肾,正气虚弱,导致肾的主水、升清降浊等功能失常,造成水湿浊毒不能正常排出,留滞于机体,即所谓肾小球滤过率下降、代谢产物潴留。所以正气虚弱贯穿于慢性肾衰竭之始末。正气虚可见阴、阳、气、血、精的不足。阴虚、阳虚、气虚、血虚、精虚在慢性肾衰竭过程中既可单独出现,又常复合并见。本病病位以肾虚为主,亦常合并脾、胃、心、肺、肝等脏腑虚弱、功能失调,尤以脾肾心虚弱最为常见。由于慢性肾衰竭的发生,根本原因是正气虚弱,排水、排毒等功能下降,所以扶助正气,改善脏腑功能,是延缓和阻止慢性肾衰竭进程的根本方法。本案证系水湿停留,气血虚弱。因肾病日久,水湿停留,湿毒内生,气血虚弱所致。故治疗先以补益气血,化湿排毒为法。经3个月的辨证调治,患者气血虚弱好转,脾虚湿盛,湿毒内蕴显现。故改用益肾健脾,化湿排毒之法。又经半年随证调治,诸症消退,贫血改善,肾功能恢复。

阴虚热毒瘀血案

杨某某,女,52岁。2010年5月11日初诊。

主诉:间断性眩晕10年,加重1周。

患者于2000年11月因眩晕,到郑州市某医院就诊,诊断为高血压病,给予西药降压,及活血化瘀中成药治疗,病情好转。之后每因劳累、睡眠不好,即发眩晕,反复不愈。2008年因睡眠差,又发眩晕,到河南省某医院就诊。尿常规检查发现蛋白尿,接收住院治疗。查肾功能:尿素氮8.57 mmol/L,肌酐145.8 μmol/L,尿酸479.6 μmol/L。24小时尿蛋白定量测定:1.256 g/L。肾穿刺,病理诊断为:IgA肾病(Lee氏Ⅱ级)。给予复方α酮酸片、氯沙坦钾、阿魏酸哌嗪分散片、双嘧达莫片等药物治疗1年余,病情稳定。2010年4月29日因感冒,又发眩晕,经对症治疗,未见明显好转,故来就诊。来诊时,眩晕耳鸣,手足心热,盗汗,形体消瘦,口干口苦,口舌生疮,口唇色暗,心烦失眠,大便秘结,舌质暗红,苔薄黄,舌底络脉迂曲、瘀暗,脉细数。血生化检查:尿素氮13.6 mmol/L,血肌酐182.34 μmol/L,

尿酸489 μmol/L,总胆固醇6.29 mmol/L,三酰甘油2.23 mmol/L;肾小球滤过率52 mL/min。尿常规检查:潜血++,尿蛋白++,红细胞27个/HP。24小时尿蛋白定量:1.558 g/L。西医诊断:①慢性肾衰竭;②IgA肾病。中医诊断:眩晕。中医辨证:阴虚火旺,毒瘀互结。中医病机:肝肾阴虚,火热内胜,毒瘀互结,肾失封藏。治法:滋阴降火,清热解毒。方用自拟肾衰滋阴汤合肾衰清热解汤毒加减。

处方:熟地黄15 g　天冬15 g　女贞子15 g　旱莲草20 g
黄柏10 g　知母10 g　肉桂6 g　川黄连6 g
焦栀子10 g　蒲公英30 g　土茯苓30 g　车前子30 g(包煎)
炒大黄10 g　甘草6 g

用法:凉水浸泡1小时(车前子纱布包煎),连续煎煮2次,第一煎大火煮沸后小火煎30分钟,第二煎煮沸后小火煎25分钟,合并2次滤液300~400毫升,分2次温服(早晚饭后1~2小时服用),每日1剂。

2010年8月17日复诊:上方随证加减服用3个月,口干口苦、大便秘结等症消退,眩晕耳鸣明显好转,尚有口唇色暗,舌底络脉迂曲、瘀暗等症。血生化检查:尿素氮10.2 mmol/L,血肌酐163.53μmol/L,尿酸429 μmol/L,总胆固醇6.13 mmol/L,三酰甘油2.06 mmol/L。尿常规检查:潜血+,尿蛋白+,红细胞9个/HP;24小时尿蛋白定量:1.07 g/L。继以滋阴降火,活血化瘀,泄浊排毒为法。方用自拟肾衰滋阴汤合肾衰化瘀排毒汤加减。

处方:熟地黄15 g　天冬15 g　女贞子15 g　旱莲草20 g
黄柏10 g　知母10 g　肉桂6 g　桃仁10 g
红花10 g　当归15 g　川芎10 g　丹参15 g
法半夏10 g　土茯苓30 g　炒大黄10 g　炙甘草6 g

用法:同慢性肾小球肾炎阴虚湿热毒瘀案初诊处方用法。

2011 年 4 月 26 日复诊:上方随证加减服用 8 个月,口唇色暗明显好转,舌底络脉迂曲、瘀暗消退,眩晕耳鸣近 3 个月未再出现。血生化检查:尿素氮 6.7 mmol/L,血肌酐 125 μmol/L,尿酸 364 μmol/L,总胆固醇 5.2 mmol/L,三酰甘油 1.3 mmol/L,肾小球滤过率 81 mL/min。尿常规检查未见异常;24 小时尿蛋白定量 0.07 g/L。

按语:慢性肾衰竭的严重程度以肌酐清除率,及血肌酐含量为主要标志。慢性肾衰竭后,血液中积聚了大量的尿素、胍类、酚类、胺类等代谢废物。中医认为这些代谢废物的产生,是由于病程日久,正气虚弱,脏腑功能失调,升降失司,致使水、湿、热、浊、毒致瘀产生,留而不去所致。本案慢性肾衰竭证系阴虚火旺,毒瘀互结。因素体肝肾阴虚,阴虚生内热;加之长期心烦失眠,五志过极化火,致毒热内生,火热内胜,毒热久稽,热伤津液,血液黏稠,血行瘀滞所致。故治疗先以滋阴降火,清热解毒。经 3 个月的辨证调治,患者阴虚火旺好转,尚有毒瘀互结,改用滋阴降火,活血化瘀,泄浊排毒法治疗。经 8 个月的辨证调治,眩晕耳鸣等症消退。肾功能检查肾小球滤过率、血肌酐、尿素氮等指标恢复正常。尿常规检查蛋白转阴。

气虚水湿瘀毒案

唐某某,女,62 岁。2013 年 8 月 16 日初诊。

主诉:肢体浮肿两年余,加重 1 周。

患者高血压病史 16 年,长期服用硝苯地平缓释片等药,血压控制较好。两年前发现肢体浮肿,到河南某医院就诊,诊断为慢性肾衰竭、高血压性肾损害。经对症治疗,病情稳定。近 1 周因肢体浮肿加重,前来就诊。来诊时:眼睑浮肿,下肢指陷性水肿,腰膝酸软,肢体乏力,面色淡暗无华,小腿肌肤甲错,夜尿多,舌质淡暗、边有瘀斑,苔薄白,舌底络脉迂曲、瘀暗,

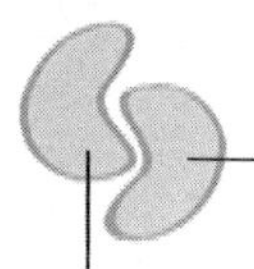

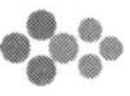

脉沉。查血压:150/84 mmHg。尿常规检查:潜血 + +,蛋白 +。血生化检查:血肌酐 206.9 μmol/L,尿素氮 9.65 mmol/L,尿酸 446 μmol/L,三酰甘油 2.57 mmol/L。西医诊断:①慢性肾衰竭;②高血压性肾损害。中医诊断:水肿。中医辨证:气虚水停,瘀毒互结。中医病机:气虚血瘀,水湿停留,瘀毒互结,肾失封藏。治法:补气化瘀,利水解毒。方用自拟肾衰补气汤合肾衰利水解毒汤加减。

处方:黄芪 50 g　生晒参 15 g　怀山药 30 g　炒白术 15 g
陈皮 10 g　猪苓 15 g　泽泻 10 g　云茯苓 30 g
生薏苡仁 30 g　车前子 30 g(包煎)　水蛭 6 g　地龙 15 g
蒲公英 30 g　白花蛇舌草 30 g

用法:凉水浸泡 1 小时(车前子纱布包煎),连续煎煮 2 次,第一煎大火煮沸后小火煎 30 分钟,第二煎煮沸后小火煎 25 分钟,合并 2 次滤液 300 ~400 毫升,分 2 次温服(早晚饭后 1 ~2 小时服用),每日 1 剂。

2013 年 9 月 20 日复诊:上方随证加减服用 5 周,水肿等症基本消退。查血压:140/78 mmHg。肾功能检查:血肌酐 186 μmol/L,尿素氮8.2 mmol/L,尿酸 413 μmol/L。继以补气化瘀,泄浊排毒为法。方用自拟肾衰补气汤合肾衰化瘀排毒汤加减。

处方:黄芪 50 g　生晒参 15 g　怀山药 30 g　炒白术 15 g
陈皮 10 g　桃仁 10 g　红花 10 g　当归 15 g
川芎 10 g　丹参 15 g　法半夏 10 g　土茯苓 30 g
炒大黄 10 g　炙甘草 6 g

用法:同慢性肾小球肾炎阴虚湿热毒瘀案初诊处方用法。

2014 年 3 月 21 日复诊:上方随证加减服用 6 个月,肌肤甲错等症消退。血压检查正常。肾功能检查:血肌酐、尿素氮、尿酸等均在正常范围。尿常规检查尿蛋白转阴。

按语:久病多瘀。久病迁延不愈,或因气虚无力行血,致血瘀;或因水、湿、浊等邪气停留日久,阻遏血行,致血瘀;或因湿热、毒热久稽,热伤津液,血液黏稠,血行不畅,致血瘀。正如《素问·痹论》:“病久入深,营卫之行涩,经络时疏,故不通。”瘀血既是病理产物,又可以成为致病因素。瘀血形成后,因瘀血阻滞,阻遏气机,会致气机郁滞;瘀血阻滞,新血不生,会致血虚;瘀血阻滞,难以消散,会致病程迁延等。本案证属气虚水停,瘀毒互结。因高血压病日久,年老体弱,气虚血瘀,水湿停留,瘀毒互结,肾失封藏所致。治疗先以补气化瘀,利水解毒为法。经 5 周随证调治,水肿等症基本消退,血压恢复正常,肾功能好转。此乃水湿停留证消退,气虚血瘀、瘀毒互结证仍存。继以补气化瘀,泄浊排毒为法。经 6 个月的随证调治,瘀血等证消退。查血压正常。肾功能检查:血肌酐、尿素氮、尿酸等均在正常范围。尿常规检查未见异常。

气虚水停浊毒案

詹某某,男,40 岁。2013 年 4 月 9 日初诊。

主诉:口中尿臊味两年余,加重 1 周。

患者高血压病史 19 年。2004 年发生脑出血,经当地市医院就诊,病情好转,无明显后遗症。2005 年因严重的心绞痛在当地市医院做心脏支架术。2009 年体检时发现蛋白尿。2011 年因口中尿臊味,到当地市医院诊治,诊断为尿慢性肾脏病 4 期,住院治疗 4 周,病情好转出院。1 周前因口中尿臊味加重,到当地医院检查,发现血肌酐、尿素氮增高,转投中医治疗。来诊时,胃痞恶心,纳呆腹胀,口中黏腻,口中尿臊味重,头痛耳鸣,下肢指陷性水肿,倦怠乏力,腰膝酸困,大便秘结,小便短黄,舌质淡红,苔黄腻,脉细数无力。查血压:150/96 mmHg。尿常规检查:蛋白 + +。肾功能检查:

血肌酐 259 μmol/L，尿素氮 11.5 mmol/L，尿酸 516 μmol/L。西医诊断：①慢性肾衰竭；②高血压性肾损害。中医诊断：①溺毒；②水肿。中医辨证：气虚水停，浊毒互结。中医病机：气虚水停，浊毒内生，浊毒中阻，肾失封藏。治法：补气利水，通泻大便，泄浊排毒。方用自拟肾衰补气汤合肾衰通腑排毒汤加减。

处方：黄芪 50 g　生晒参 15 g　怀山药 30 g　炒白术 15 g
陈皮 10 g　炒大黄 10 g　生薏苡仁 30 g　泽泻 10 g
猪苓 15 g　法半夏 10 g　川黄连 6 g　广藿香 15 g
石菖蒲 10 g　炙甘草 6 g

用法：同慢性肾小球肾炎阴虚湿热毒瘀案初诊处方用法。

2013 年 5 月 28 日复诊：上方随证加减服用 7 周，口中尿臊味、胃痞恶心、水肿等症渐渐消退。查血压：140/86 mmHg。尿常规检查：蛋白 +。肾功能检查：血肌酐 138 μmol/L，尿素氮 8.2 mmol/L，尿酸 427 μmol/L。

按语：溺毒最早记载于近代《重订广温热论》。《重订广温热论》曰："溺毒入血，血毒上脑之候，头痛而晕，视力蒙，耳鸣耳聋，恶心呕吐，呼气带有溺臭，间或猝发癫痫状，甚或神昏痉厥不省人事，循衣摸床撮空，舌苔起腐，间有黑点。"慢性肾衰竭是由各种慢性肾脏疾病引起的进行性肾功能损害，代谢紊乱，以致代谢废物在体内积聚，不能正常排出所致。其中血肌酐、尿素、胍类等均是体内代谢废物，与中医的湿、浊、毒等病理产物密切相关，这些病理产物是由脏腑功能失常而产生，形成后又影响脏腑功能，加重脏腑功能失常，形成恶性循环。这是导致慢性肾衰竭发展、变化的重要因素。所以治疗慢性肾衰竭，排毒是治标的重要措施。如何排毒？笔者主要采用发汗、利尿、泻下等法，其中泻下之法最为重要。下法排毒可以减轻患者的症状，减少脏腑功能进一步衰败的诱因，促进肾功能的恢复。具体应用时，由于慢性肾衰竭多是病程日久，本虚标实，虚实夹杂，所以应用下法宜轻下，缓下，反复下。泻下不能太过，又不能不及，应根据正虚程度，因势利导,达到大便通利、毒邪排出又不伤正气之目的。本案溺毒证系气虚水停,浊毒互结。因高血压病日久,气虚水停,浊毒内生,浊毒中阻,肾失封藏,气化失司所致。故治疗采用补气利水,通泻大便,泄浊排毒之法。经7周的随证调治,湿热浊毒排解,血压降低,尿蛋白减少,肾功能明显好转。

血虚瘀血风毒案

陈某某,女,60 岁。2013 年 8 月 14 日初诊。

主诉:皮肤瘙痒 1 年余,加重 2 周。

患者高血压病史 12 年,发现蛋白尿 3 年,发现血肌酐增高 1 年 6 个月。1 年前因皮肤瘙痒到当地医院诊治,查血肌酐 228 μmol/L,尿素氮 12.9 mmol/L。诊断为慢性肾衰竭性皮肤瘙痒症,给予对症治疗,病情未能控制。2 周前因感冒,病情加重。来诊时,皮肤瘙痒难忍,夜不能寐,四肢皮肤和背部皮肤血痕累累,面色无华,头晕目眩,耳鸣耳聋,健忘恍惚,唇爪色淡,腰膝酸困,肢体骨节疼痛,痛如针刺,下肢肌肤甲错,舌质淡暗,苔白腻,舌底络脉瘀暗,脉细。彩超检查:双肾体积偏小,左肾 7.3 cm×4.2 cm×4.1 cm,右肾 7.5 cm×3.4 cm×4 cm;双肾弥漫性损伤。肾功能检查:肾小球滤过率 14 mL/min;血肌酐 664 μmol/L,尿素氮 19.3 mmol/L,尿酸 442 μmol/L。血常规检查:白细胞 7.5×10^9/L,红细胞 3.03×10^{12}/L,血红蛋白 93 g/L。尿常规检查:蛋白+。西医诊断:①慢性肾衰竭;②高血压性肾损害。中医诊断:①血风疮;②眩晕。中医辨证:血虚血瘀,风毒郁肤。中医病机:年老体弱,气血虚弱,血液瘀阻,浊毒内生,血虚生风,风毒郁肤。治法:祛风止痒,补血解毒。方用自拟肾衰止痒汤加减。

处方:地肤子 15 g　徐长卿 20 g　苦参 10 g　防风 10 g
当归 10 g　法半夏 10 g　川黄连 6 g　土茯苓 30 g

蝉蜕 10 g　荆芥 12 g　玄参 20 g　炙甘草 6 g

用法：同慢性肾小球肾炎阴虚湿热毒瘀案初诊处方用法。

2013 年 8 月 28 日复诊：上方服用 2 周，皮肤瘙痒明显好转。继以补血益精，活血化瘀，泄浊排毒为法。方用自拟肾衰补血汤合肾衰化瘀排毒汤加减。

处方：制何首乌 20 g　当归 15 g　熟地黄 15 g　黄芪 30 g

党参 15 g　桃仁 10 g　红花 10 g　当归 15 g

川芎 10 g　丹参 15 g　法半夏 10 g　土茯苓 30 g

炒大黄 10 g　炙甘草 6 g

用法：同慢性肾小球肾炎阴虚湿热毒瘀案初诊处方用法。

2013 年 11 月 27 日复诊：上方随证加减服用 3 个月，头晕目眩、腰膝酸困、肢体骨节疼痛明显好转。肾功能复查：肾小球滤过率 28 mL/min；血肌酐 418 μmol/L，尿素氮 12.6 mmol/L，尿酸 412 μmol/L。血常规检查：红细胞 3.35×10^{12}/L，血红蛋白 105 g/L。

按语：慢性肾衰竭性皮肤瘙痒症是慢性肾衰竭非透析患者常见的症状之一，尤其是尿毒症患者更为多见。皮肤瘙痒多为全身性、难治性，症状严重。现代医学认为：由于慢性肾衰竭体内代谢产物累积，毒素升高，不能完全经肾脏排泄，部分毒素郁结于皮肤，因而使皮肤变得干燥、粗糙、脱屑，毒素刺激皮肤神经末梢而产生瘙痒。本病属中医“血风疮”“风瘙痒”“痒风”等范畴。中医学认为：本病多因血虚、血瘀、血热、阴虚等日久生风，风热、风毒郁结于肌肤，闭塞于腠理，内不得疏散，外不得透达而发瘙痒。治疗当采用补血、化瘀、凉血、养阴等法与祛风止痒法相合。本案证系血虚血瘀，风毒郁肤。因高血压肾病日久，年老体弱，气血虚弱，血液瘀阻，浊毒内生，血虚生风，风毒郁肤所致。因皮肤瘙痒严重，影响睡眠，抓挠而致皮肤血痕累累，生活质量降低，故治疗先以祛风止痒，补血解毒为法。治疗 2 周，皮

肤瘙痒明显好转。此乃风毒清解，尚有血虚血瘀，浊毒内蕴。继以补血益精，活血化瘀，泄浊排毒为法。经3个月的随证调治，诸症明显好转。肾功能检查：肾小球滤过率提高；血肌酐、尿素氮显著降低。血常规检查：血红蛋白明显升高。

气虚湿毒呕吐案

郭某某，女，54岁。2010年6月22日初诊。

主诉：多饮、消瘦6年，恶心呕吐6个月，加重1周。

患者6年前因口干多饮、形体消瘦，到当地市医院诊治。查空腹血糖15.8 mmol/L，诊断为2型糖尿病，住院治疗。经服用降糖药物、饮食控制等方法治疗3周，空腹血糖基本控制在正常范围出院。出院后长期服用糖适平、二甲双胍等药，血糖控制得较好。多年来自感对血糖控制良好，未到医院诊治。半年前，出现恶心呕吐，才到当地医院检查。血糖检查：16 mmol/L。尿常规检查：尿糖+++，尿蛋白++。24小时尿蛋白定量2.24 g/L。肾功能检查：血肌酐289 μmol/L，尿素氮13.56 mmol/L。诊断为：糖尿病肾病Ⅳ期。给予胰岛素、复方α酮酸等药物治疗，血糖下降，尿糖消失，但肾功能未见明显好转。1周来恶心呕吐加重。来诊时，恶心呕吐，纳呆腹胀，口干口黏，口中尿臊味，神疲乏力，面色淡黄少华，双下肢轻度指陷性水肿，尿少便溏，舌淡，苔白厚腻，脉濡。尿常规检查：尿糖++，尿蛋白++。血糖检查：空腹血糖7.1 mmol/L，餐后2小时血糖9.6 mmol/L。肾功能检查：肾小球滤过率39 mL/min；血肌酐356 μmol/L，尿素氮15.49 mmol/L。眼底荧光血管造影：双眼底糖尿病改变。西医诊断：①慢性肾衰竭；②糖尿病肾病Ⅳ期；③糖尿病视网膜病变。中医诊断：①呕吐；②消渴；③水肿。中医辨证：脾肾气虚，湿毒中阻。中医病机：脾肾虚弱，水湿停留，浊毒内生，湿毒中阻。治法：降逆止呕，化湿健脾。方用自拟肾衰止吐汤加减。

处方：姜半夏 12 g　旋覆花 10 g(包煎)　生姜 15 g　广藿香 20 g
白豆蔻 10 g(后下)　姜竹茹 10 g　陈皮 10 g　云茯苓 20 g
川黄连 6 g　炒苍术 15 g　姜厚朴 10 g　炙甘草 6 g

用法：凉水浸泡 1 小时(旋覆花纱布包煎)，连续煎煮 2 次，第一煎大火煮沸后小火煎 30 分钟，煎至 25 分钟加后下药，第二煎煮沸后小火煎 25 分钟，合并 2 次滤液 300～400 毫升，分 2 次温服(早晚饭后 1～2 小时服用)，每日 1 剂。

2010 年 7 月 13 日复诊：上方随证加减服用 3 周，恶心呕吐控制，食欲、食量恢复正常。肾功能检查：血肌酐 342 μmol/L，尿素氮 14.18 mmol/L。继以补气健脾，化湿排毒治之。方用自拟肾衰补气汤合肾衰化湿排毒汤加减治疗。

处方：黄芪 50 g　生晒参 15 g　怀山药 30 g　炒白术 15 g
陈皮 10 g　广藿香 20 g　姜半夏 10 g　炒苍术 15 g
姜厚朴 10 g　白豆蔻 10 g(后下)　生薏苡仁 30 g　炒大黄 10 g
川黄连 6 g　炙甘草 6 g

用法：凉水浸泡 1 小时，连续煎煮 2 次，第一煎大火煮沸后小火煎 30 分钟，煎至 25 分钟加后下药，第二煎煮沸后小火煎 25 分钟，合并 2 次滤液 300～400 毫升，分 2 次温服(早晚饭后 1～2 小时服用)，每日 1 剂。

2011 年 1 月 12 日复诊：上方随证加减服用 6 个月，口中尿臊味、神疲乏力等症消退。尿常规检查：尿蛋白 +。24 小时尿蛋白定量：1.1 g/L。肾功能检查：肾小球滤过率 66 mL/min；血肌酐 142 μmol/L，尿素氮 7.5 mmol/L。体力恢复，能正常上班工作。

按语：慢性肾衰竭是各种病因引起肾脏损害和进行性恶化的结果，预后严重，是威胁人类生命的重要疾病之一。本病发生后，如果得不到有效治疗,达到一定程度的肾实质损害后都有进行性和不可逆转的特点。但是,如果治疗及时,措施得当,也能延缓和停止肾衰竭进展,使其肾功能维持在长期稳定的状态,甚至向好的方向转化,取得满意疗效。治疗慢性肾衰竭,要点有四:一是有效地纠正促使肾功能恶化的因素,如高蛋白饮食、过于劳累、感冒、感染、发热等因素;二是积极预防和治疗慢性肾衰竭的并发症,如高血压、贫血、呕吐、充血性心力衰竭等;三是积极调整脏腑功能,排泄代谢废物;四是积极治疗原发疾病,如糖尿病、高血压病、慢性肾小球肾炎、慢性间质性肾炎、尿酸性肾病、慢性肾盂肾炎、梗阻性肾病等。本案慢性肾衰竭原发疾病是糖尿病,并发症主要是呕吐。严重的呕吐不仅影响机体水、电解质、酸碱平衡,影响机体营养状态,影响口服药物的吸收,也会影响肾脏功能,降低生活质量。因此,有效控制慢性肾衰竭呕吐对慢性肾衰竭的治疗,具有重要的意义。所以开始治疗先以降逆止呕,化湿健脾为法。经辨证调治 3 周,恶心呕吐控制,食欲、食量恢复正常。此乃湿毒中阻,胃气上逆证好转,但脾肾气虚,湿毒内蕴证仍在,治疗继以补气健脾,化湿排毒治之。经 6 个月的随证调治,口中尿臊味、神疲乏力等症消退,肾功能明显好转,体力恢复,患者能正常上班工作。

脾肾虚衰湿毒呕吐案

田某某,男,35 岁。2010 年 9 月 14 日初诊。

主诉:恶心呕吐 3 个月,加重 2 周。

患者 2001 年发现患慢性肾小球肾炎;2005 年因尿毒症做肾移植手术。术后 5 年内,病情稳定。于半年前因感冒发热,恶心呕吐,到河南省某医院就诊,查肾功能,发现血肌酐增高,收入住院治疗 3 周,病情好转出院。2 周前,因劳累恶心呕吐加重。来诊时,面色萎黄,肢体倦怠,腰膝酸困,恶心呕吐,口中尿臊味,口中黏腻,食欲不振,胃脘胀满,小便不利,夜尿多,舌淡红、体胖、边有齿痕,苔白腻,脉沉细无力。查彩超:①移植肾实质弥漫性损伤，体积增大；②移植肾实质血流信号减少、速度减低。肾功能检查：血肌酐 577 μmol/L，尿素氮 25 mmol/L，尿酸 392 μmol/L。尿常规检查：蛋白 +。血常规检查：白细胞 4.9 × 10^9/L，红细胞 3.1 × 10^{12}/L，血红蛋白 102 g/L。西医诊断：移植肾肾衰竭。中医诊断：①呕吐；②溺毒。中医辨证：脾肾虚衰，湿毒中阻。中医病机：脾肾虚衰，浊毒内生，湿毒中阻。治法：降逆止呕，化湿健脾，温阳补肾。方用自拟肾衰保肾散、肾衰止吐汤加减。

处方 1：冬虫夏草 20 g　生晒参 100 g　鹿茸 20 g　肉桂 100 g

用法：共研细末，每服 5g，开水冲服，每日 2 次。

处方 2：姜半夏 12 g　旋覆花 10 g(包煎)　生姜 15 g　广藿香 20 g
白豆蔻 10 g(后下)　姜竹茹 10 g　陈皮 10 g　云茯苓 20 g
川黄连 6 g　生晒参 12 g　炒白术 15 g　炙甘草 6 g

用法：同慢性肾衰竭气虚湿毒呕吐案初诊用法。

2010 年 10 月 12 日复诊：上方随证加减服用 4 周，恶心呕吐控制，饮食好转。查肾功能：血肌酐 510 μmol/L，尿素氮 21.23 mmol/L。继以温阳补肾，化湿排毒治之。方用自拟肾衰保肾散、肾衰化湿排毒汤加减。

处方 1：冬虫夏草 100 g　生晒参 500 g　鹿茸 100 g　肉桂 500 g

用法：共研细末，每服 5g，开水冲服，每日 2 次。

处方 2：广藿香 20 g　姜半夏 10 g　炒苍术 15 g　姜厚朴 10 g
白豆蔻 10 g(后下)　生薏苡仁 30 g　炒大黄 10 g　土茯苓 30 g
川黄连 6 g　炙甘草 6 g

用法：凉水浸泡 1 小时，连续煎煮 2 次，第一煎大火煮沸后小火煎 30 分钟，煎至 25 分钟加后下药，第二煎煮沸后小火煎 25 分钟，合并 2 次滤液 300～400 毫升，分 2 次温服(早晚饭后 1～2 小时服用)，每日 1 剂。

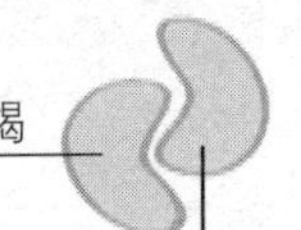

2011 年 3 月 15 日复诊：上方随证加减服用 5 个月，肢体倦怠、夜尿多等症明显好转。肾功能检查：血肌酐 428 μmol/L，尿素氮 19 mmol/L，尿酸 390 μmol/L。尿常规检查：蛋白 +。血常规检查：白细胞 5.3×10^{9}/L，红细胞 3.6×10^{12}/L，血红蛋白 115 g/L。

按语：慢性肾衰竭发展至尿毒症晚期阶段，中医药保守治疗多数疗效不显著。目前，对尿毒症晚期患者主要采用透析和肾移植。而对慢性肾衰竭早期、中期阶段，若能够早期发现，及时治疗，措施得当，往往能延缓和停止肾衰竭进展，使肾功能维持在长期稳定的状态，甚至向好的方向转化，达到逆转，取得满意疗效。因此，对于慢性肾衰竭患者，要力争早期发现，早期治疗。本案为移植肾肾衰竭，病情已进入尿毒症早期阶段，证系脾肾虚衰，湿毒中阻。因肾病日久，脾肾虚衰，浊毒内生，湿毒中阻所致。治疗先以降逆止呕，化湿健脾，温阳补肾为法。经随证调治 4 周，恶心呕吐控制，饮食恢复正常，肾功能好转。此乃湿毒中阻，胃气上逆减轻，脾肾虚衰，湿毒内蕴仍存，继以温阳补肾，化湿排毒治之。经 5 个月的辨证调治，诸症明显好转。血肌酐、尿素氮显著下降。

【验方集锦】

肾衰温肾汤

组成：肉桂 10 g　巴戟天 15 g　仙灵脾 15 g　炒杜仲 15 g　熟地黄 15 g　炙甘草 10 g

用法：同“慢肾燥清汤”。

功效：温补肾阳。

主治：慢性肾衰竭。证系肾阳虚弱。临床表现为倦怠乏力，畏寒肢冷，

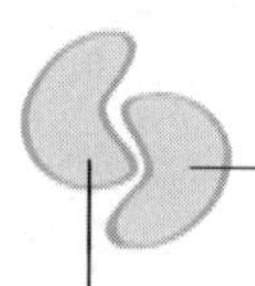

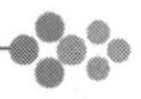

腰膝发凉，夜尿多而清长，五更泄泻，实验室检查肾小球滤过率下降，血肌酐、尿素氮等升高，舌质淡、边有齿痕，苔白，脉细弱或沉迟。

方解："肾衰温肾汤"是通过温补肾阳作用，治疗慢性肾衰竭阳虚证的方剂。本方证为肾阳虚弱证。由于肾阳虚弱，命门火衰，不能温养形体、腰部，故见倦怠乏力，畏寒肢冷，腰膝发凉；肾阳虚弱，不能温化、固摄尿液，至夜阴盛阳虚更甚，故夜尿多而清长；肾阳虚弱，命门火衰，黎明之时，阳气未振，阴寒最盛，故泄泻每于五更、黎明之时而作；因肾阳虚弱，命门火衰，气化功能失司，水液代谢中"浊中之浊"不能正常排出，故实验室检查肾小球滤过率下降；舌质淡、边有齿痕，苔白，脉细弱或沉迟均为肾阳虚弱之象。治疗宜温补肾阳。方中肉桂为君药。肉桂辛甘大热，能补火助阳，为治命门火衰之要药。中药药理研究：肉桂有保护肾上腺皮质功能、促进血液循环、增加血流量、抑制血小板聚集、抗血栓、抗凝血、抗炎、镇痛、抗菌、解热等作用。用巴戟天、仙灵脾、炒杜仲共为臣药。巴戟天、仙灵脾补肾阳，强筋骨。二药甘温质柔，温而不燥，善补肾助阳；炒杜仲补肝肾，强筋骨。《本草汇言》曰："凡下焦之虚，非杜仲不补；下焦之湿，非杜仲不利。"中药药理研究：巴戟天有抗疲劳、兴奋肾上腺皮质系统、提高类皮质激素水平、升高白细胞、提高机体免疫功能等作用；仙灵脾有升高白细胞，增强机体免疫功能，降血糖，降血脂，清除自由基，强心，保护心、脑血管系统，降血压，增强造血功能，促骨生长，延缓衰老等作用；杜仲有降血压、降血糖、降血脂、利尿、延缓衰老、增强机体免疫功能、抗疲劳、抑菌、镇痛、镇静、增强肾上腺皮质功能等作用。用熟地黄为佐药。熟地黄补血滋阴，益精填髓，取《景岳全书》"善补阳者，必于阴中求阳，则阳得阴助，而生化无穷"之意。中药药理研究：熟地黄有增强机体免疫功能、促凝血功能和增强造血功能、改善记忆能力、防止肾上腺皮质萎缩、刺激肾上腺皮质激素合成、利尿、抗菌等作用。炙甘草益气补中，调和诸药为使药。甘草的中药药理研究参见"慢肾燥清汤"。诸药配伍，共奏温补肾阳之功效。

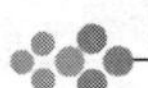
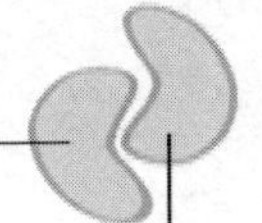

肾衰补气汤

组成:黄芪 50 g　生晒参 15 g　怀山药 30 g　炒白术 15 g　陈皮 10 g　炙甘草 6 g

用法:同“慢肾燥清汤”。

功效:补益肾气。

主治:慢性肾衰竭。证系肾气虚弱。临床表现为倦怠乏力,面色淡黄无华,气短懒言,腰膝酸困,夜尿多,实验室检查肾小球滤过率下降,血肌酐、尿素氮等升高,舌质淡、边有齿痕,苔白,脉沉弱。

方解:“肾衰补气汤”是通过补益肾气作用,治疗慢性肾衰竭气虚证的方剂。本方证为肾气虚弱所致。肾为气之根,元气根源于肾,滋养于脾。肾气虚弱,功能活动减弱,失其推动、温煦之职,故倦怠乏力,面色淡暗无华,气短懒言,腰膝酸困;肾气虚弱,不能固摄尿液,至夜阴盛阳虚更甚,故夜尿多;因肾气虚弱,开阖、气化功能失司,水液代谢中“浊中之浊”不能正常排出,故实验室检查肾小球滤过率下降;舌质淡、边有齿痕,苔白,脉沉弱均为肾气虚弱之象。治疗宜补益肾气。方中重用黄芪以补肾气,为君药。中药药理研究:黄芪有升高低血糖、降低高血糖、消除实验性肾炎蛋白尿、增强机体免疫功能、清除自由基、强心、降血压、降血脂、降低血小板黏附力、减少血栓形成、增强造血功能、延缓衰老等作用。用生晒参、怀山药协助君药补肾气,共为臣药。中药药理研究:生晒参有升高白细胞、增强机体免疫功能、健脑益智、降血糖、降血脂、清除自由基、强心、降血压、增强造血功能等作用;山药有增强机体免疫功能、抗衰老、抗氧化、降血糖、降血脂、消除蛋白尿等作用。用炒白术、陈皮为佐药。因肾为生气之根,而脾胃为气血生化之源,故用炒白术补气健脾,陈皮理气和胃,以健脾气。中药药理研究:白术有调整胃肠运动功能、抗溃疡、增强机体免疫功能、增强造血功能、抗应激、抗氧化、延缓衰老、降血糖、抗凝血、抗肿瘤等作用;陈皮有调整胃肠平滑肌运动、助消化、抗炎、抗菌、抗病毒、降血脂等作用。用炙甘草益气补中,调和诸药为使药。甘草的中药药理研究参见“慢肾燥清汤”。诸药配伍,共奏补益肾气之功效。

肾衰补血汤

组成:制何首乌 20 g　当归 15 g　熟地黄 15 g　黄芪 30 g　党参 15 g　炙甘草 6 g

用法:同“慢肾燥清汤”。

功效:补血益精。

主治:慢性肾衰竭。证系血虚精亏。临床表现为面色无华,头晕目眩,耳鸣耳聋,发脱齿松,健忘恍惚,唇爪色淡,腰膝酸困,实验室检查肾小球滤过率下降,血肌酐、尿素氮等升高,舌质淡嫩,苔白,脉细无力。

方解:“肾衰补血汤”是通过补血益精作用,治疗慢性肾衰竭血虚证的方剂。本方证为血虚精亏,由于久病不愈,耗伤阴血;或肾精虚弱,精不化血所致。人体脏腑、经络、组织均赖血液之濡养,血液亏虚,不能濡养于面、唇、头目、爪、舌,故面色无华,头晕目眩,唇爪色淡,舌质淡嫩;肾开窍于耳,肾精亏虚,不能上荣于耳,故耳鸣耳聋;肾之华在发,齿为骨之余,肾精亏虚,故发脱齿松;脑为髓海,肾精亏虚,不能充实脑髓,故健忘恍惚;腰为肾之府,肾精亏虚,腰膝失养,故腰膝酸困;肾精亏虚,开阖、气化功能失司,水液代谢中之浊毒不能正常排出,故见实验室检查肾小球滤过率下降;舌质淡嫩,苔白,脉细无力均为血虚精亏之象。故治疗宜补血益精。方中制何首乌补血益精为君药。《本草纲目》中提到,何首乌“能养血益肝,固精益肾,健筋骨,乌髭发,为滋补良药,不寒不燥,功在地黄、天冬诸药之上”。中药药理研究:何首乌有增强机体免疫功能、促进血细胞新生和发育、健脑益智、降血脂、抗动脉粥样硬化、延缓衰老、润肠通便等作用。用当归、熟地黄为臣药。当归甘温质润,能补血养血,为补血之要药,且能活血,行经隧脉道之滞;熟地黄补血滋阴,益精填髓,既为补血之要药,又为滋补肾阴之要药。中药药理研究:当归有扩张冠脉、抗心肌缺血、抗心律失常、扩张血管、抗血小板聚集、抗血栓、降血脂等作用;熟地黄有增强机体免疫功能、降血糖、促凝血功能和增强造血功能、降血压、改善记忆能力、防止肾上腺皮质萎缩、刺激肾上腺皮质激素合成、利尿、抗菌等作用。用黄芪、党参共为佐药。气能生血,用黄芪补气生血;用党参既能补气,又能补血。中药药理研究:黄芪有增强造血功能等作用;党参有增强机体免疫功能、健脑益智、增强造血功能等作用。用炙甘草益气补中,调和诸药为使药。甘草的中药药理研究参见“慢肾燥清汤”。诸药配伍,共奏补血益精之功效。

肾衰滋阴汤

组成:熟地黄 15 g　天冬 15 g　女贞子 15 g　旱莲草 20 g　黄柏 10 g　知母 10 g　肉桂 6 g

用法:同“慢肾燥清汤”。

功效:滋阴降火。

主治:慢性肾衰竭。证系阴虚火旺。临床表现为腰膝酸软,头晕目眩,耳鸣耳聋,发脱齿松,手足心热,虚烦盗汗,口干舌燥,形体消瘦,足跟作痛,实验室检查肾小球滤过率下降,血肌酐、尿素氮等升高,舌红,少苔,脉沉细数。

方解:“肾衰滋阴汤”是通过滋阴降火作用,治疗慢性肾衰竭阴虚证的方剂。本方证为阴虚火旺,由于久病不愈,耗伤肾阴;或禀赋不足,肾阴素虚,阴虚生内热所致。肾藏精,主骨生髓通于脑,脑为髓之海,腰为肾之府,肾其华在发,齿为骨之余。肾阴虚弱,不能濡养腰膝、头目、耳、发、齿,故腰膝酸软,头晕目眩,耳鸣耳聋,发脱齿松;阴虚内热,虚火内扰,故手足心热,虚烦盗汗;肾阴虚弱,失于滋润,故口干舌燥,形体消瘦;肾之经脉行于脚跟,肾阴虚弱,阴虚血滞,足跟失养,故足跟作痛;肾阴虚弱,开阖、气化功能

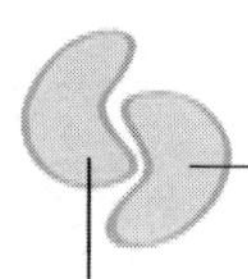

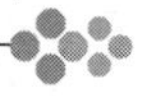

失司，浊中之浊不能正常排出，故实验室检查肾小球滤过率下降，血肌酐、尿素氮等升高；舌红，少苔，脉沉细数均为阴虚火旺之象。故治疗宜滋阴降火。方中熟地黄为君药，以补血滋阴，益精填髓，既为补血之要药，又为滋补肾阴之要药。中药药理研究：熟地黄有增强机体免疫功能、降血糖、促凝血功能和增强造血功能、降血压、改善记忆能力、防止肾上腺皮质萎缩、刺激肾上腺皮质激素合成、利尿、抗菌等作用。用天冬、女贞子、旱莲草协助君药滋养肾阴，共为臣药。中药药理研究：天冬有增强机体免疫功能、抗炎等作用；女贞子有增强机体免疫功能、健脑益智、增强造血功能、利尿等作用；旱莲草有抑菌、增强机体免疫功能、抗炎等作用。用黄柏、知母、肉桂（为《兰室秘藏》中的“滋肾通关丸”），以滋肾降火，引火归元，共为佐药。中药药理研究：黄柏有抗病原体、抗病毒、抗炎、解热等作用；知母有抗病原体、抗炎、解热等作用；肉桂有保护肾上腺皮质功能、抗炎、镇痛、抗菌、解热等作用。诸药配伍，共奏滋阴降火之功效。

肾衰利水解毒汤

组成：猪苓 15 g　泽泻 10 g　云茯苓 30 g　生薏苡仁 30 g　车前子 30 g（包煎）　蒲公英 30 g　白花蛇舌草 30 g

用法：凉水浸泡 1 小时（车前子纱布包煎），连续煎煮 2 次，第一煎大火煮沸后小火煎 30 分钟，第二煎煮沸后小火煎 25 分钟，合并 2 次滤液 300 ~ 400 毫升，分 2 次温服（早晚饭后 1 ~ 2 小时服用），每日 1 剂。

功效：利水解毒。

主治：慢性肾衰竭。证系水湿蓄久，毒热内蕴。临床表现为水肿日久，肢体浮肿，甚者重度浮肿，渴不欲饮，心烦不寐，小便短少，小便不利，或涩痛，尿血，实验室检查血肌酐、尿素氮等升高，肾小球滤过率下降，舌红，苔白，脉细数。

方解：“肾衰利水解毒汤”是通过利水解毒作用，治疗慢性肾衰竭水毒

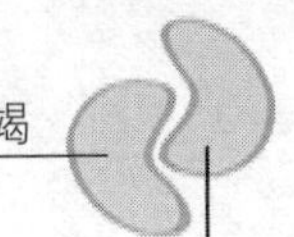

证的方剂。本方证为水湿蓄久，毒热内蕴，因久病不愈，水毒互结所致。由于水湿停留，故见水肿；水毒互结，气化不利，津液不布，故小便不利，小便短少，渴不欲饮；毒热内蕴，扰及于心，则心烦不寐；毒热内蕴，气化受阻，热伤血络，则小便涩痛，尿血；肾病日久，气化功能失司，水湿热毒内生，留而不去，故实验室检查血肌酐、尿素氮升高；舌红，苔白，脉数均为水湿蓄久，毒热内蕴之象。治疗宜利水解毒。方中以猪苓为君药，取其入于膀胱和肾经，甘淡渗泄，利水渗湿作用强。《神农本草经》提到，猪苓"解毒……利水道"。中药药理研究：猪苓有较强的利水、增强机体免疫功能、抗菌等作用。用泽泻、云茯苓、生薏苡仁为臣药，协助君药利水渗湿。中药药理研究：泽泻有利尿、增加尿素与氯化物的排泄、抗实验性肾结石、抗炎等作用；茯苓有利尿、镇静、增强免疫力等作用；薏苡仁有解热、镇静、抗病毒、抗炎、调节免疫功能、促进尿酸排泄等作用。用车前子、蒲公英、白花蛇舌草为佐药，以利水消肿，清热解毒。中药药理研究：车前子有利尿、抗病原体、抗炎等作用；蒲公英有抗菌、抗病毒、利尿等作用；白花蛇舌草有抗菌消炎、增强机体免疫功能、抗衰老等作用。诸药配伍，共奏利水解毒之功效。

肾衰化湿排毒汤

组成：广藿香 20 g　姜半夏 10 g　炒苍术 15 g　姜厚朴 10 g　白豆蔻 10 g（后下）　生薏苡仁 30 g　炒大黄 10 g　川黄连 6 g

用法：凉水浸泡 1 小时，连续煎煮 2 次，第一煎大火煮沸后小火煎 30 分钟，煎至 25 分钟加后下药，第二煎煮沸后小火煎 25 分钟，合并 2 次滤液 300 ~ 400 毫升，分 2 次温服（早晚饭后 1 ~ 2 小时服用），每日 1 剂。

功效：化湿排毒。

主治：慢性肾衰竭。证系湿毒互结。临床表现为肢体困重，神疲乏力，面色淡黄少华，食欲不振，恶心呕吐，口中黏腻，口中尿臊味，肢体浮肿，尿少便溏，实验室检查血肌酐、尿素氮等升高，而肾小球滤过率下降，舌淡或淡红，苔白腻或黄腻，脉濡。

方解："肾衰化湿排毒汤"是通过化湿排毒作用，治疗慢性肾衰竭湿毒证的方剂。本方证因肾病日久，水湿停留，脾虚失运，湿毒互结所致。湿为阴邪，其性重浊，湿毒互结于体内，故肢体困重；湿易伤脾，脾肾虚弱，气血生化不足，气不足则神疲乏力，血不足则面色淡黄少华；湿毒中阻，脾胃运化升降失司，故食欲不振，恶心呕吐，口中黏腻；湿毒互结，浊气上泛，则口中尿臊味；湿毒互结，脾肾虚弱，运化水湿和主水功能失常，则肢体浮肿，尿少便溏；肾病日久，湿毒留而不去，故实验室检查血肌酐、尿素氮升高；舌淡或淡红，苔白腻或黄腻，脉濡均为湿毒之象。治疗宜化湿排毒。方中用广藿香、姜半夏为君药，以化湿降逆，和胃止呕。其中广藿香芳香化湿，和胃止呕，善治湿浊中阻；姜半夏燥湿化痰，降逆止呕，为治痰湿之要药。中药药理研究：广藿香有促进消化液分泌、抗病原微生物、防腐、抗菌等作用；姜半夏有镇吐、解毒、降血压、降血脂等作用。用炒苍术、姜厚朴、白豆蔻为臣药，以化湿温中，行气除满。其中炒苍术燥湿健脾，苦温燥湿以祛湿浊，辛香健脾以和脾胃，为治湿浊中阻之要药；姜厚朴燥湿行气，既能燥湿，又能行气除胀满，厚朴用姜炙后可消除其对咽喉的刺激；白豆蔻化湿行气，温中止呕，既入中焦脾胃，又入上焦肺，能化中焦、上焦之湿。中药药理研究：苍术有调整胃肠运动、抑菌、排钠、排钾等作用；厚朴有调整胃肠运动、抑菌、抗病毒、抗炎、镇痛等作用；白豆蔻有调整胃肠运动、抗菌等作用。用生薏苡仁、炒大黄、川黄连为佐药，以除湿排毒。其中生薏苡仁利水渗湿，健脾除痹，其淡渗甘补，既能渗利水湿，又能健运脾胃，使水湿毒邪从小便而去；炒大黄泻下通便，降泄湿热浊毒，荡涤肠胃积滞，使湿浊毒从大便排出。轻用黄连清热燥湿，以泄湿热。中药药理研究：薏苡仁有抗病毒、抗炎、调节免疫功能、降血糖、降血压、降血脂、促进尿酸排泄等作用；大黄有泻下、利尿、改善肾功能、降血脂、降压、抗病原体、抗炎、调节免疫功能等作用；黄连有抗病原体、抗内毒素、抗炎等作用。诸药配伍，共奏化湿排毒之功效。

肾衰清热解毒汤

组成:黄柏 15 g　川黄连 6 g　苦参 10 g　焦栀子 10 g　蒲公英 30 g　土茯苓 30 g　车前子 30 g(包煎)　炒大黄 10 g　玄参 15 g

用法:凉水浸泡 1 小时(车前子纱布包煎),连续煎煮 2 次,第一煎大火煮沸后小火煎 30 分钟,第二煎煮沸后小火煎 25 分钟,合并 2 次滤液 300～400 毫升,分 2 次温服(早晚饭后 1～2 小时服用),每日 1 剂。

功效:清热解毒。

主治:慢性肾衰竭。证系热毒内蕴。临床表现为口干口苦,口舌生疮,心烦失眠,尿黄尿臭,大便秘结,实验室检查血肌酐、尿素氮等升高,肾小球滤过率下降,舌质红,苔黄,脉滑数。

方解:"肾衰清热解毒汤"是通过清热解毒作用,治疗慢性肾衰竭热毒证的方剂。本方证因肾病日久,湿热蕴结,日久化毒,热毒内蕴所致。由于湿热蕴结,热毒内蕴,火热上炎,灼伤阴津,胆气上逆,则口干口苦;热毒内蕴,火热上炎,热盛肉腐,则口舌生疮;热毒内蕴,扰及心肾,则心烦失眠;热毒内蕴,循经下注膀胱,则尿黄尿臭;热毒内蕴,伤津耗液,肠道失润,则大便秘结;湿热毒邪留滞机体不去,则血肌酐、尿素氮等升高;舌质红,苔黄,脉滑数均为热毒内蕴之象。治疗宜清热解毒。方中黄柏为君药,清热燥湿,泻火解毒,善祛下焦之湿热毒。中药药理研究:黄柏有抗病原体、抗病毒、抗炎、解热等作用。用川黄连、苦参、焦栀子为臣药,协助君药清热燥湿,泻火解毒。其中川黄连善清泄中焦;苦参善清泄下焦;焦栀子善清泄三焦。中药药理研究:黄连有抗内毒素、抗炎、解热、镇静等作用;苦参有抗病原微生物、抗炎、利尿、解热等作用;栀子有抗病原体、抗炎、解热、镇静等作用。用蒲公英、土茯苓、车前子、炒大黄、玄参为佐药。其中蒲公英、土茯苓以清热解毒;车前子甘微寒,利水并能清热,使湿热毒从小便而去;炒大黄泻下通便,降泄湿热浊毒,使湿热毒从大便排出。中药药理研究:蒲公英有

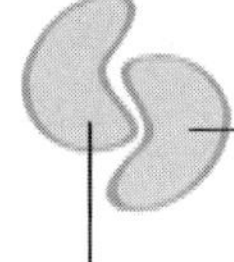

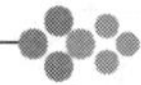

抗菌、抗病毒、利尿等作用;土茯苓有抑菌、解毒、镇痛等作用;车前子有利尿、抗病原体、抗炎等作用;大黄有泻下、利尿、改善肾功能、抗病原体、抗炎、调节免疫功能等作用。诸药合用,共奏清热解毒之功效。

肾衰化瘀排毒汤

组成:桃仁 10 g　红花 10 g　当归 15 g　川芎 10 g　丹参 15 g　法半夏 10 g　土茯苓 30 g　炒大黄 10 g　炙甘草 6 g

用法:同"慢肾燥清汤"。

功效:活血化瘀,泄浊排毒。

主治:慢性肾衰竭。证系瘀毒互结。临床表现为面色黧黑,口唇色暗,肢体骨节疼痛,痛如针刺,肌肤甲错,皮肤有红丝赤缕,实验室检查血肌酐、尿素氮等升高而肾小球滤过率下降,舌质暗红或有瘀点瘀斑,苔薄白,舌底络脉迂曲、瘀暗,脉沉或涩。

方解:"肾衰化瘀排毒汤"是通过活血化瘀,泄浊排毒作用,治疗慢性肾衰竭瘀毒证的方剂。本方证因肾病日久,瘀血阻络,浊毒内生,瘀毒互结所致。由于瘀毒互结,血行障碍,则面色黧黑,口唇色暗;瘀毒互结,络脉不通,则皮肤有红丝赤缕;不通则痛,故肢体骨节疼痛,痛如针刺;瘀毒互结,血行瘀滞,血液不能正常濡润、滋养肌肤,则肌肤甲错;瘀毒互结,浊毒留滞于机体之内,则血肌酐、尿素氮等升高;舌底络脉迂曲、瘀暗,脉沉或涩均为瘀毒互结之象。治疗宜活血化瘀,泄浊排毒。方中桃仁为君药,以活血化瘀,润肠通便,有较强的活血化瘀作用。中药药理研究:桃仁有降低血管阻力、改善血流动力学、抗血栓形成、润肠通便、抗炎、镇痛等作用。用当归、川芎、丹参为臣药,协助君药活血化瘀。中药药理研究:当归有促进造血功能、抗血栓形成、降血脂、增强机体免疫功能等作用;川芎有扩张血管、改善微循环、抗心肌缺血、抗脑缺血、抗血栓形成、延缓慢性肾损害等作用;丹参有改善微循环、抗凝血、抗菌、抗炎、增强机体免疫功能、降低胆固醇、抑制血小板聚集、抑制血栓形成、促进组织的修复与再生、增加肾小球滤过率、改善肾脏功能等作用。用法半夏、土茯苓、炒大黄为佐药。法半夏燥湿化浊,散结;土茯苓清热解毒,除湿;炒大黄通便化瘀,泄湿热浊毒。中药药理研究:半夏有镇吐、解毒、降血压、降血脂等作用;土茯苓有抑菌、解毒、镇痛等作用;大黄有泻下、利尿、改善肾功能、抗病原体、抗炎、调节免疫功能等作用。用炙甘草益气补中,调和诸药为使药。甘草的中药药理研究参见“慢肾燥清汤”。诸药配伍,共奏活血化瘀,泄浊排毒之功效。

肾衰通腑排毒汤

组成:炒大黄 10 g　生薏苡仁 30 g　泽泻 10 g　法半夏 10 g　川黄连 6 g　广藿香 15 g　石菖蒲 10 g　炙甘草 6 g

用法:同“慢肾燥清汤”。

功效:通泻二便,泄浊排毒。

主治:慢性肾衰竭。证系浊毒互结。临床表现为恶心呕吐,纳呆腹胀,口中黏腻,口中尿臊味,便秘不通,小便短黄,实验室检查血肌酐、尿素氮等升高,肾小球滤过率下降,舌质淡红,苔黄腻,脉濡数。

方解:“肾衰通腑排毒汤”是通过通泻二便,泄浊排毒作用,治疗慢性肾衰竭浊毒证的方剂。本方证因肾病日久,湿浊热毒内生,浊毒互结所致。由于浊毒互结,气机升降失司,胃失和降,则恶心呕吐;浊毒中阻,脾胃运化失司,则纳呆腹胀;浊毒中阻,浊毒之气上泛,则口中黏腻,口中尿臊味;湿浊热毒,壅遏体内,阻滞肠道,则便秘不通;湿热浊毒,循经下注膀胱,膀胱气化失司,则小便短黄;湿热浊毒,留滞体内,则血肌酐、尿素氮等升高;舌质淡红,苔黄腻,脉濡数均为浊毒互结之象。治疗宜通泻二便,泄浊排毒。方中炒大黄为君药,泄热通便,荡涤浊毒,推陈出新,使湿浊热毒从大便而下。中药药理研究:大黄有泻下、利尿、改善肾功能、减轻肾脏免疫炎症反应、延缓肾小球动脉硬化、减轻肾间质纤维化、纠正脂质代谢异常、抗病原

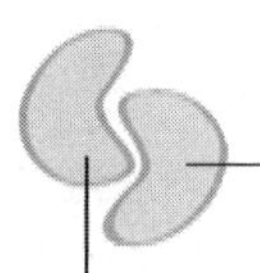

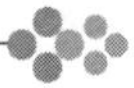

体、抗炎、调节功能等作用。用生薏苡仁、泽泻为臣药，利水渗湿，并能泄热，使湿浊热毒从小便而去，协助君药排泄湿浊热毒。用法半夏、川黄连、广藿香、石菖蒲，共为佐药。法半夏燥湿化浊，散结；川黄连清热燥湿；广藿香芳香化湿，和胃止呕，善治湿浊中阻；石菖蒲芳香化湿，化湿辟秽，醒脾开胃。中药药理研究：半夏有镇吐、解毒、降血压、降血脂等作用；黄连有抗病原体、抗内毒素、抗炎等作用；广藿香有促进消化液分泌、抗病原微生物、防腐、抗菌等作用；石菖蒲有缓解胃肠平滑肌痉挛、抗抑郁、抑菌等作用。用炙甘草益气补中，调和诸药为使药。甘草的中药药理研究参见“慢肾燥清汤”。诸药配伍，共奏通泻二便，泄浊排毒之功效。

肾衰止痒汤

组成：地肤子 15 g　徐长卿 20 g　苦参 10 g　防风 10 g　当归 10 g　法半夏 10 g　川黄连 6 g　土茯苓 30 g

用法：同“慢肾燥清汤”。

功效：祛风止痒，补血解毒。

主治：慢性肾衰竭。证系浊毒内蕴，血虚生风。临床表现为皮肤瘙痒，夜不能寐，面色无华，头晕目眩，纳呆腹胀，口中黏腻，实验室检查血肌酐、尿素氮等升高而肾小球滤过率下降，舌质淡，苔白腻，脉细。

方解：“肾衰止痒汤”是通过祛风止痒，补血解毒作用，治疗慢性肾衰竭皮肤瘙痒症的方剂。本方证因肾病日久，浊毒内蕴，血虚生风所致。由于浊毒内蕴，血虚生风，风窜皮肤，则皮肤瘙痒；血液亏虚，不能荣养头面，则面色无华，头晕目眩；浊毒内蕴，阻于中焦，升降失司，则纳呆腹胀，口中黏腻；浊毒内蕴，留滞体内，则血肌酐、尿素氮等升高；舌质淡，脉细为血虚之征，苔白腻乃浊毒之象。治疗宜祛风止痒，补血解毒。方中地肤子为君药，以清热利湿，祛风止痒。《滇南本草》提到，地肤子“利膀胱小便积热，洗皮肤之风”。中药药理研究：地肤子对多种皮肤真菌有不同程度的抑制

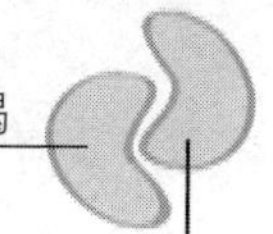

作用、有抑制迟发型超敏反应等作用。用徐长卿、苦参、防风为臣药，徐长卿祛风通络，止痒；苦参清热燥湿，止痒；防风祛风胜湿，止痒。中药药理研究：徐长卿有抗变态反应、镇痛、镇静、抗炎等作用；苦参有抗过敏、抗病原微生物、抗炎等作用；防风有抗过敏、抗菌、抗病毒、镇痛、镇静、抗炎、促进免疫功能等作用。用当归、法半夏、川黄连、土茯苓为佐药。其中当归补血养血，为补血要药；法半夏、川黄连、土茯苓化浊解毒。中药药理研究：当归有显著促进实验动物血红蛋白及红细胞生成、促进骨髓造血功能、增强机体免疫功能、抗炎等作用；半夏有镇吐、解毒、降血压、降血脂等作用；黄连有抗病原体、抗内毒素、抗炎等作用；土茯苓有抑菌、解毒、镇痛等作用。诸药配伍，共奏祛风止痒，补血解毒之功效。

肾衰止吐汤

组成：姜半夏 12 g　旋覆花 10 g（包煎）　生姜 15 g　广藿香 20 g　白豆蔻 10 g（后下）　姜竹茹 10 g　陈皮 10 g　云茯苓 20 g　川黄连 6 g　炙甘草 6 g

用法：凉水浸泡 1 小时（旋覆花纱布包煎），连续煎煮 2 次，第一煎大火煮沸后小火煎 30 分钟，煎至 25 分钟加后下药，第二煎煮沸后小火煎 25 分钟，合并 2 次滤液 300～400 毫升，分 2 次温服（早晚饭后 1～2 小时服用），每日 1 剂。

功效：降逆止呕，化湿健脾，温中清热。

主治：慢性肾衰竭。证系湿浊中阻，寒热互结，胃气上逆。临床表现为恶心呕吐，身重困倦，纳差腹胀，口中黏腻，口中尿臊味，实验室检查血肌酐、尿素氮等升高而肾小球滤过率下降，舌质淡或淡红，舌苔腻而微黄，脉濡。

方解：“肾衰止吐汤”是通过降逆止呕，化湿健脾，温中清热作用，治疗慢性肾衰竭呕吐症的方剂。呕吐是慢性肾衰竭患者最常见的消化道症状，

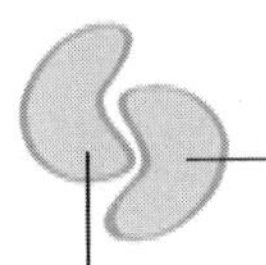

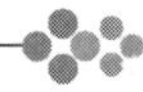

也是透析治疗中较常见的症状，严重的呕吐不仅影响机体水、电解质、酸碱平衡，影响机体营养状态，影响口服药物的吸收，也会影响肾脏功能、降低生活质量。因此，有效控制慢性肾衰竭呕吐对慢性肾衰竭的治疗具有重要的意义。本方证湿浊中阻，寒热互结，胃气上逆，因肾病日久，湿浊郁阻，郁久化热、化毒，胃失和降所致。由于湿浊中阻，寒热互结，胃气上逆，故恶心呕吐；湿性重浊，湿困脾阳，则身重困倦；湿浊中阻，脾胃运化失司，则纳差腹胀；浊毒中阻，浊毒之气上泛，则口中黏腻，口中尿臊味；湿热浊毒内蕴，留滞体内，则血肌酐、尿素氮等升高；舌质淡或淡红，舌苔腻而微黄，脉濡均为湿浊中阻，寒热互结之象。治疗宜降逆止呕，化湿健脾，温中清热。方中用辛温之姜半夏，善降胃气而止呕，为止呕良药，以降逆止呕，燥湿消痞，为君药。中药药理研究：半夏有镇吐、解毒、降血压、降血脂等作用。用旋覆花、生姜为臣药，协助君药降逆止呕。旋覆花理气化痰，降逆止呕，善降胃气而止呕噫；生姜温中止呕，善于温胃散寒，和中降逆，有"呕家圣药"之称。中药药理研究：旋覆花有祛痰、利尿、抑菌等作用；生姜有止呕、促进消化液分泌、增进食欲、镇痛、抗炎、保护胃黏膜等作用。用广藿香、白豆蔻、姜竹茹、陈皮、茯苓、川黄连为佐药。广藿香辛微温，芳香化湿，和胃止呕；白豆蔻辛温，化湿行气，温中止呕；姜竹茹甘微寒，清热化痰，除烦止呕；陈皮辛苦温，理气健脾，燥湿化痰；茯苓甘淡平性，利水渗湿，健脾宁心；川黄连清热燥湿，泻火解毒。因慢性肾衰竭，多湿浊郁阻，日久化热、化毒，形成湿热浊毒内蕴，而湿浊为阴邪，热毒为阳邪，故常常形成寒热互结证。因此，治疗用药也多寒热并用。中药药理研究：广藿香有促进消化液分泌、抗病原微生物、防腐、抗菌等作用；白豆蔻有调整胃肠运动、抗菌等作用；竹茹有镇咳、祛痰等作用；陈皮有调整胃肠平滑肌蠕动、助消化、抗炎、抗菌、抗病毒、降血脂等作用；茯苓有利尿、镇静、增强机体免疫功能等作用；黄连有抗病原体、抗内毒素、抗炎等作用。用炙甘草益气补中，调和诸药为使药。甘草的中药药理研究参见"慢肾燥清汤"。诸药配伍，共奏降逆止呕，化湿健脾，温中清热之功。

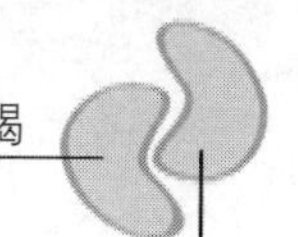

肾衰保肾散

组成:冬虫夏草 20 g　生晒参 100 g　鹿茸 20 g　肉桂 100 g

用法:共研细末,每服 5g,开水冲服,每日 2 次。

功效:温补肾阳,保护肾功。

主治:慢性肾衰竭。证系阳气虚衰,肾精不足。临床表现为畏寒肢冷,腰酸腿软,倦怠乏力,夜尿多而清长,口淡不渴,耳鸣耳聋,发脱齿松,实验室检查肾小球滤过率下降而血肌酐、尿素氮等升高,舌质淡,苔薄白,脉沉细无力。

方解:"肾衰保肾汤"是通过温补肾阳,保护肾功作用,治疗慢性肾衰竭阳衰精亏证的方剂。本方证为阳气虚衰,肾精不足。由于阳气虚弱,不能温养形体、腰部,故见畏寒肢冷,腰酸腿软,倦怠乏力;阳气虚弱,不能温化、固摄尿液,至夜阴盛阳虚更甚,故夜尿多而清长;阳气虚弱,阴气偏盛,故口淡不渴;肾开窍于耳,脑为髓海,精少髓亏,耳失所养,故耳鸣耳聋;肾之华在发,齿为骨之余,肾精不足,发齿失养,故发脱齿松;阳气虚衰,肾精不足,开阖、气化功能失司,水液代谢中之浊毒不能正常排出,故实验室检查肾小球滤过率下降,血肌酐、尿素氮等升高;舌质淡,苔薄白,脉沉细无力均为阳气虚衰,肾精不足之象。治疗宜温补肾阳,保护肾功。本方用贵重的冬虫夏草补肾阳,益肾精,为君药。《药性考》提到,冬虫夏草"秘精益气,专补命门"。中药药理研究:冬虫夏草有保护肾脏功能、增强机体免疫功能、促进肾上腺皮质激素的合成与分泌、增强造血功能、延缓衰老、抑制器官移植排斥反应、抑制红斑狼疮、抗菌、抗病毒、抗炎等作用。用生晒参、鹿茸、肉桂,共为臣佐药。生晒参补气生津;鹿茸补肾壮阳,益精养血;肉桂补火助阳,引火归元。中药药理研究:生晒参有升高白细胞、增强机体免疫功能、健脑益智、降血糖、降血脂、清除自由基、强心、降血压、增强造血功能等作用;鹿茸有调节内分泌和新陈代谢、增强机体免疫功能、增强体力、减

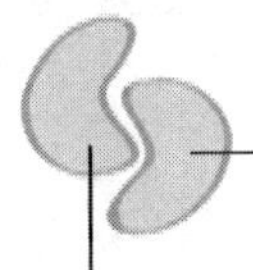

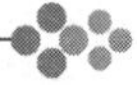

轻疲劳、抗应激、延缓衰老、抗神经损伤、调节血压、抗炎等作用；肉桂有保护肾上腺皮质功能、促进血液循环、增加血流量、抑制血小板聚集、抗血栓、抗凝血、抗炎、镇痛、抗菌、解热等作用。诸药合用，共奏温补肾阳，保护肾功之作用。